Was nun?

Tausend Fragen

nach dem Schlaganfall

Antworten und Tips
für Betroffene mit Halbseitenlähmung
mit Funktionsverlust des dominanten Armes
und für Rollstuhlfahrer mit Geh-Resten

von Dr. Johannes Steiner

Achtung:
Diese Veröffentlichung enthält keine
krankengymnastischen Hinweise und Übungsprogramme
und behandelt die Probleme anderer als rechtsseitig
gelähmter Schlaganfallpatienten nicht erschöpfend.

Meiner Frau und meiner Tochter

Das Manuskript wurde im Jahr 2000 abgeschlossen

Alle Rechte liegen beim Autor

Herstellung: Libri Books on Demand

Bestellungen auch über: www.libri.de

ISBN: 3-8311-0965-6

Titelbild: Wassily Kandinsky „Die Sintflut"

Inhaltsverzeichnis:

V

Einführung:

1) Geschichte:

Im 50. Lebensjahr habe ich einen Schlaganfall erlitten (Gehirnblutung mit Lähmung der rechten Körperhälfte und Sensibilitätsstörung rechtsseitig mit partieller, zwischenzeitlich wieder behobener Gesichtslähmung). Kurze Strecken kann ich wieder mühsam gehen, ansonsten benütze ich den Rollstuhl. Ich bin verheiratet und habe eine Tochter, die zum Zeitpunkt meiner Erkrankung fünf Jahre alt war.

Der Schlaganfall stellte mich plötzlich vor viele Fragen, auf die ich mir stets mühsam Antwort suchen mußte. Durch diese Arbeit, vor der alle Schlaganfallpatienten stehen, entstand in mir der Wunsch nach einem Merkblatt, das man allen Betroffenen als erste Information in die Hand drücken kann, um ihnen zunächst die Orientierung zu erleichtern. Die von mir daraufhin begonnene Materialsammlung wurde binnen kurzem so reichhaltig, daß es mir zweckmäßig erschien, die Sammlung in geordneter Form einer größeren interessierten Öffentlichkeit zugänglich zu machen. Ich habe bewußt davon abgesehen, einen der zahlreichen Erlebnisberichte vorzulegen, wie sie immer wieder von Schlaganfallpatienten veröffentlicht werden. Ich möchte nur meine Kenntnisse weitergeben und meine Leser an schwer erworbenen Erfahrungen und Kniffen teilnehmen lassen, die ihnen ein ausgebildeter Fachmann, der noch nie länger als eine Stunde im Rollstuhl gesessen ist, nur schwer vermitteln kann. Der Text ist so formuliert, daß sich stets der Patient, manchmal auch seine Angehörigen angesprochen fühlen sollen.

2) Zweck der Schrift

Über den Schlaganfall schreibe ich nicht als Experte aus der Fülle langjähriger Berufsarbeit, sondern als Betroffener, der jeden Tag mit seiner Behinderung zurechtkommen muß, der seine Erfahrungen aus einem gottlob einzigen Schlaganfall herleitet, den er letzten Endes noch recht glimpflich überstanden hat. Ich war Rechtshänder und will darlegen, wie man nach dem Funktionsverlust des dominanten Armes allein mit dem bisher schwächeren Arm zurechtkommt, wie man ein Leben im Rollstuhl bewältigt und wie man die seelischen Problemen löst, die ein schwerer Schlaganfall mit sich bringt.

Die Schrift ist für alle Patienten gedacht, deren Störungen einem Schlaganfall mit Halbseitenlähmung rechts entspringen oder die mit ihm verwandt sind. Die Probleme dieses Schlaganfalltyps sind erschöpfend behandelt. Die Schwierigkeiten anderer Arten von Schlaganfällen sind mangels eigener Erfahrung nur teilweise angesprochen.

3) Ausschlüsse:

Ich weise ausdrücklich darauf hin, daß die Schrift die typischen Probleme von Querschnittgelähmten (stets sitzen, beide Arme verfügbar) nicht anspricht und daß sie keine krankengymnastischen Übungen und Heimprogramme enthält. Die meisten der in dieser Schrift erwähnten, von Behörden herausgebrachten Broschüren sind im Raum München erhältlich. Abschließend danke ich allen Mitmenschen, Ärzten, Krankengymnastinnen, Fachtherapeuten,

Krankenschwestern und Professoren und vor allem meiner Frau und meiner Tochter, die mich während meiner Erkrankung betreut und mir wieder auf die Beine geholfen haben und die mir täglich Mut machen.

Teil A: Die Erkrankung

I) Grundlagen

1) Medizin
Generelles
Schlaganfall

Der Schlaganfall ist eine weit verbreitete Erkrankung und damit eine häufige Todesursache. In der Bundesrepublik rechnet man mit 100 000 Schlaganfällen im Jahr. Das Präziseste, was Sie als Laie über diese Erkrankung nachlesen können, finden Sie im Literaturverzeichnis Buchstabe a) und b).

a) Begriff, Krankheitsbild: Als Schlaganfall oder Apoplex oder Cerebralen Insult bezeichnet man eine plötzlich auftretende Halbseitenlähmung, die in der Regel die rechte Körperhälfte betrifft, bei ausgesprochen linksorientierten Menschen auch den ganzen Körper. Im Verlauf tendiert diese Lähmung dazu, spastisch zu werden (↗ "Spastik"). Die Lähmung kann mit weiteren Schädigungen verbunden sein (↗ "Gehirn", "Intelligenzmängel", "Sprachstörungen", "Pusher", "Sensibilitätsstörung"), typischerweise Sprachstörungen (oft auch Verlust des Sprachverständnisses) mit Erschlaffung einer Mundhälfte, Einengung des Gesichtsfeldes der rechten Seite, Konzentrationsstörungen (Überblick dieser Nebenfolgen ↗ "Glossar", Buchstabe c)). Auch die Fähigkeiten zum Lesen, Schreiben und Rechnen können betroffen sein. Ferner können vorübergehend psychische Störungen auftreten wie Depression, Weinen, Lachen, Antriebslosigkeit. Auf diese Weise kann der Schlaganfall zur Mehrfachbehinderung führen: nämlich neben der Körperbehinderung zur Sprach-, Seh-, und Lernbehinderung. Der Schlaganfall betraf früher vor allem ältere Herren, heute sucht er zunehmend Frauen und jüngere Menschen heim. Jeder Schlaganfall ist die Folge einer Erkrankung, die hinter ihm steht:

b) Ursachen: aa) Seine Ursache ist in einer ersten Gruppe der Verschluß einer Gehirnarterie bei Arteriosklerose, eine Hirnembolie durch verschleppte Blutgerinnsel bei Herzklappenfehlern und nach Herzinfarkt. Diese Störungen führen zu Sauerstoffmangel in einem Teil des Gehirns und damit zum Absterben von Nervenzellen des Zentralnervensystems (↗ Besserung a)).

bb) Eine zweite Gruppe von Schlaganfällen geht auf Gehirnblutung zurück, die ihrerseits wieder zu Sauerstoffmangel in dem "überschwemmten" Gehirnteil führt. Sie kann eintreten vor allem bei Gefäßwandschwächen – etwa Aneurysmen, also sackartigen Ausbuchtungen einer Arterienwand – und hohem Blutdruck (über hohen Blutdruck aufgrund essentieller Hypertonie ↗ "Aggression") sowie auch als Emboliefolge. Überhöhter Blutdruck kann auch nach körperlicher Anstrengung, etwa auf der Toilette oder im Ehebett, auftreten. Als Hauptursache für Schlaganfall wird neben anderen Risikofaktoren Streß (↗ dort) genannt. Ein Schlaganfall zerstört die "Intelligenz", wenn die Blutung in die Gehirnrinde eindringt, oder wenn sich der Sauerstoffmangel dort auswirkt. Seien Sie aber vorsichtig mit dem Ausdruck: "Intelligenzverlust". Die Beeinträchtigung einer oder mehrer Fähigkeiten zerstört noch nicht die Intelligenz.

cc) Es gibt eine Reihe von Krankheitsursachen, die dieselben Schädigungen und damit Erscheinungen bewirken wie der Schlaganfall. Dazu gehört das *Schädel-Hirn-Trauma*, also etwa ein Verkehrsunfall, der Gehirnblutung hervorruft, oder ein Unfall, der die Sauerstoffversorgung der Gehirns unterbricht (zB. Badeunfall), weiter der Gehirntumor. Bei solchen Unfällen werden oft die Sinnesorgane mit betroffen. Weiter werden in diesem Zusammenhang *Entzündungen des Gehirns* selbst oder seiner Gefäße genannt. Schließlich ist hier die *hypotone Krise* zu nennen, das ist ein langandauernder Blutdruckabfall, der die Sauerstoffversorgung des Gehirns beeinträchtigt. Hierher gehören etwa die unter diesem Aspekt so gefährlichen Ohnmachten junger Mädchen (Abhilfe: Beine hochlagern). Die *Querschnittslähmung* richtet im Gehirn keinen Schaden an, sie unterbricht „nur" die Nervenbahnen der Wirbelsäule, i. d. R. als Unfallfolge. Dazu können noch diverse *Nervenerkrankungen* kommen, wie etwa die multiple Sklerose.

Besserung

Voller Ingrimm liegen Sie in Ihren Kissen, weil Ihnen die Ärzte nicht genau sagen, wann sich Ihr Zustand wieder bessert (↗ Therapie-Überblick). Finden Sie sich damit ab. Ihre Therapeuten wollen Ihnen falsche Hoffnungen ersparen und Sie, so gut es geht, dazu zwingen, sich mit Ihrem Zustand abzufinden. Außerdem gleicht kein Schlaganfall dem anderen. Sie können daher nicht zwei Patienten miteinander vergleichen. Was der eine nach drei Monaten wieder kann, lernt der andere vielleicht überhaupt nie wieder, so daß genaue Prognosen sehr schwer sind.

a) Formen: Die Beschädigung Ihres Gehirns durch die Erkrankung (↗ "Schlaganfall") kann unterschiedliche Formen haben. Vielleicht sind einige zik Kubikzentimeter Gehirnmasse zerstört. Vielleicht ist ein Teil der Nervenleitungen nur blockiert und erwacht in einigen Monaten wieder zum Leben. Tote Nervenzellen bilden sich nicht mehr neu. Nur manche Nervenverbindungen wachsen nach, man sagt, in der Woche ein Millimeter. Aber es ist nicht gesagt, daß sie dabei in die richtige Richtung wachsen. Eine gewisse Heilung kann auch dadurch erfolgen, daß Nervenfasern in der Umgebung des zerstörten Bereichs die Aufgaben der toten Zellen übernehmen. Also müssen Sie versuchen, zu erreichen, daß Ihr Gehirn seine Reserven einsetzt, daß seine Impulse, wie Autos im Stoßverkehr, verborgene Schleichwege finden und einüben. Sie selbst erreichen das durch hartnäckiges, jahrelanges Training (↗ "koordinierte Bewegungen").

b) Zeitdauer: Man sagt heute, entscheidend für Ihre Gesundung seien die ersten sechs Monate. Das heißt, die größten Fortschritte gibt es im ersten halben Jahr. Hernach gibt es noch bis über zehn Jahre hinaus die Möglichkeit kleiner Verbesserungen. Außerdem rechnet man mit einer Erholung der geistigen Kräfte (langsamere Ermüdbarkeit, bessere Konzentrationsfähigkeit) bis zu fünf Jahren. Es gibt genügend Schlaganfallpatienten, die im Rollstuhl begonnen haben, ihn nach einigen Monaten verlassen konnten und denen man heute nur noch als Fachmann etwas ansieht.

c) Ablauf: Sie bemerken die geistige Besserung an dem deutlichen Gefühl, als würden vor Ihrem inneren Auge Vorhänge zurückgezogen, immer mehr, immer deutlicher und im Lauf der Zeit immer wieder einmal. Gehen Sie davon aus, daß die Erfolgsaussichten der Besserung von Ihrem Alter und der Dauer der mit dem Schlaganfall verbundenen Bewußtlosigkeit, also von Ort, Ausdehnung und zeitlicher Dauer der Blutung oder Durchblutungsstörung abhängen, daß geringe Störungen im Lauf der Monate verschwinden, daß Sie mit viel Energie wahrscheinlich wieder gehen lernen, das heißt, die Wohnung ohne Rollstuhl und Stock benützen und mit der näheren Wohnumgebung Kontakt halten können. Aber die betroffene Hand bleibt erfahrungsgemäß oft unbrauchbar. Manche psychiatrischen Durchgangserscheinungen, unter denen Sie zu Beginn leiden (Depression, Weinen, Lachen, Verlust jeder Initiative) können verschwinden, wenn Sie sich ihrer bewußt werden und sie gezielt aufs Korn nehmen. Wesentlich für die Stabilisierung und den Ausbau Ihrer Erfolge innerhalb der Ihnen von Ihrem Körper gezogenen Grenzen sind die Energie und Geduld, die Sie aufbringen.

Erste Hilfe

Ich bin kein Arzt. Trotzdem Hinweise für den Notfall: Wenn bei einer Person plötzlich eine Halbseitenlähmung eintritt, oder eine Person plötzlich bewußtlos wird und Sie feststellen, daß die Extremitäten einer Körperhälfte erschlafft sind, dann spricht das für einen Schlaganfall, nämlich für den Verschluß von Gehirnarterien oder für eine Gehirnblutung (↗ "Schlaganfall") mit anschließender Zerstörung eines umschriebenen Teilbereichs des Gehirns.

Holen Sie dann sofort den Notarzt (hoffentlich haben Sie dessen Nummer an Ihrem Telefon stehen) und sagen Sie, Sie hätten Verdacht auf Schlaganfall und sehen Sie zu, daß der Patient möglichst bald in ärztliche Betreuung kommt. Im Interesse des Patienten und um den Verlust kostbarer Zeit zu vermeiden, legen Sie Wert darauf, daß wirklich ein Notarzt kommt und nicht "nur" irgendein Rettungsfahrzeug. Bis zum Eintreffen des Arztes gelten folgende Regeln:

Der bewußtlose Patient kann an Erbrochenem ersticken. Bringen Sie Ihn also rasch und schonend in die stabile Seitenlage, die Sie für Ihre Fahrprüfung gelernt haben. Der Patient muß möglichst ruhig bleiben. Er soll nicht vor dem Eintreffen des Notarztes noch schnell die Toilette aufsuchen wollen. Beruhigen Sie den Patienten seelisch und körperlich. Damit haben Sie für's erste alles Menschenmögliche getan. Der Blutung steht die im Stichwort "Schlaganfall" genannte hypotone Krise gegenüber. Sie müssen verhindern, daß die Sauerstoffversorgung des Gehirns durch Blutdruckabfall unterbrochen wird. Sie sollen aber mit Ihren Bemühungen eine etwa vorhandene Gehirnblutung nicht forcieren. Und nun machen Sie's richtig.

Anatomie

Viele Patienten wollen wissen, mit welchen Muskeln die gelähmten Extremitäten (Arm, Bein) bewegt werden, und niemand sagt es ihnen. Sie können mit Iihrem einzigen funktionierenden

Arm die schlaffe Muskulatur der gelähmten Seite nicht abtasten. Deshalb hier das Wichtigste in Kürze.

a) Arm: Das Handgelenk heben Sie mit einem Muskel, der auf der Oberseite des Unterarms ganz außen vom Handgelenk zum Ellenbogen zieht. Die Fingerstrecker liegen gleich daneben weiter nach innen oder oben, wenn Sie den Unterarm gebeugt halten. Die zugehörigen Beugemuskeln liegen auf der Unterseite des Unterarms. In der Hand liegen zahlreiche kleine Muskeln für das feine Spiel der Finger. Der Unterarm wird gehoben vom Bizeps, den Sie kennen, und gesenkt von gegenüberliegenden Trizeps. Das Drehen des Unterarmes besorgt ein Muskel, der am Oberarm über dem Ellenbogen ansetzt und bis zum Handgelenk reicht. Der Oberarm wird vom Schultermuskel bewegt, der wie ein riesiger Waschlappen über dem Schultergelenk liegt. Weiterhin beteiligt sind der Brustmuskel und verschiedene Rückenmuskeln, die den Oberarm heben, senken und nach vorn und hinten bewegen.

b) Bein: Der Vorderfuß wird von einem Muskel gehoben, den Sie neben der Schienbeinkante nach außen ertasten können. Direkt daneben liegen die Beuger für die Zehen. Die Strecker sitzen auf der Rückseite des Unterschenkels. Das Wadel erlaubt Ihnen über die Achillessehne vor allem den Zehenstand und damit das Laufen. Der Oberschenkel besteht aus zwei Muskelpaketen oben und unten, zum Heben und Senken des Unterschenkels. Gedreht wird das Bein von einem Muskel, der vom Hüftgelenk zu den Außenseiten der Knie zieht. Die Oberschenkelmuskeln sitzen im Beckenraum und um die Hüfte. Gestreckt wird der Oberschenkel mit der Gesäßmuskulatur.

c) Gleichgewicht (↗ Nacken): Das Gleichgewicht halten Sie neben der Achillessehne mit Hilfe von zwei weiteren Sehnensträngen, die Sie links und rechts am Knöchel sehen.

d) Atrophie: Zum Schluß ein kosmetischer Punkt, wenn Sie eitel sind. Liegt die Ursache Ihrer Lähmung im Gehirn, so tritt kein Muskelschwund auf. Anders bei einer Unterbrechung der Nervenbahnen außerhalb des Kopfes, die zur Abmagerung der Muskeln führt.

Glossar

Wenn Sie die Gutachten Ihrer Ärzte nicht verstehen, so bitten Sie sie um Erläuterung. Die wichtigsten medizinischen Fremdwörter, die Ihnen unterkommen werden, finden Sie hier. Vergleichen Sie ergänzend das Glossar des im Literaturverzeichnis (Buchst. b)) genannten Werkes.

a) Lage am Körper:

Dorsal: Zum Rücken gehörig, nach dem Rücken zu liegend, rückseitig.

Ventral: Bauchwärts, zum Bauch gehörig.

b) Beweglichkeit der Gelenke:

Abduktion: Wegführen von der Mittelebene des Körpers, zB. Heben des Armes nach außen.

Adduktion: Heranführen an die Mittelebene des Körpers.

Dorsalflektion: Biegung von Hand oder Fuß in Richtung Hand- oder Fußrücken.

Extension: Ausdehnung, Zug.

Flexoren: Beugemuskeln.

Klonus: Rhythmische Zuckungen der Extremitäten durch rasch aufeinander folgende, gleichförmig ablaufende Muskelkontraktionen.

Pyramidenbahn: Gesamtheit der absteigenden Leitungsbahnen des Zentralnervensystems von der Großhirnrinde bis zu den motorischen Rückenmarkszellen.

Spastik: Vermehrung des (Muskel)tonus.

Supination: Vorwärtsdrehung der Hand und Hebung des inneren Fußrandes.

Tonus: Der durch Nerveneinfluß bedingte normale Kontraktionszustand der Muskeln.

c) Begleiterscheinungen des Schlaganfalles:

Agnosie: Störung des Erkennens trotz ungestörter Funktion der entsprechenden Sinnesorgane.

Agraphie: Verlust des Schreibvermögens bei erhaltener Intelligenz und peripherer Beweglichkeit.

Akalkulie: Verlust des Rechenvermögens.

Alexie: Störung des Lesens und des Verstehens von Texten.

Aphasie: Sprachstörung, trotz erhaltener Intelligenz eingetretene Unfähigkeit, Begriffe in Wort- und Schriftbilder umzusetzen oder Gesprochenes und Geschriebenes begrifflich aufzunehmen.

Motorische Aphasie: gestörtes Spontansprechen und Nachsprechen.

Sensorische Aphasie: Erschwerung des Sprachverständnisses.

Amnestische Aphasie: Erschwerung der Wortfindung.

Totale Aphasie: Kombination von Sprach-, Lese-, und Schreibstörung.

Apraxie: Koordinationsstörung, Unfähigkeit, Bewegungen zielgerichtet auszuführen.

Dysarthrophonie: Störung des Sprechens.

Dysphagie: Schluckstörung, auch in Verbindung mit Artikulationsstörungen.

Dysphasie: erschwertes Sprechen.

Facialisparese: Gesichtslähmung oder Schwächung der dazu gehörigen Muskulatur.

Inkontinenz: Verlust der Kontrolle von Blasen- und Darmtätigkeit.

Kurzzeitgedächtnis, Verlust des -: Verlust der Fähigkeit, sich neue Sachverhalte einzuprägen.

Neglekt: Unfähigkeit, zentral bedingte Ausfälle, vor allem bei Halbseitenlähmung zu erkennen, Unfähigkeit, die gelähmte Seite wahrzunehmen.

Subluxation: durch Lähmung der Muskeln im Bereich eines Gelenks bewirkter Zustand der Erschlaffung, sodaß das Gelenk nicht mehr festsitzt, vor allem im Schulterbereich.

Sehstörungen: zwar kein Fremdwort, aber eine mögliche Schlaganfallfolge, kann bis zur Teilblindheit gehen, Gefahr, anzustoßen, Begleitpersonen sollen auf der "blinden" Seite gehen.

Körperschemastörungen: Wieder kein Fremdwort, aber eine mögliche Schlaganfallfolge, zu der das Nötige bei "Pusher" und "Sensibilitätsstörung" gesagt ist.

Sichelschritt: eine typische schlaganfallbedingte Störung des Ganges, bei der die kranke Fußspitze weit über die Mittellinie des Körpers nach innen gezogen wird.

d) nach dem Sitz der Blutung:

Intracerebral: im Inneren des Gehirns.

Epidural: zwischen Schädelknochen und harter Hirnhaut.

Subdural: zwischen harter und innerer dünner Hirnhaut.

Subarachnoidal: zwischen innerer dünner Hirnhaut und Gehirn.

e) Therapeutische Untersuchungen:

Angiographie: Röntgenologische Gefäßdarstellung nach Injektion eines Kontrastmittels.

Computertomographie: Röntgenschichtaufnahmen des Gehirns, das in Scheibchen abgebildet wird.

Dopplersonographie: in erster Linie die Darstellung der Blutgefäße, Arterien und Venen mit Ultraschall.

Electroencephalogramm: Messung der elektrischen Ströme im Gehirn.

Kernspintomatographie: Herstellung von Schnittbildern des Schädelinneren auf magnetischer Basis.

f) *Behandlungsformen:*

Interferenzbehandlung: Behandlung mit mittelfrequenten Strömen.

Schwellstrombehandlung: Verursachung von Muskelkontraktion durch niederfrequente Ströme.

Tonolysebehandlung: Muskelanregung mit zwei niederfrequenten Stromkreisen.

g) Vorstufen des Schlaganfalles:

T. i. A. (transitorisch-ischämische Attacke): Funktionsstörungen bis zu 24 Stunden Dauer.

P.R.I.N.D. (prolongiertes reversibles neurologisches Defizit): Vorübergehende Ausfälle über 24 Stunden Dauer.

P. S. (Progressive Stroke): Unaufhaltsam fortschreitende neurologische Ausfälle.

C. S. (Completed Stroke): Schlaganfall.

h) Bereich des Schlaganfalles direkt:

Apoplex(ie): Schlaganfall (weitere Formen: A. Cerebri, zerebraler A., cerebraler Insult, apoplektischer Insult).

Cerebral: das Gehirn betreffend.

Hemiplegie: Halbseitenlähmung (Arm, Bein, Rumpf, untere Gesichtshälfte).

.plegie: vollständige Lähmung.

.parese: teilweise Lähmung.

Paraplegie: Lähmung der Beine.

Tetraplegie: Lähmung aller vier Extremitäten.

i) sonstige Fremdwörter:

Akinese: Bewegungsarmut

Aneurysma: Ausstülpung in der Gefäßwand einer Arterie

Essentielle Hypertonie: verhaltens- und wesensbedingter Bluthochdruck.

Handicapped Reisen: kein Fremdwort, sondern der Ausdruck für behindertengerechtes Reisen.

Fragen

Während Ihrer ersten Wochen im Krankenhaus werden Sie ständig viel fragen. Denn es fällt Ihnen schwer, Ihren neuen Status als Behinderter zu erkennen und anzunehmen. Sie machen sich riesige Sorgen um alltägliche Dinge und können sich naheliegende Lösungen nicht vorstellen.

Verdrängen Sie nicht den Umstand, daß Sie jetzt behindert sind. Sicher, diese Verdrängung (↗ dort) ist eine Reaktion Ihres Körpers, die Ihnen hilft, Ihre Kräfte anzuspannen. Gleichzeitig ist sie eine starke Belastung für Sie, der Sie sich nicht mehr als nötig aussetzen sollten.

Die Antworten auf Ihre Fragen hängen vielfach vom Heilungsprozeß ab, den Sie abwarten müssen und dessen Ausgang niemand vorhersagen will oder kann (↗ "Besserung", "Vergleichen"), außer vielleicht ein guter Neurologe anhand Ihres Computertomogramms. Exakte Prognosen können Sie nicht erhalten (↗ Besserung). Es ist völlig sinnlos, nach Dingen zu fragen, für die Sie gesunde Arme und Beine brauchen. Stellen Sie all diese Fragen zurück, bis das erste halbe Jahr nach Ihrer Erkrankung verstrichen ist, bis sich also (↗ Besserung) absehen läßt, was sich bei Ihnen noch ändern wird, und üben Sie sich solange in Geduld.

Die vorliegende Schrift will einen Teil Ihrer Fragen beantworten. Das Ausmaß Ihrer Sorgen, die aus jeder Mücke einen Elefanten machen, ist wohl für Ihre Erkrankung typisch. Vieles, was Sie jetzt stark beunruhigt, hat in einigen Monaten an Bedeutung verloren. Dies gilt vor allem, wenn Sie gegen Krankheit einigermaßen Vorsorge getroffen und eine liebe Person an Ihrer Seite haben (↗ "Bezugsperson").

Sensibilitätsstörung

Nach einem Schlaganfall kann Ihnen folgendes passieren: Sie verlieren auf Ihrer kranken Körperhälfte – und zwar ziemlich exakt vom Brustbein bis zur Wirbelsäule:

a) das Tastgefühl und damit jedes Berührungsempfinden.

b) das Schmerzgefühl. Sie können sich also mit Nadeln stechen lassen wie ein indischer Fakir. Oder wie mir ein Chirurg sagte, solchen Leuten kann man wunderbar die eingewachsenen Zehennägel entfernen.

c) das Wärme- und Kältegefühl. Sie sind damit in Gefahr, sich Erfrierungen zu holen und sich zu verbrennen, vor allem, wenn Sie obendrein das Geruchsempfinden eingebüßt haben.

d) jedes Gefühl dafür, welche Lage Ihre Extremitäten gerade einnehmen. Sie wissen nicht, welches Bein Sie gerade an Ihrem gesunden Wadl spüren, das eigene kranke, oder das Ihrer Frau. Sie wissen nicht, wo Ihre Hand ist, und suchen Sie unter der Bettdecke, indem Sie mit Ihrem gesunden Arm von der Schulter an abwärts tasten, denn irgendwo da muß die Hand ja angewachsen sein, wie Sie noch aus gesunden Tagen wissen.

e) jedes Gewichts- und Gleichgewichtsgefühl auf Ihrer kranken Seite. Sie wissen also nicht, wieweit Sie sich nach rechts (bei rechtsseitiger Lähmung) beugen dürfen, bevor Sie "abstürzen".

Folge: Sie gehen dauernd auf dem gesunden Bein und halten das kranke stets weit abgespreizt, wo es dann, weil unbelastet, spastisch zittert. Sie glauben stets auf einer schmalen Kante über einem Abgrund zu stehen wie ein Bleistift, der auf einem Finger balanziert. Sie glauben zunächst, die Grenze zwischen innerhalb und außerhalb Ihres Körpers verliefe irgendwo durch Ihre rechte Lunge. Erst im Lauf der nächsten Monate rückt sie langsam weiter nach außen. Die Krankengymnastin mag reden, wie sie will, Sie sollen Ihr Gewicht nach rechts verlagern, Sie glauben ihr nicht und vor allem, Sie können es nicht. Denn wie wollen Sie etwas belasten, was für Ihr Empfinden nicht existiert?

All diese fünf Punkte, die bei jedem Schlaganfall mehr oder weniger stark ausgeprägt sein können, faßt man unter dem Begriff der Sensibilitätsstörung zusammen, die als Störung der Oberflächen- und der Tiefensensibilität auftritt. Sie kann sich mit der Zeit wieder zurückbilden, aber nur, wenn Sie jahrelang eisern trainieren. Bei mir dauerte es zweieinhalb Jahre, bis mein Gleichgewichtsgefühl für die rechte Seite zum Teil wiederkehrte. Es war mir zumute wie beim Erwachen nach einem schweren Alptraum. Da merkte ich plötzlich, daß das ständige Reden vom Belasten der rechten Seite, das ich voll guten Willens, aber völlig unfähig dazu, stets versucht hatte nachzuahmen, doch nicht verkehrt gewesen war. Wenn also Ihre Krankengymnastin von Sensibilitätsstörung spricht und Sie auffordert, die kranke Seite stärker zu belasten, so glauben Sie ihr das. Die Dame hat völlig recht. Beobachten Sie andere Menschen, wieweit sich die nach rechts legen können und trainieren Sie, eventuell in einem Türrahmen stehend, diese Position[1]. Sie können getrost glauben, daß man Ihnen Unsinn erzählt. Aber nehmen Sie es einem Leidensgenossen ab, daß es rechts (oder links) von Ihrem lahmen Arm noch ein riesiges Feld physikalischer Kräfte gibt, das Sie sich durch nachgeahmtes Üben erschließen müssen, so gut es geht. Sie wissen es besser als Ihre gefühllose Seite.

Auch das Fremdheitsgefühl, nicht zu wissen, wo sich Ihre Glieder gerade befinden, kann sich allmählich verlieren. Aber Sie werden noch manchmal darauf hereinfallen. Wenn Sie Ihre Hand ausgestreckt halten und Ihr Nachbar macht das gleiche, dann werden Sie irritiert schauen, ob das da so weit drüben nicht Ihre eigene Hand ist. Am ehesten kehrt (oder vorsichtiger: kehrte bei mir) das Schmerzgefühl und damit die ungefähre Möglichkeit wieder, zu bemerken, ob über das eigene Bein eiskaltes oder heißes Wasser läuft. Die schlimmste Gefahr ist damit gebannt, aber lauwarmes Wasser werden Sie auf Ihrer lahmen Seite noch lange nicht wahrnehmen können. Durch diese langsame Rückkehr der Gefühle lernen Sie allmählich, die verschiedenen Informationssysteme der Haut zu unterscheiden: Das Tasten, das Schmerzen, das Wärmen.

Wenn Sie trainieren wollen, so machen Sie Fragespiele mit geschlossenen Augen: "Welchen Finger berühre ich gerade? Halten Sie das linke Bein genauso, wie ich Ihr rechtes halte!" Gelegenheit genug, sich zu blamieren. Oder lassen Sie sich mit Pinseln aus dem Wassermalkasten streicheln.

Pusher

Einer Tages haben Sie wieder große Mühe, im Gymnastiksaal des Krankenhauses die Kurve zu nehmen. Da hören Sie voll Entsetzen, wie Ihre Krankengymnastin zur Kollegin sagt: "Er ist ein Pusher", worauf diese ganz bedrückt nickt. Sie denken nach, was Sie da gerade Häßliches gehört haben, was so ähnlich wie Pfuscher klang. Doch bevor Sie sich den Kopf zerbrechen, ob Sie sich schämen müssen: Pusher sind Schlaganfallpatienten, die die kranke Seite überbetonen, die die gesunde Seite nicht wahrnehmen wollen, die ihr insbesondere kein Gewicht zu tragen geben, die ständig zur kranken Seite drücken. Genau entgegengesetzt macht es der Patient mit Sensibilitätsstörung (↗ dort). Ein Pusher braucht eine trickreiche Krankengymnastin, die ihn immer wieder annähernd ins Lot bringt.

Spastik

a) Entstehung: In Ihren Muskeln ist stets ein schwaches elektrisches Potential vorhanden, bei den Beugern meist stärker als bei den Streckern. Sind die Muskeln erschlafft, so werden sie durch das bei den Beugern stärkere elektrische Potential angeregt, sich zusammenzuziehen. Das ist die sogenannte Spastik (spastische Lähmung - Gegensatz: schlaffe Lähmung) , die sich bei fast jedem Schlaganfall innerhalb einiger Wochen mehr oder weniger stark ausbildet und als Strecker- oder meist Beugerspastik in Erscheinung tritt. Die Finger krümmen sich zur Faust, die Zehen und der Vorderfuß zeigen im Spitzfuß nach unten, der Oberarm ist angewinkelt, die steife Schulter schmerzt, die Hüfte verkrampft sich. Das zu schwach belastete Bein beginnt zu zittern.

b) Abhilfe: Mehr Gewicht auf das Bein bringen. Dann hört das Zittern auf. Spastik im Arm dagegen bekämpfen Sie durch Stützen, indem Sie also Gewicht auf den im Ellenbogen gestreckten Arm bringen. Stützen, möglichst viel Gewicht auf das betroffene Gelenk zu bringen, löst überhaupt entstandene Spastik. Machen Sie diese Übungen aber nur mit einer Fachkraft, die die richtigen Griffe kennt. Die einfachste Übung, für die Sie keinen Fachmann brauchen, ist Barfußgehen. Im Lauf der Zeit, wenn Sie nichts unternehmen, verkürzen sich die betroffenen Sehnen und müssen dann operativ verlängert werden. Die ganze Nachbehandlung nach dem Schlaganfall besteht größtenteils in einem jahrelangen Kampf gegen die Spastik.

Beginnen Sie möglichst gleich, sich gegen die Spastik zu wehren. Lassen Sie sich von der Krankengymnastin (für das Bein, wenn Sie wieder stehen können) und von der Ergotherapeutin (für den Arm) je nach Fortschritt der Genesung die passenden Übungen zeigen, die Sie mehrmals täglich machen. Und für die Eitlen unter Ihnen gilt, werfen Sie noch einen Blick auf Ihre Hand und Ihre schön gestreckten Finger, solange die Spastik – und die Verdickung durch das Wasser – noch nicht eingesetzt haben[2].

c) Warnungen: Sind Sie vorsichtig, wenn Ihnen jemand Zauberübungen empfiehlt. mit denen Sie bei zusammengebissenen Zähnen Ihren lahmen Arm wieder in Schwung bringen (↗ Kneten). Manche dieser Übungen beruhen darauf, daß sie die Spastik fördern und unterstützen. Besprechen Sie alle solchen Übungen vorher mit Ihrer Therapeutin. Massage im kranken Arm und Bein und alles ihr Ähnliche ruft Spastik hervor und soll unterbleiben. Rückenmassage ist erlaubt. Achten Sie nach jeder Anstrengung darauf, ob sich Arm, Bein oder Schulter verkrampft haben und steuern Sie mit entsprechenden Lockerungsübungen dagegen an. Vermeiden Sie alle Anstrengungen, die die (meist) Beugemuskeln übermäßig beanspruchen und machen Sie immer Übungen mit der (meist) Streckmuskulatur. Beachten Sie, daß jede Anstrengung des gesunden Arms im kranken Arm Spastik hervorruft. Kraftakte mit Ihrer gesunden Hand sind daher unerwünscht. Beachten Sie, daß Sie als Folge Ihrer Spastik dazu neigen können, die kranke Ferse hoch zu ziehen und schräg nach innen zu kippen.

Schmerzen – Nacken

a) Gleichgewicht: In den ersten Monaten haben Sie viel Angst bei Ihren Gehübungen, weil Sie stets glauben, zu stürzen. Durch diese Angst verkrampft sich Ihr Nacken. Diese Verkrampfung führt zu Gleichgewichtsproblemen. Das Gehen wird schwieriger, die Angst nimmt zu etc. Versuchen Sie also, Ihren Nacken zu lösen (Massieren usw.). Wenn Ihre Sicherheit beim Gehen zunimmt, löst sich das Problem von selbst.

b) Schmerzfreiheit: Nach Ihrem Schlaganfall sind Sie häufig frei von Schmerzen. Wenn Sie sich diesen Zustand erhalten wollen, müssen Sie regelmäßig die Übungen machen, die Ihnen Ihre Krankengymnastin empfiehlt. Am gefürchtetsten unter Schlaganfallpatienten sind Schulterschmerzen, die Sie nur durch häufige korrekte Übungen verhindern können. Manche Kranke empfinden auch jede Berührung von Stoff als schmerzhaft.

c) Verschiebung: Infolge Ihres Schlaganfalles nehmen Sie Schmerzen, etwa nach einem Sturz, häufig nicht dort wahr, wo sie ihre Ursache haben, sondern um ein Gelenk weiter nach außen bzw. unten verschoben. So hatte ich etwa nach einem Sturz heftige Knieschmerzen, die als Bänderzerrung deklariert wurden, bis sich nach drei Wochen Krankengymnastik herausstellte, daß ich eine Oberschenkelhalsfraktur erlitten hatte. Grund: der Schlaganfall hatte mein Schmerzempfinden verändert (sog. projizierter Schmerz) und die Ärzte getäuscht[3].

d) Linderung: Zur Linderung von Schmerzen wird empfohlen, die Blutzufuhr der schmerzenden Stelle anzuregen. Das erreicht man einmal durch Zufuhr von Wärme und zum anderen durch die Behandlung mit Eis, die reaktive Wärme entstehen läßt. Fragen Sie aber den Fachmann, denn wenn Sie nicht aufpassen, können Sie sich – durch Eis – schwere Brandblasen zuziehen. Am besten besorgen Sie sich in Ihrer Apotheke Gelee-Eis-Packungen, die Sie in der Gefrierstufe Ihres Kühlschrankes kühlen.

e) Nackenschmerzen: Plötzliche stechende Nackenschmerzen entstehen, wenn die Halswirbelsäule beim Sitzen stark nach hinten geknickt wird. Kein Wunder, daß die eingeklemmten Nerven nach einiger Zeit schmerzen. Die Abhilfe ist einfach. Bemühen Sie sich, mit geradem, durchgestrecktem Rücken zu sitzen, geradeaus zu schauen und den Kopf nicht zurückzulegen. Weitere Konsequenz: versuchen Sie, etwas erhöht zu sitzen[4].

f) Hilfsmittel bei Nackenschmerzen: Wenn Sie einhändig Maschine schreiben, soll der kranke Arm immer auf einer Stuhllehne aufliegen und der Manuskripthalter gelegentlich von rechts nach links gestellt werden. Nehmen Sie gelegentlich beide Schultern etwas zurück, ziehen Sie sie zu den Ohren hoch und lassen Sie sie fallen. Anschließend drehen Sie den Kopf rechtwinkelig nach rechts und links. Verspannungen des Nackens werden Sie auch los, wenn Sie nachts eine Nackenrolle benützen und den Kopf so mit einem Kissen abstützen, daß er leicht aufwärts gerichtet ist. Drehen Sie nun den entspannt liegenden Kopf mit der rechten oder der linken Hand an der Stirn einige Minuten lang leicht nach beiden Seiten[5].

g) Hexenschuß mit Schlaganfall kombiniert, ist schmerzhaft. Sie werden bei einer solchen Gelegenheit rasch bemerken, daß Ihr Schlaganfall tiefer verlaufende Nervenbahnen und deren Schmerzempfinden nicht berührt hat. Trotzdem kann niemand sagen, ob Sie von Ihrem Rückenleiden in Zukunft noch geplagt werden, denn der Schlaganfall hat die ganze Statik Ihrer Wirbelsäule und Ihres Beckens verändert[6]. Gut wäre es, den Hexenschuß nach den Methoden der physikalischen Medizin zu therapieren (Bäder, Unterwassermassagen, Handmassagen, Elektrotherapie, krankengymnastische Behandlung etc. und vor allem Wärme).

Details zu den medizinischen Grundlagen

a) Blutdruck: Wird ein auf einer Körperarterie (meist am rechten Ellenbogen) angelegter Luftdruck kontinuierlich reduziert, so hört man, wie bei bestimmten Luftdruckwerten (oberer Wert: Systole) der Herzschlag zu pochen beginnt und wie dieses Pochen bei einem bestimmten niedrigeren Wert (unterer Wert: Diastole) wieder aufhört. Das sind die Anzeichen des Blutdrucks. Wenn Sie ihn regelmäßig messen müssen, dann kaufen Sie sich ein elektronisches Blutdruckmessgerät (Apotheker fragen), dessen Manschette Sie mit einiger Übung allein am kranken Arm anlegen können[7]. Als normal werden Blutdruckwerte systolisch zwischen 120 bis 140 angesehen, diastolisch 75 bis 85. Die WHO hält für „normal" Werte unter 130 zu 85 (SZ vom 8.2.2000). Die Grenzbereiche liegen zwischen 140 bis 160 bzw. zwischen 85 und 95. Als ideal für beide Werte wird 120 zu 80 angesehen. Liegen die beiden Werte mehr als 50 - 60 Punkte auseinander, liegt der obere Wert über 160, der untere über 95 - 105 (langfristige Grenze für krankhafte Werte) oder schwanken die Werte, so reden Sie mit Ihrem Arzt. Nach körperlicher Anstrengung, etwa Treppensteigen oder Kniebeugen, steigt der Blutdruck. Messen Sie ihn dann erst nach einer Pause. Aber messen Sie ihn nicht öfter, als Ihnen der Arzt empfohlen hat, dauerndes Messen macht Sie und Ihre Familie verrückt.

Zusammenfassung:

Systolisch: normal: 120 – 140 Grenze: 140 – 160, Ideal: 120: Kritisch: <160

Diastolisch: normal: 75 – 85 Grenze: 85 – 95; Ideal 80, Kritisch <95 – 105

Kritische Differenz <50 bis 60

b) Entkräftung, Schwitzen:. Eine Faustregel sagt, daß jeder Tag vollständiger Bettruhe die Kräfte Ihres Körpers und Ihrer Muskulatur halbiert. Malen Sie sich aus, wie wackelig Sie sind, wenn Sie nach vier Wochen erstmals wieder aufstehen. Es wird Monate dauern, man sagt, bis zu fünf Jahren, bis Sie die Ihnen mögliche körperliche und geistige Kraft wieder zurückgewonnen haben. Eine Folge dieser Entkräftung ist starkes Schwitzen, das außerdem durch Ihre Angst verstärkt wird[8].

c) Ereignis:_Wie ein Zauberwort ist "das Ereignis" immer wieder unter Schlaganfallpatienten zu hören. Vermuten Sie nichts Geheimnisvolles dahinter. Es ist der Schlaganfall, der hier umschrieben wird als etwas, das man nicht gerne in den Mund nimmt. Halten Sie sich an diese Sprachübung.

d) Kälte: Gelegentlich stellen Sie voller Schreck fest, daß Ihr kranker Fuß eiskalt ist – so, wie Sie sich schon immer eine gruselige Leiche im Keller von Dr. Mabuse vorgestellt haben. Keine Angst, diese Kälte ist ganz normal, weil Ihr kranker Fuß doch keine Muskelarbeit mehr leistet. Die Erscheinung geht vorüber. Schützen Sie sich im kalten Winter durch Socken, Handschuhe und Ohrenschützer gegen Erfrierungen und testen Sie gelegentlich, ob Ihre kranke Seite kaltes und heißes Wasser bemerkt und Ihnen meldet[9].

e) Rückfall: Ich habe von Patienten gehört, die in 5 Jahren 10 Schlaganfälle erlitten haben. Nun runzeln Sie besorgt die Stirn und überlegen, was Ihnen noch alles bevorstehen mag.

Mit einem Rückfall, also einem weiteren Schlaganfall müssen Sie rechnen, wenn es Ihnen oder den Ärzten nicht gelingt, Ihre Risikofaktoren zu beherrschen (↗ dort). Dazu können Sie beitragen durch solche Kleinigkeiten wie Regelmäßigkeit beim Einnehmen Ihrer Medikamente oder beim Blutdruckmessen, durch Vermeiden von Alkohol und Nikotin, Reduzierung Ihres Übergewichts. Gerade bei diesem letzten Punkt brauchen Sie die moralische Unterstützung Ihrer Familie. Vor allem müssen Sie dem wichtigsten Risikofaktor aus dem Weg gehen, dem Streß, der oft an Ihrer Erkrankung nicht unbeteiligt war. Schalten Sie auf ein gemächlicheres Lebenstempo um (↗ Zeit). Machen Sie sich den angespannten Lebensrhythmus, unter den Sie sich gestellt haben, in einer durchaus monatelangen Gewissenserforschung immer wieder klar. Machen Sie Pausen. Schieben Sie den Arbeitsbeginn möglichst weit hinaus, auch ein zu früher Start war schon oft die Ursache eines zweiten Schlaganfalles.

f) Schiene: Gelegentlich sehen Sie im Krankenhaus Schlaganfallpatienten hatschen, die Schienen am Bein tragen. Folgende drei Formen von Schienen habe ich kennengelernt:

aa) Die Mecron-Schiene ist ein mit Metallstreben verstärktes Schaumgummipolster, das Ihr lahmes Bein vom Schritt bis zum Knöchel allseitig umgibt und das mit sechs Klettverschlüssen befestigt und zusammengezogen wird. Die Schiene hindert Ihr krankes Knie daran, nach vorne wegzuknicken. Sie macht das Gehen so gut wie unmöglich und erlaubt es Ihnen, Ihre kranke Seite richtig zu belasten und die kranke Ferse auf den Boden zu bringen[10].

bb) Die Valenser-Schiene ist ein drei Zentimeter breites, starkes, rechtwinkelig abgeknicktes, starres Metallband, das in eine Führung unterhalb des Schuhes eingesteckt und unterhalb des Knies festgeschnallt wird. Die Schiene gibt Ihrem kranken Knöchel Halt gegen das Umkippen und hebt Ihre kranke Fußspitze vom Boden (anstatt der sonst für diesen Zweck verwendeten Bandagen), damit Sie beim Gehen nicht stolpern. Gefahr: Manchmal erhöht sich durch die Benützung des Schiene Ihr Klonus.

cc) Die Donjoy-Schiene besteht aus zwei in zwei Gelenken zusammengefügten halbkreisförmigen Bügeln, die über- und unterhalb des Knies oben über den Oberschenkel und unten um den Unterschenkel laufen und Ihr Knie eng zusammenpressen. Die Schiene wird getragen, wenn Ihr Knie eine feste seitliche Führung braucht.

Sie sollten daran interessiert sein, Schienen möglichst bald wieder abzulegen. Tragen Sie Schienen zu lange, so gewöhnt sich Ihre Muskulatur daran, büßt unter Umständen an Beweglichkeit ein und Sie werden die Schiene überhaupt nicht mehr los. Legen Sie die Schiene zu früh ab, so kann sich die Unfallgefahr erhöhen. Am besten sprechen Sie sich bezüglich der Schiene mit dem behandelnden Arzt oder der Krankengymnastin genau ab und lassen die Notwendigkeit, sie zu tragen, laufend kontrollieren.

g) Elektrische Armbanduhr: Meine Arbeitsfähigkeit war lange Zeit auf einige Stunden am Tag beschränkt. Eines Tages empfahl mir eine Wünschelrutengängerin dringend, die von mir ständig getragene elektrische Armbanduhr (Quarzuhr mit Batterie) abzulegen, weil solche Uhren dem Körper viel Kraft nähmen. Ich befolgte die Empfehlung und etwa vier Wochen später hatten meine körperlichen Kräfte soweit zugenommen, daß ich seit dieser Zeit wieder den ganzen Tag durchhalten kann. Machen Sie es genauso (↗ Armbanduhr)[11] .

h) Schlaf: Der Schlaganfall führt zu einem großen Schlaf- und Ruhebedürfnis. In den ersten Monaten verschlief ich mindestens ebensoviele Stunden des Tages wie ein Säugling. Nur langsam ging das Schlafbedürfnis zurück. Die Ursache liegt auf das Hand. Durch das lange Liegen sind Sie sehr geschwächt. Jede Bewegung verlangt ein Maximum an Konzentration und Aufmerksamkeit und zehrt daher sehr an Ihren wenigen Reserven. Die Folge ist eine sehr reduzierte Leistungsfähigkeit. Besprechen Sie mit einem guten Neurologen, wieviele Stunden Sie in Zukunft täglich arbeiten dürfen. Der befürchteten Einschränkung können Sie sich natürlich entziehen und auf die Einschaltung eines Fachmannes verzichten. Aber seien Sie nicht unvernünftig. Sie kommen sonst über kurz oder lang unter die Räder. Für die Zukunft brauchen Sie mehr Schlaf als bisher. Zu den Einzelheiten ↗ Pause, Zeit. Fachleute sagen, daß Ihre Leistungsfähigkeit fünf Jahre lang besser werden kann.

i) Supervision: Supervision nennt man das Vorgehen, bei dem sich bestimmte Gruppen von Patienten meist eines bestimmten Krankenhauses regelmäßig, alle acht oder vierzehn Tage oder monatlich treffen, um unter Leitung eines erfahrenen Therapeuten ihre Probleme zu besprechen. Bei solchen Treffen können Sie viel lernen, wenn Sie gut zuhören.

j) Vorstufen: Dem Schlaganfall können Vorstufen vorangehen, nämlich neurologische Störungen kürzerer Dauer (↗ "Glossar" Buchstabe g)). Manche Patienten schildern als Vorboten ihrer Erkrankung stundenlangen, ungewöhnlichen Kopfschmerz. Auch Schwindel und Ohrensausen werden genannt. Bei kurzfristigen Störungen und Ausfällen rufen Sie auf jeden Fall gleich den Notarzt.

k) Wadenkrampf: Eines Tages liegen Sie im Bett, dösen, strecken das kranke Bein aus, und bekommen schlagartig einen schmerzhaften Wadenkrampf. Keine Angst, das sind harmlose Übergangserscheinungen der ersten Zeit nach Ihrer Erkrankung, die bald verschwinden werden. Die Abhilfe ist einfach: Strecken Sie das betroffene Bein kräftig durch, stehen Sie auf, belasten

Sie die kranke Ferse und machen Sie Kniebeugen. Dann bitten Sie Ihren Partner, Ihren betroffenen Vorderfuß kräftig Richtung Knie aufwärts zu biegen und so Ihr Wadl zu dehnen. Versuchen Sie es mit feucht-heißen Umschlägen oder reden Sie mit Ihrem Hausarzt, ob Sie Magnesium brauchen.

l) Wetter: Wahrscheinlich sind Sie durch Ihre Erkrankung (stärker) wetterfühlig geworden (als früher). In welcher Form und für welche Zeit das geschehen ist, läßt sich nicht exakt sagen. Wahrscheinlich tritt im Lauf der Zeit wieder eine Besserung ein. Vielleicht haben Sie bei bestimmten Wetterlagen Probleme damit, exakt und sauber zu gehen, weil schon nach kurzer Zeit wieder die Spastik einsetzt. Akzeptieren Sie das, verzichten Sie an solchen Tagen auf Ihr gewohntes Lauftraining. Das ist besser als einen Schaden zu riskieren. Es kann auch sein, daß Sie bei bestimmtem, schwülem Wetter rascher als sonst ermüden. Reduzieren Sie in solchen Zeiten Ihr Arbeitsprogramm. Selbst die Richtlinien für Schwerbehinderte sehen "schlechtes Wetter" als leistungsmindernd an (Rücksichtnahme und Dienstbefreiung, ↗ "Schwerbehindert" a. E.). Mit der Zeit lernen Sie, daß Sie vor allem etwa 24 Stunden vor Wetterstürzen einen besonders schlechten Tag mit Gleichgewichtsproblemen schon beim Aufstehen haben. Jeder Rollstuhlfahrer kennt solche Tage. Trösten Sie sich, das Wetter ändert sich wieder und in zwei Jahren erinnern Sie sich vielleicht überhaupt nicht mehr an Ihr Problem.

Ein paar Tips für besonders Empfindliche (Blutdruck). Trinken Sie ausreichend, nur bei vollen Adern steigt der Blutdruck. Legen Sie die Beine hoch. Bürsten Sie sich mit rauhen Bürsten ab. Setzen Sie die Muskelpumpe ein: Anspannen von Armen, Beinen und Gesäß. Turnen Sie, soweit Sie das können.

2) Risikofaktoren:
Überblick

Risikofaktoren sind Umstände, die das Risiko eines Schlaganfalles erhöhen (↗ Rückfall). Im wesentlichen sind das die Faktoren, die zu einem Gefäßverschluß oder zu einer Blutung im Gehirn führen können. Wichtige Risikofaktoren sind u.a.: alles, was zu Ablagerungen in den Blutgefäßen führen kann: Nikotin (fördert die Gefäßverkalkung), Fettstoffwechselstörungen, Harnsäureerhöhung, Zuckerkrankheit, Übergewicht, Bewegungsmangel, dann: Alkohol (↗ dort), Bluthochdruck, Umweltfaktoren, erbliche Faktoren, Streß und Ehrgeiz. Diese beiden letzten Faktoren (↗ dort) spielen sicher eine Rolle, sind aber schwer zu quantifizieren und von der medizinischen Forschung als Risikofaktoren nicht allgemein anerkannt.

Als Naturheilmittel mit antisklerotischen und blutdrucksenkenden Eigenschaften wird (↗ "Literatur" Buchstabe b)), wenn auch umstritten, Knoblauch genannt.

Zeit lassen

a) Generell: Zeit haben Sie mehr als genug. Das muß Ihre erste Lebensregel werden. Schließlich sind Sie wahrscheinlich deshalb krank geworden, weil Sie sich zu wenig Zeit gelassen haben, weil Sie sich vermeidbarem Streß ausgesetzt und sich überanstrengt haben. Doch jetzt hat Ihr Körper deutlich signalisiert, daß er mehr Zeit verlangt. Wenn Sie diese Warnung überhören, dann liegen Sie bald wieder auf der Nase, aber dann so gründlich, daß Sie die vorliegenden Zeilen nicht mehr verstehen.

Zeit lassen, das gilt in verschiedenen Bereichen. Zum ersten bei Ihrem Genesungsprozeß. Sicher, Sie sollen täglich Ihr Pensum an Übungen machen. Dazu brauchen Sie enorm viel Willenskraft, um vorwärtszukommen. Aber trotzdem müssen Sie ein Gefühl dafür entwickeln, dies alles mit Muße zu tun. Bei Ihren Gehübungen werden Sie etwa feststellen, daß jeder Fußgänger vier- bis fünfmal schneller ist als Sie. Und Sie werden Ihrer Krankengymnastin voller Stolz erzählen, daß Sie 100 Meter jetzt in 10 Minuten schaffen. Doch Sie werden gar nicht sehen, wie die Dame schmunzelt, denn es ist falsch, sich so unter Leistungszwang zu stellen, wie Sie es tun. Gehen Sie 100 Meter langsam und korrekt in 20 Minuten, dabei lernen Sie mehr, als wenn Sie eine Woche lang hetzen. Leben kehrt in die verwaisten Nervenzentren nur zurück, wenn Sie aufmerksam sind für die kleinste Regung, die sich in ihnen zeigt.

b) Im Beruf: Lassen Sie sich Zeit besonders im Beruf. Sie können sich Ihren Arbeitsplatz viel eher erhalten, wenn Sie langsam und gründlich arbeiten. Nur dadurch können Sie soviele Kraftreserven sammeln, daß es wieder aufwärts geht. Das Zeit lassen äußert sich vor allem darin, daß Sie es annehmen, wenn der Arzt erklärt, Sie dürften auf absehbare Zeit nur noch vier Stunden am Tag arbeiten. Sich dagegen aufzulehnen, hat gar keinen Sinn. Je eher Sie die Beschränkung des Arztes akzeptieren, umso eher kommen Sie wieder ins Lot. Außer Ihnen hat es schon viele Menschen gegeben, die plötzlich nicht mehr soviel arbeiten durften, wie sie es gerne gewollt hätten. Aber verbessert hat sich deren Lage nur dann, wenn sie dies angenommen haben. Streben Sie Teilzeitarbeit an, rationalisieren Sie Ihr freiberufliches Büro, nehmen Sie sich einen Sozius. Glauben Sie, das Leben erfüllt sich für Sie auch dann, wenn Sie einige Zeit etwas weniger Geld heimbringen als bisher und wenn Sie dadurch wieder gesünder werden. Sie können Ihre Arbeit aufwerten, wenn Sie in dem Buch "Wege zum Sinn, Logotherapie als Orientierungshilfe", herausgegeben von A. Längle, Serie Piper, den Aufsatz lesen: "Der Sinn der Arbeit".

c) Im Alltag: Das Zeit lassen gilt auch für die Bewältigung Ihrer neuen Probleme. All die Einschränkungen und Verbote, die jetzt vor Ihnen stehen, wollen erst verarbeitet werden. Das dauert eine Weile. Lassen Sie sich von Ihrem Arzt medikamentös über die Zeit der inneren Kämpfe hinweghelfen. Aber irgendwann müssen Sie es einsehen, daß da eine harte Forderung vor Ihnen steht, die Sie nicht ungestraft überhören. Die innere Schonung ist eine Lebensaufgabe, die Ihnen Ihre Erkrankung gestellt hat und diese Aufgabe müssen Sie lösen[12]. Planen Sie die Übergangszeit bewußt ein und glauben Sie, daß Sie in einigen Monaten die innere Gelassenheit aufbringen, all diese neuen Forderungen zu bejahen. Wenn Sie es nicht schaffen, jetzt den Fuß bewußt vom Gaspedal zu nehmen, haben Sie die Lösung der inneren Aufgabe versäumt, die Ihnen der Schlaganfall gestellt hat. Warum gerade Ihnen und nicht den vielen anderen, die gerade noch mit einem blauen Auge davongekommen sind? Wer kann und darf das beurteilen? Wer weiß, welche inneren Kräfte, die andere nicht haben, in Ihnen auf die Entfaltung warten?

d) Fazit: Schaffen Sie es nicht, sich Zeit zu lassen und hindert Sie der Wunsch nach mehr Leistung daran, Ihre Grenzen zu akzeptieren,so führt dies im Endeffekt sowohl zu einer quantitativen als auch zu einer qualitativen Verschlechterung Ihrer Leistungen, jetzt einmal abgesehen von negativen Folgen für Ihre Gesundheit.

Streß

a) Begriff: Streß oder innere Anspannung, Verkrampfung und Belastung wird neben anderen Risikofaktoren als eine besonders häufige Ursache des Schlaganfalles genannt. Streß spielt sicher eine Rolle, ist aber schwer zu quantifizieren und wird von der medizinischen Forschung nicht allgemein anerkannt, denn genügend Menschen ohne Streß und Ehrgeiz bekommen Schlaganfälle.

Oft tritt der Schlaganfall auf, sagen die Befürworter von Streß als Schlaganfallursache, wenn Sie nach einer Zeit heftiger Anstrengung einmal Urlaub machen. Wenn Sie bezweifeln, daß Streß Schlaganfälle auslöst, können Sie weiter hören, dann erklären Sie, warum immer mehr junge Männer und Frauen am Schlaganfall erkranken. Ein Schlaganfall durch Gehirnblutung infolge einer Blutdruckspitze kann Ihnen auch zustoßen, wenn sie ein Leben lang niedrigen Blutdruck hatten. Gibt es dafür eine andere Erklärung als Streß und Ärger? Vermeiden Sie Streß, dann bleibt Ihr Gehirn in Ordnung. Stürzen Sie sich wieder in Streß, dann bekommen Sie bald den zweiten Schlaganfall.

b) Formen: Streß gibt es in verschiedenen Erscheinungsformen. Er kann Hand in Hand mit Ehrgeiz gehen. Wenn Ihre Tätigkeit Sie belebt und beflügelt, heißt das Eustreß. Distreß ist die Tätigkeit, die Sie belastet. Streß, der mit der Quantität Ihrer Arbeit zusammenhängt, ist im allgemeinen ungefährlich. Wenn die Ansprüche Ihrer Arbeit Sie qualitativ belasten, wenn Sie von Konkurrenten oder Vorgesetzten unter Druck gesetzt werden, dann liegt der höchst gefährliche Konfliktstreß vor, den Sie unbedingt erkennen und vermeiden müssen und der besonders gefährlich ist, wenn Sie ihn nicht abreagieren. Prägen Sie sich den Satz eines alten Mediziners ein: "Am besten ist frei gewählte Aktivität" und richten Sie Ihr Leben danach aus. Machen Sie jeden Abend Gewissenserforschung, ob Sie heute jeden auftretenden Streß erkannt und durch Ruhe und Entspannung haben an sich abgleiten lassen. Sie müssen ein Gefühl für die Vermeidung solcher Situationen entwickeln.

Die hier vorgetragenen Ergebnisse werden bestätigt durch die Studie: "Arbeit und Streß", die das Bayerische Staatsministerium für Arbeit und Sozialordnung, Familie, Frauen und Gesundheit herausgegeben hat. Danach kann anhaltender, nicht durch körperliche Betätigung abgebauter Streß jenseits des Erschöpfungsstadiums zu Bluthochdruck und Herzrhythmusstörungen führen, vor allem, wenn es für den Betroffenen keine Möglichkeit gibt, den Stressoren zu entgehen. Von Bluthochdruck besonders gefährdet ist der Typ des Sympathicotonikers, dessen Merkmale Aktivität, Ehrgeiz und Dynamik sind. Er will sein Ziel nach der Devise: "Zeit ist Geld" stets in möglichst kurzer Zeit erreichen. Er ist oft gehetzt, getrieben und neigt dazu, sich dauernd zu übernehmen. Deshalb ist er stark gefährdet.

Aggression

Die folgenden Ausführungen sind denen im Stichwort "Streß" (innere Anspannung) nahe verwandt. Manche Menschen, die nicht gelernt haben, mit ihren Gefühlen umzugehen, leben jahrelang voller Angst und Wut, die sie sich nicht eingestehen und die sie deshalb ins Un(ter)bewußte verdrängen. Dieser Zustand kann im Laufe der Jahre vereinzelt zur Gefahr des Bluthochdrucks führen, zur sogenannten essentiellen Hypertonie, die in Einzelfällen durchaus eine auslösende Ursache für Ihren Schlaganfall gewesen sein kann. Lernen Sie also, Ihre Angst und Furcht auszuleben und sich nicht in gefährlicher Weise aufschaukeln zu lassen. Verdrängen Sie diese Gefühle nicht ins Un(ter)bewußte, wo sie nur Schaden anrichten. Vergleichen Sie zum Ganzen die Bücher von Walter B. Cannon (zB. "Die Weisheit des Körpers"). Aggression kann aber aber nicht nur vor Ihrer Erkrankung als Krankheitsursache auftreten, sondern sich auch danach als Störfaktor zeigen. Wenn Sie nicht aufmerksam sind, werden Sie sich gegen den Schicksalsschlag, der Sie getroffen hat, auflehnen und damit viel Kraft verschwenden (↗ "Behindert",↗ "Gebet" a. E.,↗ "Überversorgung",).

Ehrgeiz

a) Früherer Ehrgeiz: Auch jahrzehntelang währender beruflicher Ehrgeiz kann sich zu einem gefährlichen Potential aufstauen, das ebenso wie Streß einen Risikofaktor darstellen und einen Schlaganfall auslösen kann. Aber dies ist nur einer der in Frage kommenden Faktoren, der auch nur manche Menschen betrifft. Es gibt ausgesprochen faule Tagediebe, die trotzdem einen Schlaganfall erleiden

b) Im Beruf: Ein Schlaganfall, gleich welcher Herkunft, bedeutet für Sie den sofortigen Abschied von jedem – vor allem beruflichen – Ehrgeiz. Diesen Abschied müssen Sie schaffen. Es geht nicht mehr weiter. Sie kommen nicht mehr höher. Es gibt keine Beförderung mehr. Sie müssen in der Lage sein, all das, was Sie noch schaffen wollten, endgültig an den Nagel zu hängen. Denn Ihre Familie braucht den Ernährer. Ihre Kinder suchen einen Spielgefährten, der für sie Zeit hat. Wenn Sie noch ehrgeizig sein wollen, dann in Ihrer Funktion in der Familie. Sie müssen einen Entschluß fassen und einige Monate Zeit einplanen, die vergeht, bis Sie diesen Entschluß innerlich voll bejahen können.

c) Formen: Unterscheiden Sie aber bei Ihren inneren Kämpfen zwei Formen von Ehrgeiz: Das Strebertum auf beruflichem und ähnlichem Gebiet, das Sie ablegen müssen, und das Interesse, aus Ihren eingeschränkten körperlichen Fähigkeiten ein Maximum an Verbesserungen herauszuholen, das Ihnen, in Maßen genossen, nur nützt.

Einzelne Risikofaktoren

a) Alkohol: Alkohol ist vor und nach dem Schlaganfall gefährlich. Schlaganfallpatienten müssen auf dieses Genußmittel, das ihre Blutgefäße erweitert, bis auf kleine Mengen verzichten, die ihnen einige Monate nach der Erkrankung der Hausarzt gestattet. Bedenken Sie, daß Alkohol Ihr stark gestörtes Gleichgewicht beeinträchtigt, und daß er Sie schneller, als Sie glauben, zum Torkeln bringt. Ich möchte darum nicht die Devise ausgeben: "Alkohol nur im eigenen Bett", aber weichen Sie für den Notfall aus auf alkoholfreie Biere, auf "Radlerhalbe", auf gespritzten

Wein, auf Schorle, auf Fruchtsäfte und gewöhnen Sie sich an Kräutertees aus dem Reformhaus. Ihre Hausbar stiften Sie am besten Ihrem Stammtisch.

b) Explodieren: Bauen Sie als Gesunder Ihren Ärger ab. Gelingt Ihnen das nicht, so versuchen Sie, gezielt zu explodieren. Lebten Sie bisher nach der Devise: "Aushalten, durchhalten, Maul halten!" so werfen Sie sie über Bord. Wichtig ist, daß Sie gesund bleiben, daß Sie Ihre Kräfte nicht durch innere Konflikte blockieren. Handeln Sie entsprechend und schieben Sie Streß von sich. Denn "wer sich eben nicht erlaubt, psychisch zu explodieren, bei dem explodiert es im Körper" (Thorwald Dethlefsen: "Krankheit als Weg", Goldmann TB).

c) Fehlende Gelassenheit: In gesunden Tagen zitierte ich oft den bekannten Spruch des Götz von Berlichingen. Hätte ich die Lebensweisheit, die darinsteckt, nicht jahrzehntelang vernachlässigt, so wäre ich wohl heute noch gesund. Es hat schon einmal einer gesagt, man solle sich die Lilien des Feldes zum Vorbild nehmen. Über den Optimismus hinter dieser Einstellung schmunzelt jeder von uns ungläubig. Und trotzdem, mit den Lilien des Feldes als Vorbild Ihrer inneren Haltung wären Sie vielleicht gesund geblieben. Es ist meine Sorge, vor allem, wenn Sie noch gesund sind, daß Sie die Empfehlungen dieser Seiten bloß lesen und vielleicht auch akzeptieren, aber nicht in Ihre innere Haltung übernehmen. Bitte machen Sie es richtig.

d) Grenzen: Dies ist ein Hinweis für die Gesunden unter ihnen. Sie können davon ausgehen, daß Sie von Ihrem Körper gewarnt werden, wenn Ihnen ein körperliches Unheil bevorsteht. Sie müssen nur bereit sein, auf innere Eingebungen oder Gefühle zu hören. Sie erhalten in kritischen Situationen ganz deutliche Hinweise von einer inneren Stimme, die mit Aberglauben nichts zu tun hat. Schärfen Sie Ihr Gefühl dafür und sind Sie bereit, zu lauschen. Diese Stimme warnt Sie zB. vor einem Verkehrsunfall, der Ihnen im Laufe des Tages droht. Fahren Sie dann vorsichtig und plötzlich erleben Sie eine heikle Verkehrssituation, in der Sie bei Ihrem normalen Fahrstil ohne weiteres kollidiert wären – und fort ist der innere Druck, der Sie seit dem Aufstehen begleitet hat.

Nur in zwei Fällen versagt diese innere Stimme: wenn Ihre Lebensuhr abgelaufen ist oder wenn Sie mit Ihrem Körper jahrelang Mißbrauch getrieben haben. Zu denken ist hier an endlose Streßsituationen oder an jahrelangen, schweren seelischen Kummer. Hier arbeitet Ihr Körper ständig einwandfrei, bis dann plötzlich eines seiner Teile versagt – es muß kein Schlaganfall sein – oder bis Sie den Unfall erleiden, der nach Meinung der Japaner für die Art Ihres Kummers typisch ist. Sagen Sie dann aber nicht, wie ich auf meinem Krankenbett, Sie seien von Ihrem Körper nicht gewarnt worden. Schließlich waren Sie sich doch seit Jahren darüber im klaren, daß es so wie bisher nicht weitergehen durfte. Und was haben Sie getan? Nichts! Und was hätten Sie tun sollen? Alles! Die Arbeit hinwerfen, sich bedrängenden persönlichen Situationen entziehen, durchdrehen nach allen Regeln der Kunst, aber dann so intensiv, daß Sie von jeden Gericht den "Jagdschein" bekommen. Bedenken Sie, jede falsche Rücksichtnahme auf Stil und Etikette kann lebensgefährlich werden. Achten Sie auf Ihre Grenzen (↗ "Explodieren).

e) Signale: Gehen Sie als Gesunder davon aus, daß die meisten Menschen, bevor sie körperlich oder seelisch schwer erkranken, Signale zeigen, die erkennen lassen, daß etwas mit Ihnen nicht stimmt. Reagieren Sie auf diese Signale und sprechen Sie den Betreffenden nachdrücklich an, schicken Sie ihn zum Arzt, zur Kur, zum Seelentröster, damit es ihm nicht so geht wie mir, dem eine Krankenschwester aus dem Bekanntenkreis sagte: "Ich habe es mir auf unserer Weihnachtsfeier – einen Monat vor der Erkrankung – noch überlegt, ob ich Ihnen sagen soll, daß Sie so verändert sind und mir nicht gefallen." Ich glaube, daß ich auf eine solche Empfehlung hin postwendend die Kur angetreten hätte, zu der mir seine Frau schon lange geraten hatte. Aber nachträglich ist man immer gescheiter. Sind Sie es im vorhinein.

f) Sonne: Für Sonnenbaden und UV-Licht gilt das gleiche wie für Alkohol: setzen Sie sich ihm nur maßvoll aus. Sie sind vorgeschädigt und müssen daher alles vermeiden, was Sie in die Nähe eines Hitzschlages bringt. Führen Sie immer ein leichtes Sonnenhütchen mit sich, das Sie jederzeit schnell aufsetzen können. Im Zweifel fragen Sie Ihren Arzt, wieviel Sonne er Ihnen zubilligt. Verwechseln Sie aber nicht Ihre Wetterfühligkeit bei bevorstehendem Wettersturz mit den Vorboten eines Hitzschlages.

II) Ausfälle und Abhilfe

Dieses Kapitel will Ihnen schon im Krankenhaus helfen, die Probleme zu lösen, die der Schlaganfall durch Ausfälle in 1) Arm und Hand, 2) Bein, 3) Gehirn und 4) gesamtem Körper hervorruft. Suchen Sie im Abschnitt (4) nach, wenn sich ein Ausfall auf mehrere Körperregionen auswirkt. Weitere Hinweise zum Leben nach dem Krankenhausaufenthalt zuhause ↗ berufliche und soziale Rehabilitation.

1) Arm und Hand

Dieser Abschnitt geht hauptsächlich auf die Lähmung, den Ausfall des dominanten Armes ein. Das wird in der Regel der rechte Arm sein.

Wesentliches

Hand

a) Möglichkeiten: Von einigen hochspezialisierten Tätigkeiten, wie etwa Geige spielen oder Tragen schwerer Lasten abgesehen, können Sie mit einer Hand fast das Gleiche tun wie ein gesunder Mensch, es dauert bloß etwas länger. Die beste Fingerfertigkeit der ungeübten linken Hand erreichen Sie nach etwa zweieinhalb Jahren. Üben Sie die Geschicklichkeit der Hand, indem Sie die sogenannten Überraschungseier kaufen, schokoladeüberzogene Plastikeier, die die Einzelteile eines winzigen Spielzeugs enthalten, das Sie zusammensetzen können, oder spielen Sie Mikado oder helfen Sie Ihrer Tochter beim Umziehen ihrer Puppen, einschließlich Häubchenbinden mit einer Hand.

b) Greifersatz: Vielfach können Sie sich mit etwas Nachdenken selbst helfen, wenn Sie den Vorgang aufgliedern. Ein Beispiel: Sie wollen einen Nagel in die Wand einschlagen. Dann hält eine Hand den Nagel und eine schwingt den Hammer. Sie sehen, die Menschen verwenden in der Regel die eine Hand als Arbeitshand und die andere als Greifhand (Haltehand). In vielen Fällen sind Sie über den Berg, wenn es Ihnen gelingt, einen Greifersatz zu finden (↗ dazu etwa "Nageln"). Dann haben Sie eine Hand zum Arbeiten frei. Als Greifersatz kann oft der ganze Körper dienen, die Zähne, die Knie, das Kinn etc. Ein Beispiel: Fädeln Sie einmal mit einer Hand einen Sicherheitsschlüssel auf einen elastischen Metallschlüsselring. Ersatz der Greifhand: Stecken Sie den Schlüssel in ein Buch, sodaß nur noch sein Kopf herausschaut; legen Sie auf das Buch den kranken Arm; der Schlüssel ist jetzt fixiert; für den Rest brauchen Sie nur noch die Fingernägel der gesunden Hand.

c) Üben: Aus diesen Überlegungen ergibt sich, üben Sie mit Ihrem kranken Arm, Ihrer kranken Hand, daß Sie sie eines Tages wieder zum Greifen benützen können. Aber machen Sie keine Übungen, die die Spastik erhöhen (meist übermäßiger Einsatz der Beugemuskeln). Lösen Sie eingetretene Spastik immer wieder (meist über die Strecker). Und halten Sie Ihre Hand beweglich, damit sie noch funktioniert, wenn Bewegungsreste zurückkehren.

d) Schützen: Und noch ein Punkt: Auch wenn man heute Finger transplantieren kann, Sie brauchen Ihre einzige Hand und Ihren Daumen notwendig. Drum weg mit der Hand von allem Spitzen und Scharfen, weg von Türen, die zufallen können. Sind Sie penibel bei kleinen Verletzungen.

e) Lagern: Und lagern Sie Ihre kranke Hand immer richtig: beim Essen und beim Schreiben gehört sie bis über den Ellenbogen auf den Tisch. Ich weiß, Ihr Esstisch ist ziemlich eng. Dann haben Sie wenigstens ein schlechtes Gewissen bei Ihrem Kompromiß. Beim Schlafen sollte die Hand zeitweise mit gestreckten Fingern unter Ihrem Ohr liegen. Und beim Sitzen dürfen Sie den Arm nie so aufstützen, daß die Hand im Handgelenk nach hinten (also die Finger zur Unterseite des Ellenbogens weisend) abgeknickt wird. Und versuchen Sie, jedem Partner Ihre kranke Hand zu geben, begnügen Sie sich nicht damit, die bequeme gesunde Hand hinzustrecken.

Ankleiden

Ein Schlaganfall mit Lähmung eines Armes und monatelangem Aufenthalt im Krankenhaus zwingt Sie für lange Zeit – auch wenn Sie die Aera der Flügelnachthemden hinter sich haben –, sich anders anzuziehen, als Sie es bisher gewohnt waren.

a) Hemden, Pullover: Alle Ihre Hemden brauchen eine durchgehende Knopfleiste, um Ihnen das Hineinschlüpfen zu erleichtern, haben weite, zum Durchschlüpfen geeignete Bündchen mit Knöpfen und ohne Manschetten und brauchen eine Brusttasche für Taschentuch und Brille, weil Sie die Hosentaschen der gelähmten Seite nicht mehr erreichen können. Sie tragen viele Wollpullover und Wolljacken, aber zum Knöpfen und nicht zum Schlüpfen, weil Ihnen das Schlüpfen zu unständlich ist. Die Wollsachen haben keinen Reißverschluß, den Sie mit einer Hand nur schwer schließen können (nicht unmöglich, wenn Sie eine Reißverschlußseite fixieren), und haben am Hals einen V-Ausschnitt, damit Sie jederzeit die Brusttasche Ihres Hemdes erreichen können. Die (Trainings-)Hose ist in der Übergangszeit aus unvermeidlich dunkelblauem Baumwollgewebe und hat einen für Sie geeigneten Gummizug. Denn ein

Bändchen können Sie mit einer Hand noch nicht binden. Sind Sie rechtsseitig gelähmt, so sollten die endgültigen Hosen eine Gesäßtasche an der linken Seite haben.

b) Anziehen: Das Anziehen trainieren Sie mit der Ergotherapeutin im Krankenhaus. Sie zeigt Ihnen, wie man in Hemden, Jacken, Hosen und Schuhe hineinschlüpft, immer mit übergeschlagenen Beinen und zuerst mit der kranken Seite beginnend.

c) Hemdbündchen, Schlipse: Mit der Zeit werden Sie geschickter. Sie können lernen, mit einer Hand das Hemdbündchen der gesunden Seite zu öffnen und zu schließen. Das Hemdbündchen, das aus weichem, ausgewaschenen Stoff sein sollte, öffnen Sie mit den Zähnen. Versetzen Sie den Knopf, damit Sie mit der Hand bequem durch das geschlossene Bündchen schlüpfen können. Das Schließen geht ganz einfach: Schlüpfen Sie mit Arm, Hand und den gebeugten Fingern im Hemdärmel soweit zurück, daß Sie mit den obersten Gliedern der letzten drei Finger das Knopfloch beschweren können, ergreifen Sie dann mit Daumen und Zeigefinger den Knopf und schieben Sie ihn durch das Knopfloch. Das ist kinderleicht. Mit dieser Technik können Sie sogar allein Manschettenknöpfe anziehen, wenn das Bündchen nicht zu sehr gestärkt ist. Nur den obersten Kragenknopf werden Sie mit einer Hand nicht zubringen, wenn Ihnen Ihr Hemd schon immer zu eng war. Die entstehende Lücke am Hals, die einst dem tapferen Hektor den Tod brachte, kaschieren Sie mit einem Halstuch, das Sie mit einem einfachen Knoten befestigen, den Sie mit den Zähnen zusammenziehen, und wozu Sie das eine Ende des Tüchleins zweimal um das andere schlingen, damit die Sache stramm sitzt. Sie können eine Krawatte verwenden, die Sie auch als Einhänder mit etwas Geschick selbst binden können. Verwenden Sie in Zukunft lange, dünne Krawatten, deren rückwärtigen Zipfel Sie zum Binden mit den Zähnen packen. Sie können auch eines der schmalen Stoffbändchen verwenden, das man in Trachtengeschäften erhält. Dieses mit einer Schleife zu binden, fällt mit etwas Übung leicht, wenn Sie die Zähne dazu verwenden. Probleme beim Anziehen von Socken bewältigen Sie mit etwas Gymnastik oder mit den Strumpfanziehern, die Sie im Fachhandel erhalten (↗ "Socken").

d) Hosen und Mäntel anziehen: Und nun kommt der Höhepunkt, das einhändige Anziehen einer Hose mit Gürtel. Bedenken Sie bitte, daß Ihnen Ihre Hosen schon immer zu eng waren, und daß Sie den Bund daher schon seit Jahren mit zwei Händen geschlossen haben. Also bringen Sie alle noch aktuellen Hosen zum Schneider und lassen sie weiter machen. Ziehen Sie nun die Hose mit einer Hand hoch, lehnen Sie sich gegen den Rand des Waschbeckens, damit die Hose nicht mehr rutscht (später verwenden Sie zum Fixieren den lahmen Arm), ziehen Sie die Hose rundum herauf, stecken Sie das Hemd hinein und schließen Sie den Gürtel. Ziehen Sie ihn vorerst eng zu, damit Sie mit einer Hand bei etwas Geschick die diversen Häckchen einhaken und den Reißverschluß hochziehen können. Lockern Sie den Gürtel wieder. Und jetzt schauen Sie in den Spiegel, wie adrett Sie wieder aussehen. Geschafft haben Sie die ganze Prozedur in 15 Minuten. Ihre Jacken und Mäntel packen Sie mit den Zähnen am Kragen und dann schieben Sie mit dem gesunden Arm den kranken durch das Ärmelloch. Wenn Sie die Jacke später auf einen Bügel hängen wollen, legen Sie sie flach ordentlich auf einen Tisch und stecken den Bügel in die Ärmel.

e) Winter: Achten Sie darauf, daß Ihre Anoraks neben dem Reißverschluß noch eine Möglichkeit zum Knöpfen haben. In der kalten Jahreszeit werden Sie bis auf die Knochen frieren, wenn Sie sich kaum 20 Minuten im Freien aufhalten. Kaufen Sie sich dann eine wattierte Hose, wie sie die Schifahrer im Winter benützen. Diese Hose wird Sie einige Stunden warm halten. Sie sollte mit Gummizug und nicht mit Hosenträgern gehalten werden und für Herren ein Hosentürl haben.

f) Klettverschlüsse: Wenn Sie jetzt noch Probleme haben, denken Sie daran, daß man viele Probleme mit Klettverschlüssen lösen kann. Kaufen Sie sich auch einen Geldbeutel mit Klettverschluß.

g) Damen: Für die Damen unter Ihnen: Techniken im einhändigen Schließen von Büstenhaltern können Sie der Literatur (Buchstabe b) und c)) entnehmen.

Schuhe

b) Schuhe: Die Schuhe haben niedere Absätze, damit Ihr Knöchel bei den ersten Gehversuchen nicht umkippt. Die Schuhe sind zum Schlüpfen oder haben Klettverschlüsse. Im Winter tragen Sie hohe Pelzstiefel mit seitlich angebrachtem, fast bis zur Sohle hinunterreichendem Reißverschluß. Dieser liegt bequem, wenn er sich auf der Schuhinnenseite befindet. Bei Regenwetter werden Sie Ihre alten Gummistiefel ausprobieren wollen. Sie werden aber nicht hineinkommen, weil Sie mit Ihren lahmen Zehen nicht mehr bis ganz nach vorne krabbeln können. Deswegen müssen Ihnen auch die Goretex-Schaftstiefel, die Sie sich für Regenwetter kaufen, mindestens zwei Nummern zu groß sein. Diese Schuhe reichen bis zu den halben Wadeln, haben einen seitlichen Schlitz bis fast zur Sohle hinunter und werden mit Klettverschlüssen geschlossen. Die neueste Entwicklung sollen Schuhe sein, die man vorne oben mit einemReißverschluß öffnen kann, um die spastisch verkrümmten Zehen gerade zu biegen. Sie ersparen sich dadurch Schmerzen, Hühneraugen und eingewachsene Zehennägel. Pantoffeln tragen Sie nicht, auch mit Sandalen sind Sie vorsichtig. Die Qualität Ihrer Schuhsohlen kann die Qualität Ihres Ganges beeinflussen. Wechseln Sie daher Ihre Schuhe, bis Sie das Paar gefunden haben, mit dem Sie am besten gehen können.

d) Einhänderknoten: Die Ergotherapeutin bringt Ihnen auch ihren besten Trick bei, den Einhänderknoten zum Schuhebinden, den ich Ihnen für rechts Gelähmte beschreibe (↗ hierzu Literatur Buchstabe a) und b)).

Angenommen, Ihr Schuh habe 2 x 2 Ösen. Benennen wir sie links von unten nach oben a1 und a2 und rechts von unten nach oben b1 und b2. Ziehen Sie das Schuhband aus dem linken Schuh, machen Sie am einen Ende einen Knoten, so dick, daß er sich nicht durch a1 hindurchziehen läßt. Stecken sie das Schuhband von unten nach oben durch a1, dann von oben nach unten durch b1, dann von unten nach oben durch a2 und schließlich von oben nach unten durch b2. Ziehen Sie den Schuh an, ziehen sie das Schuhband fest. Packen Sie es nun mit den

Fingerspitzen dort, wo es unten aus b2 herauskommt und ziehen Sie es ein wenig unter dem von a2 nach b2 verlaufenden Band hindurch, so daß sich eine kleine Schlinge bildet. Ziehen Sie das Ende des Schuhbandes wieder durch diese Schlinge, so daß sich eine zweite Schlinge bildet. Diese ziehen Sie mit den Fingerspitzen fest zu. Nun stecken Sie die verbliebene Schleife und das Ende des Schuhbandes seitlich in den Schuh. Das wars.

Essen

a) Sitzen: Wenn Sie nach einer Halbseitenlähmung wieder selbständig essen wollen, gewöhnen Sie sich möglichst bald daran, zur Mahlzeit senkrecht im Bett oder am Tisch zu sitzen, damit die ständigen Kleckerspuren zwischen Teller, Nachthemd und Mund bald aufhören. Außerdem können Sie durch das Sitzen die anfangs mit dem Essen verbundenen Schweißausbrüche reduzieren.

b) Anschaffungen: Wenn Sie üben wollen zu essen, sollten Sie einige Anschaffungen machen:

aa) zunächst einmal eine Antirutschfolie, die Sie in jedem Orthopädiefachgeschäft bekommen (wählen Sie die dünnere Ausführung, etwa ein Drittel der Größe einer Schreibtischunterlage).

bb) Als nächstes wählen Sie ein Nagelbrett. Gröbere Form: Schlagen Sie in ein rundes Holzbrettchen fünf spitze Nägel von unten her mit der Spitze nach oben im Viereck. Die Nägel müssen oben etwa einen Zentimeter weit vorstehen. Das Viereck soll eine Seitenlänge von einigen Millimetern bis zu eineinhalb auf drei Zentimeter haben, der fünfte Nagel sitzt in der Mitte, wo sich die zu denkenden Diagonalen des Vierecks kreuzen.

•   •   Das Nagelbrett ist zum Broteschmieren und

•   Festhalten etwa von Tomatenscheiben gedacht.

•   •   Feinere Form: Für die Frühstückssemmel verwenden Sie ein Nagelbrettchen aus dünnem Holz und bekleben es rückseitig unten mit einer Antirutschfolie. Am unteren Rand des Brettchen ist eine schmale Holzleiste und rechtwinkelig dazu ein weiteres Holzstückchen befestigt, woran Sie Ihre Brote zum Schmieren oder die Hotelmarmelade anlegen können. In das Nagelbrettchen schlagen Sie sechs dünne Nägel im Dreieck mit jeweils drei Millimeter Abstand ein.   •   Vergrößern Sie den Abstand der Nägel, so eignet sich das Brettchen

•   •   nicht mehr zum Aufschneiden von Semmeln.

•   •   •

cc) Dann empfiehlt sich ein Eierbecher mit Saugfuß aus Gummi, den Sie auf jedem Unterteller befestigen können.

dd) Schließlich gibt es Messer, deren Klinge in der vorderen Hälfte wie ein malayischer Kris nach oben gebogen ist, sodaß der Punkt, wo die Klinge den Tisch berührt, wie bei einem Wiegemesser etwa 4 - 5 Zentimeter nach vorne wandert, wenn man den Messergriff hinten hochhebt.

ee) Der Fachhandel führt zahlreiche kleinere Geräte und Hilfen (↗ Kochen), etwa einen aufsteckbaren Tellerrand aus Plastik.

Und wie essen Sie nun?

c) Warme Küche: Am besten chinesische Küche. Da wird alles kleingeschnitten. Außerdem kann man Stäbchen auch mit einer Hand führen. Legen Sie die kranke Hand auf den Tisch, wie Sie es im Krankenhaus gelernt haben. Wenn Sie schneiden wollen, bewegen Sie den Messergriff hinten auf und ab, sodaß das Messer auf seiner Klinge nach vorn und hinten wiegt. Wenn sich Ihr Suppenteller leert, stellen Sie ihn auf das Messer, dann steht er schräg. Wenn Ihre Mundwinkel von der Lähmung betroffen sind, kontrollieren Sie regelmäßig, ob Sie "trielen". Zum Schaschlikessen umwickeln Sie den Griff des Spießes mit einer Papierserviette, beißen darauf (Greifhandersatz) und streifen nun mit der Gabel das Fleisch vom Spieß.

d) Kalte Küche: Butter holen Sie einige Zeit vor der Mahlzeit aus dem Kühlschrank, damit sie streichfähig wird oder Sie verwenden weiche Margarine. Lernen Sie, die Kunststoff-Frühstückspackungen, etwa für Butter und Marmelade, nur mit den Fingern und den Zähnen zu öffnen. Zellofanverpackungen können Sie öffnen, wenn Sie mit einem Nagel Ihres Nagelbrettchens ein Loch hineindrücken und damit die Verpackung aufreißen (↗ Wurst,↗ Zähne). Birnen und ähnliches Obst können Sie leichter halbieren, wenn Sie sie in einen Eierbecher stellen.

e) Brotschneiden: Zum Brotschneiden haben Sie zuhause am besten immer (vor-)geschnittenes Brot. Ferner gibt es Brotmesser, bei denen der Griff von der Klinge weg senkrecht nach oben zeigt, und etwas problematische Vorrichtungen, wo das Brot festgeklemmt wird, aber immer noch nach oben wegrutschen kann.

f) Semmeln: Ein weiteres Problem ist das Aufschneiden von Semmeln (Brötchen, Schrippen). Gehen Sie wie folgt vor: aa) Klassische Methode: Drücken Sie die Semmel auf das Nagelbrett, legen Sie Ihre lahme Hand schräg auf und hinter die Semmel, stechen Sie das Messer in die Semmel und sägen Sie sie zu einen Viertel auf, dann drehen Sie sie entsprechend weiter. bb) Fortgeschrittene Methode: Klemmen Sie die Semmel zwischen Ihren Knien (Greifhandersatz) fest und schneiden Sie sie mit der gesunden Hand auf. cc) Patentmethode: Drücken Sie die Semmel mit dem gesunden Oberschenkel gegen die Tischkante und schneiden Sie. In allen drei Fällen brauchen Sie ein scharfes Messer.

g) Glas: Flaschen und Weckgläser öffnen Sie durch Einklemmen. Stellen Sie sie dicht an ein Stuhl- oder Tischbein. Stemmen Sie Ihren gesunden, auf den Zehen stehenden Fuß mit der Ferse dagegen. Drücken Sie nun die Ferse zu Boden. Die Flasche oder das Glas sitzen nun fest zwischen Ferse und Stuhlbein und können mit der Hand geöffnet werden. Oder stecken Sie sich die Flasche ins Hohlkreuz, stemmen Sie sich dagegen und drehen Sie sie mit der Hand auf. Der Umgang mit Flaschenöffnern und Korkenziehern lernt sich von selbst.

Kochen

a) Allgemeines:

Wenn Sie bisher noch nie gekocht haben, genießen Sie das Erlebnis, wie aus einigen Zutaten und Gewürzen durch Wasser, Umrühren und Hitze etwas sehr Gutes wird. Doch vor den Erfolg haben die Götter den Schweiß gesetzt, hier das Gemüsezerkleinern, für das ein Einhänder etwa viermal so lange braucht wie eine routinierte Hausfrau. Darum nehmen Sie das Opfer auf sich und kochen Sie Ihrer Familie zur Erlangung von Routine, sagen wir, fünfmal hintereinander Gemüsesuppe.

b) Küchengeräte:

Statt weiterer Ausführungen will ich die Geräte schildern, die ich mir behinderungsbedingt für die Küche angeschafft habe. Das Wesentlichste ist der Prospekt der Firma Thomashilfen in Bremervörde, der alle wesentlichen Instrumente abbildet.

Meine Sammlung enthält zunächst die Geräte, die im Stichwort: "Essen" beschrieben sind, wobei die Antirutschfolie in der Küche durch ein feuchtes Tuch ersetzt werden kann. Dann ein rundes Brett, in dem ein paar krumm geschlagene Nägel stecken, über welche Schlingen aus Unterhosengummi gezogen sind, zum Befestigen von Gemüse, das kleinzuschneiden ist. Das nächste ist eine Käsereibe, die zu einem Halbzylinder gebogen auf einem Brett mit Gummifüßen befestigt ist. Es folgt ein Gerät zum Kartoffelschälen, dessen Abbildung im Prospekt Sie in Holz nachbauen können. Dann folgt ein Brett mit zwei waagerechten, gabelartigen Zinken, zum Aufspießen von Äpfeln und Tomaten. Dazu kommen verschiedene Entkerner (Äpfel, Zwetschgen, Kirschen). Schließlich ein sogenanntes RFSU-FIX, ein Gerät zum Festhalten von Büchsen, Schüsseln, Flaschen, Wurst und Gemüse, mit dem man zur Not auch Brot schneiden kann. Dazu kommt ein Gerät zum Trennen von Eidotter und Eiklar, das Sie in jedem Haushaltswarengeschäft erhalten. Ferner eine schräg stehende Bürste, die mit drei Gummisaugern an der Spüle befestigt wird und zum Geschirrspülen dient. Den krönenden Abschluß bildet eine Linkshänderschere, um damit Schnittlauch zu schneiden, der in einem Glas steht. Ich benütze kein elektrisches Brotmesser, weil ich meine Finger schonen möchte. Zum Zerkleinern von Zwiebeln verwende ich einen einhändigen Stampfer. Den soll ich aber nicht benützen, weil davon meine lahme Hand durch Übertragung spastisch werden kann, was Gegenübungen veranlaßt.

c) Rühren:

Wenn Sie in der Küche etwas rühren wollen, zB. Pfannkuchenteig, brauchen Sie als Einhänder Ihre gesunde Hand, um den Kochlöffel zu führen und können mit der lahmen Hand den Topf nicht festhalten. Die Abhilfe ist einfach, wenn Sie nicht das soeben genannte RFSU-FIX verwenden wollen. Stellen Sie sich an den Küchentisch, ziehen Sie durch Ihren Hosengürtel und durch die zwei Henkel des Topfes einen Gürtel, eventuell mit Klettverschluß, den Sie fest zuziehen, nun sitzt der Topf fest und Sie können anfangen zu rühren. Wenn Sie dann am Herd weiterkochen wollen, befestigen Sie den Topfhenkel oder den Pfannenstiel wieder mit einem Gürtel an Ihrer Hose. Es gibt Pfannen, deren Stiel ein Loch hat.

d) Gemeinsames Kochen:

Wenn meine Frau ein Festmahl kocht, setzt sie mich auf einen Stuhl vor den Kühlschrank, drückt mir das Kochbuch in die Hand und überträgt mir die Aufgabe der Netzplanung, nämlich die anfallenden Arbeitsgänge in möglichst rationeller Weise zusammenzufassen und ihr anzusagen, damit das Kochen schneller geht.

Schreiben

a) Einstieg: Wenn Sie als geborener oder geübter Rechtshänder mit der linken Hand das Schreiben lernen müssen, dann gehen Sie folgendermaßen vor: Kaufen Sie sich ein Brett, an dem man ein Blatt Papier festklammern kann. Das Brett ersetzen Sie später durch eine dünne Antirutschfolie. Ferner kaufen Sie einen Abreißblock mit liniiertem Schreibpapier, einen Filzstift mit dünner Spitze oder einen Druckbleistift mit weicher Mine, und nun üben Sie: jeden Groß- und Kleinbuchstaben des Alphabets mehrere Zeilen lang. Besonders anstrengen müssen Sie sich mit "s", "z", "b", "d", "p", "q". Üben Sie mit System, zuerst die Großen Buchstaben, dann die kleinen, dann die Kurrent(=Schreib)schrift. Üben Sie die Grundelemente, aus denen die Buchstaben zusammengesetzt sind, Ooohs, Girlanden, Bögen nach oben und unten, Senkrechte mit Bogen wie bei "m" und "n", Schraffuren in jeder Schräglage. Üben Sie besonders schwierige Buchstabenverbindungen, die sich oft wiederholen, wie "ch", "ck", "ie", "ei", "sch", "tz", und die Ihnen zu schaffen machen. Vereinfachen Sie beim Schreiben die Buchstaben radikal, lassen Sie überflüssige Haken und Schleifen weg. Nach einigen Monaten, in denen Ihre Frau dank der Bankvollmacht, die Sie ihr großzügig schon vor einigen Jahren erteilt haben, die Geldgeschäfte besorgt, unterschreiben Sie Ihre erste Überweisung und bekommen Sie von der Bank oder dem Postscheckamt postwendend wieder mit der Bitte zurück, vom Hausarzt Ihre mit der linken Hand geleistete Unterschrift bestätigen zu lassen. Das Umlernen von Steno auf die linke Hand ist nur anfangs schwierig, wo Sie sich ständig in den kleinen Häkchen verhaspeln.

Mit der Zeit können Sie beim Schreiben das Papier mit dem gekrümmten kleinen Finger festhalten. Das Papier können Sie bis auf die untersten zwei Zentimeter beschreiben. Und eines Tages schreiben Sie wieder so klein, daß sie in einem Schreibmaschinentext mit eineinhalb Zeilen Abstand leserlich zwischen die Zeilen korrigieren können. Das Verrutschen von Papier auf dem Tisch können Sie vermeiden, wenn Sie sich einen Schnellhefter (Format DIN A 4 = Schreibmaschinenblatt) besorgen und Ihre Notizen auf gelochte Kollegheftblätter (= DIN A 5) machen, die Sie einheften, bevor Sie sie beschreiben. Außerdem gibt es empfehlenswerte Blöcke mit geklebten Blättern (Din A 4) oder mit geklebten, gelochten Blättern (DIN A 5) zum Abreißen. Und nun fangen Sie an zu üben. Ihre Hand wird sich nach einiger Zeit fügen.

b) Fehler: Hüten Sie sich vor drei Fehlern. Ihre Zeilen werden anfangs stark nach rechts unten hängen, weil die linke Hand den geschriebenen Text verdeckt und Sie orientierungslos macht. Außerdem werden Sie Ihr Schreibgerät viel zu verkrampft festhalten. Ihr linker Handballen wird das Schreibpapier stets etwas fett machen, sodaß Kugelschreiber nicht "angehen". Abhilfe: gutes Schreibgerät oder Druckbleistift, Papier nicht anfassen und den Handballen auf ein Löschblatt legen.

c) Tempo: Nach etwa zwei Jahren Training beginnt sich die widerstrebende Hand zu fügen, und Sie werden in der Lage sein, um einen bekannten Text zu nehmen, das Vater unser in dreieinhalb Minuten aufs Papier zu schreiben und es in 75 Sekunden in Stenografie (Verkehrsschrift) niederzuschreiben. Dieses Tempo wird sich noch erhöhen.

d) Schreibmaschine: Sie können mit einer Hand auch lernen, Maschine zu schreiben. Hier gibt es nur eine Schule: Maschinenschreiben für Einhänder, Ruth Nies und Klaus P. Hirsch, Verlag Ruth Nies Kassel-Wilhelmshöhe Postfach 410247 (Die neue Postleitzahl müssen Sie selbst nachschlagen). Üben Sie danach und schreiben Sie blind. Nach zwei Jahren werden Sie die Seite in knapp 25 Minuten und, wenn Sie sich konzentrieren, mit höchstens drei Tippfehlern schaffen. Denken Sie daran, bei jeder Schreibarbeit Ihre kranke Hand hochzulagern. Benützen Sie keine mechanischen Maschinen, deren harter Anschlag Ihre einzige Hand zu sehr strapazieren würde, sondern nehmen Sie eine elektrische Maschine. Schwierigkeiten werden Sie mit der Umschalttaste für die Großschreibung haben, weil Sie dafür eigentlich eine zweite Hand bräuchten, und weil jeder Großbuchstabe Ihren Schreibfluß unterbricht. Das Problem mit den Großbuchstaben hat Folgen. Sie werden in der ersten Zeit das Groß- und Kleinschreiben ständig verwechseln, und in der Hand Schmerzen bekommen, wenn Sie nur die Großtaste der linken Maschinenseite verwenden. Bei mechanischen Schreibmaschinen gibt es eine Abhilfe. Befestigen Sie an der entsprechenen Taste eine Schnur mit einer Schlinge, in die Sie Ihre Fußspitze stellen. Dann können Sie bei jedem Großbuchstaben durch Zug umschalten. Bei elektrischen Maschinen müßten Sie versuchen, an der entsprechenden Taste einen elektrischen Fußdruckschalter anzubringen. Sitzen Sie länger an der Maschine, so machen Sie gelegentlich eine Pause, an die Sie ein Wecker erinnert, und marschieren Sie eine Runde durch das Zimmer (bei Schmerzen ↗ Nacken).

e) Computer: ↗ "Computer"

f) Spitzen: Zum Bleistiftspitzen drücken Sie den Spitzer mit der Brust gegen den Tisch. Dann haben Sie eine Hand frei, um den Stift im Spitzer zu drehen.

Computer

↗ Schreiben

Ich habe den ganzen, Ihnen vorliegenden Text auf einem Computer geschrieben und bin dabei auf keine Schwierigkeit gestoßen, wofür ich zwei Hände benötigt hätte. Im folgenden einige Tips für Einhänder, die den PC benutzen wollen:

1) Tastatur-Auswahl:

Zunächst müssen Sie sich eine möglichst leichtgängige Tastatur zulegen, um Ihre einzige funktionierende Hand nicht zu überanstrengen. Nach einiger Zeit werden Sie feststellen, daß der PC Ihre Hand wesentlich besser schont als jede mechanische oder elektrische Schreibmaschine.

2) Beherrschung der Tastatur:

Dann müssen Sie üben, wie die Finger auf der Tastatur zu setzen sind. Hierzu habe ich nur die bereits (↗ Schreiben) genannte Schule kennengelernt. Diese Schule enthält neben einer Abbildung mit Vorschlägen für das Setzen der Finger auch viele Übungstexte.

3) Großbuchstaben:

Für einen Einhänder sind die zahlreichen Großbuchstaben der deutschen Sprache sehr zeitraubend und ermüdend zu schreiben (Shift - Buchstabe - Shift). Bei langen Texten beginnt nach einiger Zeit der Arm zu schmerzen. Hier gibt es zwei Abhilfen:

aa) Computer-Tastaturen baut für Einhänderbetrieb um (300.-DM) die Ingenieurgemeinschaft für Elektronik, Hasteder Osterdeich 222, 28207 Bremen (Tel.: 0421 / 413373).

bb) Ich habe mir geholfen, indem ich Buchstaben am Wortanfang, die in Großbuchstaben verwandelt werden sollen, zweimal als Kleinbuchstaben anschlage. Dann habe ich mir ein Makro gebastelt, das zwei Kleinbuchstaben, die auf ein Leerzeichen folgen (Charakteristikum für Wortanfang) in einen Großbuchstaben verwandeln.

4) Tastatur-Alternative:

Auf dem Zubehörmarkt für Computer wird ein Gerät von der Größe eines elektrischen Rasierapparates angeboten, das sieben Knöpfe hat, die man einzeln oder kombiniert mit den fünf Fingern einer Hand drücken kann. Dadurch erzeugt man alle Befehle, die die Tastatur eines Computers enthält - die damit entbehrlich wird. Wenn es einmal von diesem Gerät in Anpassung an die Buchstabenhäufigkeit der deutschen Sprache eine Ausführung für Rechts- und für Linkshänder gibt (bisher existiert nur eine Ausführung für die rechte Hand in Englisch), verspreche ich mir davon die Möglichkeit, mit einer Hand ohne Tastatur vielleicht so rasch wie mit zwei Händen Maschine zu schreiben. Ein solches Gerät würde vielleicht manchen Einhänderinnen im Schreibdienst die vorzeitige Berufsunfähigkeit ersparen.

5) Maus:

Sie brauchen eine Maus, die auf den Tisch neben Ihrer gesunden Hand liegt, keine am PC angebrachte Maus, die Sie jeweils mühsam mit der Hand drehen müssen.

6) Laptop, Note-book:

Die gegenüber der großen Tastatur verkleinerte Tastatur eines Laptop oder eines Note-Book bereitet einem Einhänder Probleme wegen der Häufung von Befehlen, für die 3 Tasten gedrückt werden müssen. Hier werden Sie eine große Tastatur brauchen, die sich leicht anschließen läßt.

7) Abschließende Würdigung:

Der PC macht auch Einhänder(inne)n Spaß und ist jeder Art von Schreibmaschine vorzuziehen.

Tips für Arm und Hand

a) Armbanduhr: Wenn Sie Ihre Armbanduhr an dem kranken Handgelenk tragen, können Sie sie mit der gesunden Hand bedienen. Allerdings kann dann die Hand Wasser einlagern und dick werden. Das elastische Armband der Uhr können Sie leichter abstreifen, wenn Sie es mit Hilfe einer Türklinke abziehen.

b) Hände weg: Hände weg von den Wänden, sollten Sie sich in der eigenen Wohnung bald angewöhnen. Fassen Sie nicht beim Durchqueren jeder Tür und beim Gehen ständig an die Wand. In einigen Monaten wird der Maler die Spuren Ihres Wandelns in der ganzen Wohnung sehen. Außerdem können Sie mit etwas Konzentration das Gleichgewicht viel besser halten als Sie glauben. Und das freie Gehen schult Sie ungemein.

c) Heftpflaster: Wenn Sie Ihre einzige gesunde Hand verpflastern müssen, so schneiden Sie mit einer Linkshänderschere ein Stück Pflaster ab. Kleben Sie dieses Pflaster leicht an den Rand des Waschbeckens, biegen Sie es hoch und legen Sie Ihre blessierte Hand darauf.

d) Kouvertieren: Müssen Sie Unterlagen in ein Kouvert stecken, dann biegen Sie eine der Ecken des Kouverts an der offenen Seite nach innen und machen Sie dort einen Kniff, dann wird das Kouvert offen bleiben.

e) Krücken: Mit einer lahmen Hand können Sie keine Krücke halten. Sie sind damit gegenüber Zweihändern hoffnungslos im Nachteil, und auf den Rollstuhl angewiesen, wenn Sie obendrein schlecht zu Fuß sind. Zum Beispiel müssen Sie jede Bänderzerrung wochenlang im Krankenhaus auskurieren, weil Sie keinen Meter weit allein gehen können.

f) Schleifenbinden: Schleifen können Sie mit einer Hand binden, wenn Sie die Orientierung behalten, wie die Bänder zu schlingen sind. Drei Hilfsmittel erleichtern Ihnen den Erfolg: Verwenden Sie Ihre Zähne, um die Schleife zusammenzuziehen. Dazu müssen die Bänder lang genug sein. Verdrehen Sie die erste Schleife, die Sie gelegt haben, einige Male um ihre eigene Achse, dann bleibt sie geschlossen liegen, bis Sie mit dem Binden fertig sind. Bei Ihren Schuhen verwenden Sie den Einhänderknoten (↗ Ankleiden).

g) Schubladen: Manchmal verzweifeln Sie beim Öffnen relativ breiter Schubladen. Denn ziehen Sie sie mit einer Hand heraus, so verkanten sie, klemmen fest und lassen sich dann nicht mehr bewegen. Befestigen Sie an zwei weit außen liegenden Punkten solcher Schubladen eine Schnur pp., in deren Mitte Sie dann ziehen können.

h) Schütteln: Wenn es Ihnen schwer fällt, mit einer Hand Ihre Bettdecke wie gewünscht zurechtzulegen, so denken Sie an das Schütteln. Packen Sie mit Ihrer gesunden Hand einen oder mehrere übereinandergelegte Zipfel der Decke und schütteln Sie sie vorsichtig. Sie wird nach einigen Armbewegungen dahin wandern, wo Sie sie gerne hätten.

i) Sitzen: Wenn Sie beim Schreiben und Essen am Tisch sitzen, sollte der lahme Arm stets bis über den Ellenbogen aufliegen, Wichtig ist, dabei so zu sitzen, daß die lahme Schulter nach vorne gezogen wird. Das kranke Bein sollte einigermaßen rechtwinkelig und gerade stehen.

j) Türen schließen: Türen, die Sie mit dem Rollstuhl regelmäßig passieren müssen, können Sie problemlos schließen, wenn Sie an der Klinke eine lange Stoffschlinge befestigen, die Sie beim Durchfahren über die Schulter nehmen und hinter sich zuziehen. Eine Wohnungstür, die einen Knauf hat, können Sie leicht schließen, wenn Sie Ihren Stock möglichst parallel zum Türblatt halten, in die Vertiefung zwischen dem Knauf und dem Türblatt legen und mit etwas Druck zuziehen.

k) Tablett: Ein volles Tablett, das nicht sehr schwer sein darf, können Sie nur tragen, wenn Sie im Rollstuhl sitzen und mit dem gesunden Fuß vorwärts paddeln. Das geht nicht in der eigenen Wohnung, die doch Ihr Rollstuhl niemals "betreten" soll. Stattdessen können Sie auch ein Teetischchen schieben.

l) Umhängetasche: Mit einer gesunden Hand können Sie bei schwerfälligem Gang keine Gegenstände tragen. Erst recht gilt das, wenn Sie noch einen Stock benützen. Abhilfe: Kaufen Sie sich vier Umhängetaschen, eine aus Leder für den Gang ins Büro, eine für zu Hause, eine für den Schreibtisch, wenn Sie im Büro herumgeistern und eine sehr geräumige für Ihre Einkäufe. Die Taschen sollten sehr lange Schlaufen haben, sodaß Sie sie um den Hals hängen können. Beim Gehen stecken Sie den gesunden Arm durch die Schlaufe. Wenn Sie das nicht tun, hängt Ihnen die Tasche andauernd vor dem Bauch und versperrt Ihnen den Blick auf die eigenen Fußspitzen. Das macht Sie sehr unsicher.

m) Wurst: Wenn Sie Wurst aufschneiden wollen, die in einer Kunststoffolie verpackt ist, so drücken Sie mit Ihrem Nagelbrett ein Loch in die Wursthaut und reißen Sie dieses mit dem Nagel auf. Wenn Sie von einer harten Salami eine Scheibe abschneiden wollen, legen Sie Ihr Nagelbrett darauf, so daß noch ein Stück Wurst darunter hervorschaut, beschweren das Nagelbrett mit Ihrem kranken Arm (Greifhandersatz) und können nun eine Scheibe abschneiden.

n) Zähne – Knigge: Denken Sie daran, Ihre Zähne als Ersatz für Ihre lahme Hand zu benützen. Das ist für Sie völlig legal. Verlieren Sie jede Scheu vor Dingen, die "man nicht tut". Sie können ja obendrein ein Papiertaschentuch zu Hilfe nehmen, damit sich niemand angekleckert fühlt. Es behindert die Entfaltung Ihrer Fantasie, wenn Sie sich von Knigge nicht frei machen können. Mit Hilfe der Zähne können Sie das Mascherl an Ihrem Hemd binden und wunderbar Packgummiringe über Ihre Akten ziehen und so den Feierabend einleiten.

o) Zeichnen: Ich habe in gesunden Tagen gerne Karikaturen gezeichnet. Nach einiger Übung kann ich heute links wieder fast genauso zeichnen wie früher rechts.

2) Bein
(↗ Aufzug, Stürzen)
Stock
Wenn Ihnen die Krankengymnastin einen Stock verpasst, so ist das ein gutes Zeichen. Es besagt, die Dame rechnet damit, daß Sie wieder auf die eigenen Beine kommen. An einen Stock kann man sich gut gewöhnen, er kann einem wie der Rollstuhl zur zweiten Natur werden. Also sträuben Sie sich innerlich nicht dagegen, das kostet nur Kraft. Es gibt viele Patienten, die schon ohne Stock gehen könnten, ihn aber immer noch regelmäßig benützen, "weil dann die anderen Leute wenigstens sehen, daß ich behindert bin, und darauf Rücksicht nehmen." Ihr Stock hat eine geschwungene, angesetzte Krücke, und läuft auf einem Gummipuffer. Es ist ein sogenannter Derbystock. Es gibt davon dünnere Ausführungen für Damen und dickere für Herren. Nach einer alten Regel soll der Stockknauf bei aufrechtem Stehen bis zur Handgelenkswurzel reichen. Es kann aber sein, daß Sie einen längeren Stock erhalten, der Sie beim Gehen weiter auf die andere Seite drückt. Beim Gehen zeigt die Stockkrücke nach hinten. Kontrollieren Sie den Gummipuffer des Stocks regelmäßig, weil er nach relativ kurzer Zeit einseitig abgelaufen sein wird und damit Ihr Unfallrisiko erhöht.

Versuchen Sie in Ihrer Wohnung möglichst bald ohne Stock zu gehen. Ein halbes Jahr nach Ihrer Entlassung aus dem Krankenhaus haben Sie es geschafft, und wenn nicht, dann bleibt der Stock eben an der Tür stehen, dann schaffen Sie es schon irgendwie, ohne ihn auszukommen. An den Stock knüpfen Sie mit einem Schuhbandel eine Schlaufe, dann können Sie ihn an das Handgelenk hängen. Im Fachgeschäft gibt es Stockhalter, mit denen Sie den Stock an jeden Tisch hängen können. Sie brauchen dieses Stück aber nicht unbedingt. Stellen Sie den Stock ruhig in die Ecke.

Setzen Sie den Stock stets wie einen Schistock auf, knapp neben der Mitte des gesunden Fußes. Setzen Sie ihn stets senkrecht auf, wenn Sie einen Teppich überqueren. Ein schräg gehaltener Stock kann wegrutschen. Besonders sorgfältig sind Sie, außer auf nassem Boden mit erhöhter Rutschgefahr, auch auf den feuchten Platten eines Gehwegs unter Büschen, die oft mit einem Schmierfilm überzogen sind. Die Krankengymnastin verlangt, daß Sie lernen, beim Gehen auch im Freien möglichst bald auf den Stock zu verzichten. Bejahen Sie diese Forderung. Ihr Gang wird besser, wenn Sie sich nicht dauernd auf den Stock stützen, wenn er nicht stets Ihr ganzen Gewicht trägt, wen Sie Ihn also nur benutzen, um damit leise auf den Boden zu tippen. Versuchen Sie im Lauf der Zeit eventuell, mit einem normalen Stock zu gehen.

Am besten besorgen Sie sich zwei gleichlange Stöcke, einen für den Sommer, der unten den üblichen Gummipuffer hat und einen für den Winter, dessen Gummipuffer ausklappbare Stacheln hat. Dann müssen Sie nicht bei jedem Tiefdruckgebiet zum Schraubenzieher greifen und umrüsten.

Treppensteigen

a) Allgemeines:

Wie man Treppen steigt, lernen Sie bei Ihrer Krankengymnastin im Krankenhaus. Am geeignetsten sind Treppen mit je einem Handlauf links und rechts oder in der Mitte, sodaß Sie wahlweise seitlich daran vorbeisteigen können. Das Treppensteigen ist reine Gleichgewichtssache. Wenn Sie üben, auf niedrigen Stufen mit einem Handlauf in der Nähe ohne Stock zu steigen, können Sie damit die volle Belastung Ihrer kranken Seite trainieren. Wenn Sie in Ihrem lahmen Bein noch geringe Gehreste haben, können Sie nach einem halben Jahr notdürftig Treppen steigen und haben nach etwa drei Jahren den Bogen raus. Auf dem Weg dorthin liegen folgende Etappen, wenn wir die erste Stufe ausklammern, nämlich die Ablehnung lieb gemeinter Einladungen von Freunden, weil Sie bei denen drei Stufen frei steigen müßten. Dasselbe gilt für den nächsten Freiheitsgrad, sich im Rollstuhl ans Ziel tragen zu lassen. Also nun die Schritte auf dem Weg in die Ungebundenheit:

aa) Treppe im Sitzen hinauf- und hinunterrutschen,

bb) Mit dem Arm auf das Geländer stützen,

cc) An der Wand entlang rutschen,

dd) Vom Begleiter führen lassen,

ee) Mit dem Stock steigen,

ff) Ohne Stock mit der Hand in der Nähe des Geländers,

gg) Frei gehen in Kleinkindermanier (Bein über Bein),

hh) ???

Beachten Sie: Treppab beginnen Sie mit der gesunden Seite. Passen Sie auf, daß Ihr lahmen Fuß ganz auf der Trittfläche steht, weil Sie sonst nach vorn stürzen. Spannen Sie das gesunde Bein beim Aufsetzen kräftig an; dann pendeln Sie nicht zu weit auf die gesunde Seite. Treppauf beginnen Sie wieder mit der gesunden Seite. Treppauf und Treppab beugen Sie sich vor dem Schritt weit zur kranken Seite hinüber (Entlastung des gesunden Kniegelenks).

b) ergänzende Hinweise:

Wenn Sie eine Treppe steigen müssen und sich der Handlauf auf der falschen, also der gelähmten Seite befindet, dann versuchen Sie, die Treppe rückwärts zu gehen. So haben Sie den Handlauf auf der richtigen Seite. Stoßen Sie dabei Ihre Fersen immer ganz nach hinten, damit der Schuh nicht nach vorne hinunterkippt.

Wenn Sie eine Freitreppe ohne Geländer oder seitliche Wand gehen müssen, dann soll ihr Partner rückwärts, das Gesicht Ihnen zugewandt, steigen und fest Ihren Stock umklammern, dann können Sie sich auf den Stock wie auf ein Geländer stützen.

Wenn die Treppe eine Kurve beschreibt, werden Ihnen die Trittbretter an der Innenseite meist recht schmal. Gehen Sie dann mit abgespreiztem Arm in der Mitte der Stufen, dort sind die Trittbretter noch breiter.

Befindet sich am oberen Ende einer Treppe eine Tür ohne Absatz, etwa in ihrem Wochenendhaus, so befestigen Sie an derer der Treppe zugewandten Seite einen etwa 60 Zentimeter langen Handgriff und an der vorderen Türkante nach rückwärts zeigend sowie an der nächstgelegenen Wand je eine Öse. Durch beide Ösen stecken Sie einen Dorn mit breiter Kappe, dann bleibt die Tür auf.

c) Treppensteigen mit Rollstuhl:

Sind Sie gezwungen, mit dem Rollstuhl Treppen zu steigen, so kann Ihnen das mit der für Randstein hinauf (↗ "Rollstuhlfahren", Buchstabe e)) geschilderten Technik gelingen. Die einzelnen Stufen dürfen dabei nicht höher als etwa 12 Zentimeter sein. Auf den einzelnen Treppenstufen müssen jeweils alle vier Räder des Rollstuhls mühelos Platz haben. Ist das nicht der Fall, so gelingt der Versuch trotzdem, wenn Ihr Bein lang genug für zwei Stufen ist. Denken Sie auch an das sogenannte Skalamobil. Es ist dies ein kleiner Elektrorollstuhl, der unter Ihrem Rollstuhl befestigt wird und mit besonderen Rädern treppensteigen kann. Er kostet etwa 7000.- DM. Sie brauchen dazu einen Begleiter. Ferner wird der Treppenkuli empfohlen, das ist ein mobiles Hilfsmittel, das aussieht wie die Raupenkettenanlage eines Panzers. Auch dafür brauchen Sie eine Hilfsperson, auf die Sie mit dem S.F.K, dem Selbstfahrertreppenkuli angeblich verzichten können (Reha-Lift, Gerd Ecklmeier, Nordstr. 21, 34560 Fritzlar 1 T., 05622/2149 und 2552). Außerdem werden von verschiedenen Firmen Treppenschrägaufzüge und Treppenlifte angeboten (↗ "Messen und Ausstellungen").

d) Architekten: Ich bitte alle Architekten, sich in die Lage eines (einseitig) gelähmten Menschen zu versetzen und überflüssige Treppen bzw. Eingangsstufen nach Möglichkeit zu vermeiden. Erleichtern Sie das barrierefreie Wohnen.

Legen Sie alle unumgänglichen Eingangsstufen oder Stufen, die zum Lift führen, so an, daß man sie nach den Ausführungen oben unter c) mit dem Rollstuhl hinauffahren kann (Höhe nicht über 12 Zentimeter, Trittfläche ausreichend groß für den Rollstuhl). Bringen Sie an beiden Treppenseiten Handläufe an, gegebenenfalls auch in der Treppenmitte, sodaß man rechts und links daran entlanggehen kann. Sehen Sie genügend Platz vor, daß der Rollstuhlfahrer auch an Schwingtüren vorbeigehen kann. Drehtüren brauchen einen eigenen Eingang für den Rollstuhl. Haben Sie Verständnis für die neue Forderung nach barrierefreiem Wohnen.

Barfuß

Versuchen Sie in Ihrer Wohnung barfuß zu gehen. Die ersten Male ist das ein furchtbares Theater. Aber Ihre Fußknöchel werden mit der Zeit immer stabiler, so daß Sie nicht mehr befürchten müssen, sich auf den nächsten Metern die Knöchel zu verknacksen. Barfußgehen hat den Vorteil, daß Sie damit die Spastik Ihres Vorderfußes viel besser unter Kontrolle bekommen, als mit lang(weilig)en Übungen.

Belastung

Wenn Sie wieder lernen wollen, zu gehen, ist richtige Belastung, das meint Gewichtsverteilung auf beide Beine, die Grundvoraussetzung. Sie ist für Sie ebenso wichtig wie für einen Seiltänzer die Balance. Hier einige Beispiele: Zum Aufstehen muß sich Ihre Schulter über den Knien und das Knie über den Zehenspitzen befinden, zum Treppensteigen müssen Sie Ihr ganzes Gewicht auf die kranke Seite verlegen, zum Gehen müssen Sie beide Beine gleichmäßig belasten. Sie dürfen nicht als Dreibein durch die Gegend stacken: Links weit außen der Stock, rechts weit außen spastisch zitternd das kranke Bein, in der Mitte überbelastet und verkrampft das gesunde Bein.

Der Haken bei Ihrem guten Vorsatz, den Sie jetzt geschwind gefasst haben – kann man gute Vorsätze überhaupt so nebenbei fassen – ist: Wenn Sie eine Sensibilitätsstörung haben, wissen Sie nicht, wie weit Sie Ihr Gewicht auf die kranke Seite verlegen können, bevor Sie "abstürzen". Sie beugen sich also zu weit zur gesunden Seite, genau gegenteilig wie der "Pusher" (↗ "Sensibilitätsstörung", ↗ "Pusher"). Daher belasten Sie in diesem Fall immer das kranke Bein viel zu wenig. Einzige Abhilfe: konsequentes, geduldiges, jahrelanges Training in der Hoffnung, daß die Sensibilität wieder zurückkehrt, und gläubiges Vertrauen in die Krankengymnastin, die Sie immer wieder auf die kranke Seite zieht. Glauben Sie das einem Leidensgenossen, der es auch lange Zeit nicht eingesehen hat.

Knie, Knien

Lassen Sie Ihr krankes Knie nie nach hinten in die Streckung durchschnackeln. Dadurch belasten Sie nur unnötig das Kniegelenk, das zwar einiges aushält, so daß Sie selbst von kleinen Fehlern nichts befürchten müssen. Aber Ihr Gang wird durch das Durchschnackeln unsicherer[13].

Knien: Katholiken unter Ihnen werden gelegentlich niederknien und wiederaufstehen wollen. Wenn Sie die Kirche besuchen, fahren Sie an den Außenseiten der beiden Kniebankreihen entlang, neben einer leeren Bank lassen Sie Ihren Stuhl stehen, ziehen die Bremsen und nehmen in der Bank Platz. Dann stellen Sie beide Fußspitzen möglichst weit zurück und lassen sich nach vorne auf die Knie rutschen. Versuchen Sie nun beide Knie möglichst gleichmäßig zu belasten. Das kranke Knie wird schmerzen, weil es infolge seiner Erschlaffung die Belastung nicht mehr gewöhnt ist[14]. Zum Aufstehen setzen Sie sich flüchtig auf die Bank, stellen beide Beine zurecht, das heißt Sie ziehen die Zehenspitzen möglichst weit nach vorne und versuchen, in die Höhe zu kommen, ohne sich einzuhalten. Mit der Zeit müssen Sie allein mit Hilfe des gesunden Armes in der Lage sein, die Zwischenlandung auf der Sitzbank entfallen zu lassen. Zum Niederknien aus dem Stand brauchen Sie einen weiten Abstand der Kniebank von der Sitzbankkante, dort versuchen Sie, die Zehen möglichst weit zurückzustellen.

Socken

Wenn Sie unbedingt schwer stürzen wollen, dann ziehen Sie Socken oder Strümpfe an und gehen Sie damit ohne Stock über glatten Boden, Linoleum oder Pflaster und es wird nicht lange dauern, dann rutschen Sie aus und liegen auf der Nase, auch wenn Sie nur kurz aufstehen wollten. In Wohnungen strumpfsockig zu gehen, ist außer auf Teppichboden gefährlich.

Stehen

Wenn Sie von Zeit zu Zeit möglichst lange an einem Tisch stehen (mit Belastung der lahmen Seite), so erwischen Sie damit drei Fliegen auf einen Schlag: zum ersten können Sie die lahme Hand strecken und dehnen; zum zweiten beugen Sie der Osteoporore (der Knochenentkalkung) vor, zum dritten verschwinden die Kreuzschmerzen, die Ihnen das lange Sitzen beschert[15].

Überschlagen der Beine

Üben Sie, Ihre Beine überzuschlagen, das gesunde über das kranke und umgekehrt, immer wieder, bis Sie es können. Beugen Sie sich dabei weit zur kranken Seite hinüber und weichen Sie nicht nach rückwärts aus, damit das kranke auf dem Boden stehende Bein nicht nach vorne springt. Wenn das kranke Bein andauernd vom gesunden Knie herunterrutscht, etwa beim Schuheanziehen, so hängen Sie den kranken Arm darüber, um so das kranke Bein zu hemmen. Das Überschlagen benötigen Sie etwa zum Anziehen von Hosen, Strümpfen und Schuhen.

Zehen:

Wenn bei Ihren Gehversuchen trotz passender Schuhe die Zehen schmerzen, dann versuchen Sie, bewußt mit der Ferse aufzutreten und den Fuß bewußt nach vorne abzurollen[16].

3) Gehirnschäden

Wesentliches

Gehirnschäden

a) Schädigungsarten: Der Schlaganfall ist eine Erkrankung des Gehirns. Zahlreiche Erkrankungen können dieses Organ betreffen und seine Leistung mindern. Die wichtigsten dieser Erkrankungen sind (entnommen der Schrift: "Der Schwerbehinderte", zu beziehen über die

Hauptfürsorgestellen): vasovegetative Regulationsstörungen, Hirnnervenstörungen, die die Sinnesorgane betreffen, Lähmungserscheinungen, Koordinationsstörungen, Sprachstörungen, hirnorganische Anfälle, geistig-seelische Auffälligkeiten wie Beeinträchtigung von Konzentrations- und Merkfähigkeit. Diese Schäden können auftreten nach Gewalteinwirkung, Tumor, Erkrankung von Kreislauf und Blutgefäßen sowie Entzündungen.

In diesem Zusammenhang einige Zahlen: In der Bundesrepublik Deutschland (West) sterben jährlich ca. 12 000 Menschen an Schädelverletzungen und ca. 20 000 Menschen erleiden infolge eines Unfalles bleibende Hirnschädigungen.

Die häufigsten Einweisungsdiagnosen bei neuropsychiatrischen Ausfällen sind: Schlaganfall nach Hirngefäßverschluß, Schädel-Hirn-Trauma, Schlaganfall nach Hirnblutung, Hirnschädigung nach Kreislaufstillstand, Hirnschädigung nach Hirnentzündung. Die Hirnschädigung kann die Persönlichkeit des Patienten so verändern, daß Angehörige und Freunde Mühe haben, im Betroffenen den "alten" Menschen wiederzuerkennen. Nur zu oft heißt es dann, das ist nicht mehr der Mensch, mit dem ich weiter zusammenleben kann. Kein Patient ist stark genug, einen solchen Schicksalsschlag ohne die Hilfe seiner Mitmenschen zu meistern.

b) Beispiele: An Beispielen für Gehirnschäden habe ich junge und ältere Menschen, meist Unfallopfer, aber auch Schlaganfallpatienten, mit folgende Kombinationen von Schäden kennengelernt: Lähmung aller vier Extremitäten, Verlust der Sprache, des Geruchssinnes, Blindheit, starke Verlangsamung aller noch möglichen Bewegungen, starke Antriebsschwäche, Lähmung der Blase. Solche Menschen büßen zunächst jeden ihnen gewohnten Kontakt mit ihrer Umwelt ein, bis sie Kanäle entdecken und einüben, auf denen sie mit ihrer Umwelt kommunizieren können. Bedenken Sie, solche Menschen sind, wenn man keine Hilfsmittel anwendet, mehrmals am Tag patschnaß[17], jede ihrer Mahlzeiten beansprucht eineinhalb Stunden Zeit, ebenso eine Stunde das An- und Ausziehen, natürlich immer mit einem geduldigen begleitenden Helfer, und das Monat für Monat und Jahr um Jahr. Und jeder von uns kann, wenn er Unglück hat, in der Blüte seines Lebens in einen solchen Zustand geraten.

c) Therapie: Wie hilft man solchen Menschen? Was kann man für sie tun? Zweierlei:

aa) Mit Hingabe und Geduld daran arbeiten, daß die beeinträchtigten Gehirnleistungen zurückkehren. Falls dies nicht möglich ist,

bb) die Lebensbedingungen so ordnen und verändern, daß der Patient trotz seiner reduzierten, körperlichen, seelischen und geistigen Fähigkeiten ein möglichst eigenverantwortliches Leben führen kann.

Zunächst einmal braucht er eine geduldige Umgebung, wo man sich für ihn Zeit nehmen kann, ihn nicht abfüttern muß und ihn liebevoll behandelt. Dann braucht er eine Bezugsperson, die monate- oder jahrelang täglich mehrere Stunden für ihn Zeit hat, mit ihm spricht, ihm erzählt und möglichst auch die (einen Teil der) Pflege übernimmt. An dieser Stelle sei einmal das hohe Lied der zahlreichen jungen Mädchen gesungen, die ohne rechtlich feste Bindung bis zur Erschöpfung und ohne große Anerkennung bei ihren verunglückten Freunden aushalten und miterleben, wie es mit ihnen im Schneckentempo aufwärts geht, und die daraus die Geduld schöpfen, bei dem Patienten auszuhalten. Auch die ungezählten liebevoll geduldigen Ehefrauen dürfen nicht unerwähnt bleiben, von denen oft Heldenhaftes verlangt wird. Wo eine solche Betreuung nicht möglich ist, kommt für betroffene Patienten nur bezahlte Pflege rund um die Uhr in Frage. Wo auch das nicht möglich ist, bleibt nur der Weg in ein Spezialheim. Von diesen gibt es aber viel zu wenige. Somit werden diese Patienten vielfach, oft ihrem Alter nicht angemessen, in der Pflegeabteilung irgendeines Altenheimes landen, wo man sie dann in 20 Minuten füttert und Ihnen nicht mehr, wie noch im Krankenhaus, endlos viel Zeit pro Mahlzeit lassen kann. Eine solche Rücksichtnahme würde die Pflegekosten wesentlich verteuern. Der Konflikt zwischen bezahlter Pflege rund um die Uhr und Heimunterbringung müßte gemildert werden, indem man Wege sucht, solchen Patienten in einem ihrem Zustand entsprechenden Spezialheim mehrmals wöchentlich die Gestaltung der Zeit nach ihren eigenen Vorstellungen zu ermöglichen.

d) Lebensgestaltung: Sind solche Patienten, wie sie hier geschildert wurden, nicht schrecklich unglücklich? Das Pflegepersonal ist der Meinung – und das scheint zu stimmen –, daß diese Patienten oft jeden Gegenwartsbezug verloren haben, daß für sie jeder Tag wie der andere abläuft, und daß sie jeden Morgen als einen Neubeginn erleben.

Und wie helfen sich solche Menschen körperlich, wenn die geistige Seite mitmacht? Nun, jeder Gelähmte hat noch geringe Bewegungsreste. Er kann den Kopf bewegen, die Augen drehen, die Lippen spitzen, Luft ausblasen. Und die moderne Technik erlaubt es, mit diesen Bewegungsresten elektronische Sensoren zu betätigen, Rollstühle zu fahren, Maschine zu schreiben. In einem Einzelfall hat ein Patient (Bauby: Schmetterling und Taucherglocke, DTV), der nur noch mit den Augen blinzeln konnte, ein Buch geschrieben, indem man ihm das Alphabet vorsagte, und er beim jeweils einschlägigen Buchstaben blinzelte. Sie sehen, es gibt fast immer Lösungen, wenn sie finanziert werden, die es erlauben, der Verzweiflung zu entkommen.

Intelligenzschäden

Oft heißt es, der Schlaganfall habe die Intelligenz des Patienten beeinträchtigt. Lassen Sie sich dadurch nicht verwirren. Intelligenz ist genauso wie Schönheit eine Summe verschiedener Eigenschaften, deren Beurteilung sich im Laufe der Zeit ändern kann. Denken Sie daran, daß zur Zeit des Malers Rubens dicke Frauen als die schönsten galten oder daß Luther das Zinseszinsrechnen für Teufelszeug hielt. Überlegen Sie deshalb, welche Eigenschaften Sie durch Ihre Erkrankung verloren haben. Lesen Sie dazu im "Glossar" Buchstabe c). Sie können Ihre ganze Fantasie einsetzen, um sich auszumalen, welche Arten von Ausfällen es geben kann, die den geistigen Bereich berühren. Einige leichtere Beispiele: Manche Patienten büßen das Kurzzeitgedächtnis ein. Das sind die Armen, die Sie in fünf Minuten fünfmal fragen, warum Sie im Rollstuhl sitzen, die aber noch genau wissen, was im letzten Sommer Ihre Lieblingskrawatte war. Oder es sind Leute, die, überspitzt formuliert, pausenlos S. 30 ihres Kriminalromanes lesen können und sie immer wieder spannend finden. Andere Patienten haben das Lesen und Rechnen verlernt und brauchen viele Stunden Training, bis sie auf der Uhr wieder den Unterschied zwischen halbein Uhr und halbsieben Uhr beherrschen. Wieder andere können sich, in hohen wissenschaftlichen Positionen stehend, gesprochene Zahlen nur merken, wenn Sie sie geschrieben vor sich sehen. Andere können nicht mehr räumlich auffassen und bringen als Architekten keine Innenansicht mehr zu Papier. Andere werden zum Einkaufen von Salz geschickt und vergessen prompt, es mitzubringen (das soll aber auch bei Gesunden vorkommen). Andere können den Kamm, der auf dem Tisch liegt, nicht benennen und wissen nicht, wozu er gut ist. Wieder andere haben Probleme, sich vom Anfang bis zum Ende einer geschriebenen Seite zu konzentrieren und ermüden bei der Arbeit rasch. Hat einer dieser Punkte etwas mit Intelligenz zu tun? Oft können Sie die aufgezeigten Störungen mit kleinen Tricks wirksam in Schach halten. Am meisten werden Notizblöcke und ausgearbeitete Fragenkataloge zum Abhaken der einzelnen Arbeitsgänge empfohlen.

Natürlich gibt es andere Störungen – vor allem wenn die Blutung in die Gehirnrinde eingedrungen ist –, die die Annahme eines Intelligenzverlustes nahelegen. Aber prüfen Sie in allen diesen Fällen, welche Eigenschaften der Patient real verloren hat und mit welchen Tricks sich dies überbrücken läßt: zum Beispiel durch den Kauf einer Digitaluhr, wenn der Patient das Zifferblatt nicht mehr beherrscht.

Nur hüten Sie sich vor einem vorschnell abwertenden Pauschalurteil. Beobachten Sie den unmerklich sich über Monate hin erstreckenden Besserungsprozeß und schließen Sie aus schlaffen Zügen und stammelnden Worten nicht gleich auf Intelligenzdefekte – wie Sie Intelligenz verstehen. Wegen Trainingsmöglichkeiten ↗ "Literatur" Buchstabe d), wegen Irrtümern ↗ Rechnen

Entmündigung), Pflegschaft, Vormundschaft

a) Vergessen Sie gleich das häßliche und heute überholte Wort: „Entmündigung". Infolge der Auswirkungen oder Dauerfolgen ihres Schlaganfalles sind manche Patienten nicht mehr in der Lage, ihre Angelegenheiten oder einen bestimmten Kreis davon zu besorgen. In diesen Fällen erhalten sie Hilfe und Schutz vom Staat. Das hier einschlägige Bürgerliche Gesetzbuch wurde durch das neue Betreuungsgesetz wesentlich geändert. Insbesondere entfällt in Zukunft die Entmündigung wegen Geisteskrankheit und die Gebrechlichkeitspflegschaft.

Im wesentlichen gilt folgende, neue Regelung: Kann ein Volljähriger aufgrund einer psychischen Krankheit oder einer körperlichen, geistigen oder seelischen Behinderung seine Angelegenheiten ganz oder teilweise nicht besorgen – auch nicht mit Hilfe eines Bevollmächtigten –, so bestellt das Vormundschaftsgericht – in der Regel das nächste Amtsgericht – auf seinen Antrag oder von Amts wegen für ihn einen Betreuer, und zwar für diejenigen Aufgabenkreise, in denen die Betreuung erforderlich ist. Der Betreuer kann auch für die Besorgung sämtlicher Angelegenheiten des Betroffenen bestellt werden. Er kann sein eine natürliche Person, ein Vereinsbetreuer oder ein Behördenbetreuer. Wünschen des Betroffenen soll er möglichst entsprechen (und ihm auch ein Taschengeld belassen). In seinem Aufgabenkreis vertritt der Betreuer den Betreuten gerichtlich und außergerichtlich. Seine Willenserklärungen stehen also beratend und unterstützend neben denen des Betreuten. Das Vormundschaftsgericht kann aber auch anordnen, daß der Betreute zu einer Willenserklärung, die den Aufgabenkreis des Betreuers betrifft, dessen Einwilligung bedarf. So ist dafür gesorgt, daß alle Angelegenheiten des Patienten möglichst nach dessen Wünschen erledigt werden und daß er sich selbst nicht schädigen kann.

Neglekt

Gespräch beim Frühstück: "Wo ist denn schon wieder die Marmelade?" "Hier rechts, da steht sie doch!" "Ach so".

Wenn Ihre rechte Körperhälfte gelähmt ist, können Sie davon ausgehen, daß sich das auch auf die Augen auswirkt und daß Ihr Wahrnehmungsvermögen für die rechte Seite eingeschränkt ist (sog. Neglekt). Vielleicht haben Sie rechts irgendwelche Gesichtsfeldeinschränkungen. Trainieren Sie daher das Schauen nach rechts, indem Sie alle für Sie wichtigen Gegenstände rechts hinstellen, zum Beispiel in der Frühe die Marmelade und beim Maschinenschreiben die Schreibvorlage. Für links Gelähmte gilt das eben Gesagte entsprechend links.

Tips bei Gehirnschäden

Gedächtnis

Sind durch die Erkrankung Gedächtnis und Denken beeinträchtigt, so stellen sich meist zwei Fragen: Reichen die kognitiven Leistungen aus, um eine begonnene Ausbildung oder Umschulung erfolgreich abschließen zu können? Mit welchen Einschränkungen bzw. mit welchen spezifischen Hilfen ist eine berufliche Reintegration möglich?

Zur Behandlung gehören Gruppentherapien, in denen grundlegende Problemlösungsstrategien erarbeitet werden. Daneben stehen computergestützte, individualisierte Trainingsprogramme sowie Einzelsitzungen, in denen gezielt auf alltagsbezogene Problemsituationen eingegangen wird. Dem Patienten werden Strategien zum Neuerwerb von Wissen vermittelt. Daneben steht der Einsatz externer Hilfen zur Unterstützung beeinträchtigter Lern- und Gedächtnisleistungen im Alltag. Effiziente Lern- und Arbeitstechniken werden trainiert, das Fachwissen kann aufgefrischt werden, schließlich gibt es Beratung zur Arbeitsplatzgestaltung und zu Fragen der Fahrtauglichkeit. Und wo können Sie sich all diese Dinge vermitteln lassen? Am besten gehen Sie in eine Rehabilitationsklinik mit einer großen Spezialabteilung für Schlaganfallpatienten und fragen sich dort durch, wenn nicht Ihr Hausarzt einen Tip für Sie hat.

Gleichzeitig

Sie dürfen niemals zwei Dinge gleichzeitig tun. Eines Tages war ich im Büro zu Fuß mit dem Lift unterwegs und traf dort einen Kollegen, mit dem ich zu ratschen begann. Als der Lift anhielt, verließ ich ihn seitlich, setzte das Gespräch aber noch fort und wurde von der sich automatisch schließenden Lifttür nach rückwärts umgeworfen, was mir einen sehr schmerzhaften Bruch am kranken Oberschenkel eintrug. Warum, weil ich zwei Dinge gleichzeitig getan habe: Ratschen und den Lift verlassen. Machen Sie es besser.

Rechnen

Hüten Sie sich vor Fallen und Irrtümern: Eine meiner ersten Sorgen, nachdem ich meine fünf Sinne wieder beisammen hatte, galt dem Rechnen. Ich betrachtete die Mathematik als Test dafür, ob ich noch denken konnte. Hier wurde mir gleich zu Anfang eine Aufgabe gestellt, die ich nur mit großer Konzentration lösen konnte, nämlich mit meiner ungeübten linken Hand spiegelbildliche Zahlen zu schreiben wie 93 und 39. Außerdem hatte ich Schwierigkeiten mit schriftlichen Multiplikationen mehrstelliger Zahlen. Das lag aber daran, daß ich dafür seit Jahren meinen Taschenrechner benützt hatte und methodisch etwas außer Übung war. Die Kopfrechnungen, die ich mir im Krankenbett erbat, liefen etwas zäh, bis ich bemerkte, daß ich offenbar seit Volksschulzeiten gewohnt war, beim Addieren durch Anspannen der Fingerknöchel mitzurechnen. Nach meiner Lähmung konnte ich aber in meiner rechten Hand keinerlei Impulse mehr auslösen, sodaß ich das Kopfrechnen wieder von Grund auf trainieren mußte. Sie sehen, welche Faktoren bei einem Schlaganfall mitspielen können, die dann die Umwelt zu dem Schluß veranlaßen können, der Patient habe etwas abgekriegt.

4) Körper
Wesentliches
Körperpflege

a) Ganz einfach: Nach den ersten Wochen, wo Ihnen die Waschschüssel ins Bett gestellt wurde, wo Sie in acht Tagen einen Liter Franzbranntwein verbraucht haben, und wo Sie später die Aufgabe hatten, sich zwischen Rollstuhl und Waschbecken irgendwie aufrecht zu halten und dabei zu befeuchten, möchten Sie wieder zu geregelter Körperpflege übergehen. Wenn Sie in der Lage sind, das Bad Ihrer Wohnung zu erreichen, dann haben Sie folgende Möglichkeiten: Im Rollstuhl sitzen bzw. am Waschbecken stehen mit einem Hocker im Hintergrund und sich waschen (lassen). Zum Waschen der gesunden Achsel legen sie dabei einen eingeseiften Waschlappen auf den Waschbeckenrand.

b) Anschaffungen: aa) Ein Badewannensitzbrett, das über die Wanne gelegt und durch nach unten stehende Schrauben am Verrutschen gehindert wird; bb) ein rutschfester Gummivorleger für die Badewanne mit Saugern an der Unterseite; cc) eine Rückenbürste mit Stil, der im Halbkreis gebogen ist, womit Sie sich abschrubben können; dd) eine Nagelbürste mit Saugnäpfen auf der Rückseite für die Fingernägel; ee) eine Nagelfeile, die es als Metallplättchen von etwa drei mal zehn Zentimetern mit Saugnäpfen zu kaufen gibt; ff) eine Babynagelschere.

c) Duschen: Setzen Sie sich auf das Badewannensitzbrett, heben Sie die Beine in die Wanne, während Sie sich gleichzeitig drehen. Dann duschen Sie mit einer Hand. Heraus geht es auf dem umgekehrten Weg. Bitte lassen Sie sich die ersten Male beim Ein- und Aussteigen helfen. Achten Sie darauf, daß sich Ihre Wirbelsäule immer in der Mitte des Sitzbrettes befindet, sonst kann es passieren, daß Sie mit Ihrer gefühllosen Seite im Leeren sitzen, das Übergewicht bekommen und in die Wanne stürzen. Haben Sie in der Nähe ihrer gesunden Hand einen festen Griff zum

Zupacken? Zum Schluß noch ein verbreiteter Trick: Hängen Sie sich die (durchlöcherte) Seife an einer Schnur um den Hals, damit Sie sie nicht ständig verlieren.

d) Badewanne: Sie können mit der Ergotherapeutin oder mit einem kräftigen Helfer das Einsteigen in die Badewanne trainieren, bitte nie allein. Sie setzen sich auf den Wannenrand, lassen Ihre Beine hineinheben und rutschen nun über die schräge Wannenseite auf den bereits genannten Gummivorleger ins Wasser. Zum Aussteigen müssen Sie das Kunststück fertigbringen, sich in der hoffentlich nicht zu engen Wanne in den Vierfüßlerstand herumzudrehen und dann aufzustehen. Nutzen Sie dazu den Auftrieb der gefüllten Wanne. An der Wand benötigen Sie sorgfältig plazierte Griffe. Dann setzen Sie sich auf den Wannenrand und schwingen die Beine wieder heraus, bitte immer mit Helfer. Wer jetzt noch Probleme hat, muß sich über teure Zusatzgeräte (Wannenlifter) informieren oder sich irgendwo auf einem Plastikstuhl unter die Dusche setzen lassen.

e) Nagelpflege: Mit einer lahmen Seite ist die eigene Nagelpflege schwierig. Bitten Sie einen Angehörigen, daß er Ihnen die Nägel mit einer Babynagelschere richtet, mit deren abgerundeten Spitzen man nicht in das Nagelbett stechen kann. Man kann auch die übliche Nagelschere umgedreht halten, die Spitzen nach oben zeigend. Mit dem genannten Nagelfeilenplättchen können Sie Ihre Nägel, die ersten Male sehr holprig, abarbeiten. Im Zubehörhandel gibt es Nagelzwicker, die Sie auch testen können. Zum Nägelputzen haben Sie die genannte Bürste mit Saugnäpfen. Oder stecken Sie unter Ihre Schreibtischunterlage oder in ein dickes Buch eine aufgebogene Büroklammer, die Sie mit Ihrem gesunden Arm beschweren.

f) Zähne: Das Zähneputzen mit Zahnpasta schaffen Sie nach einiger Zeit mit einer Hand. Sie können die leicht gebogene Zahnbürste zwischen Oberschenkel und Waschbecken festklemmen und haben so eine Hand frei für die Zahncreme. Achten Sie darauf, Mundwinkel, Zähne und Gebiß sorgfältig und penibel zu reinigen.

g) Allgemein: Und wenn Sie jetzt wissen wollen, wie lange Sie am Morgen brauchen dürfen, dann gestehe ich Ihnen - allein mit Badewannensitzbrett und Duschen - dreißig Minuten zu, vorausgesetzt, Sie tragen keine Gummistrümpfe und können barfuß ins Bad gehen. Wenn Sie jetzt noch Fragen zur Hygiene haben, dann halten Sie sich an die im Literaturverzeichnis genannten Bücher zur Altenpflege.

Sprache

a) Diagnose:Auf dem Gebiet der Sprache und des Sprechens sind auf verschieden hohen Ebenen Störungen möglich. Der Sprachapparat kann gelähmt sein. Verschiedene der zum Sprechen erforderlichen Fähigkeiten können ausgefallen sein (↗ dazu Glossar Buchstabe c)). Hierbei kann es sich handeln um Störungen der Sprache und des Sprechens (Aphasien), des Lesens und des Verstehens von Texten (Alexien), des Schreibens (Agraphien) und des Umgangs mit Zahlen (Akalkulien). Neben diesen Störungen können auch die jeweils dazu gehörigen kognitiven und planerischen Fähigkeiten (das Erfassen des Inhalts) gestört sein.

b) Therapie: Die Behandlung besteht in intensiver Einzeltherapie und kommunikativer Gruppentherapie, dazu kommen computergestützte Feedback-Therapien und Selbsttherapie nach Anleitung. Damit werden folgende Ziele verfolgt. Dem Patienten soll die optimale Nutzung der noch verfügbaren Sprache, Sprachmotorik und sonstiger Kommunikationsmittel ermöglicht werden. Er soll lernen, nicht-sprachliche Kommunikationswege (zB. Gesten) oder technische Hilfsmittel einzusetzen. Der Patient übt, aus Texten Schlüsselbegriffe herauszuziehen, um auf Umwegen zum Sinn des Textes zu kommen und seine Planungsmöglichkeiten wiederzugewinnen. Als letztes werden berufsspezifische und im Alltag relevante Leistungen trainiert.

Sprachstörungen

a) Geringe Störungen: Sind die Sprachstörungen (↗ Sprache) des Schlaganfalles nur gering, so werden sie sich wohl im Lauf der nächsten Monate wieder zurückbilden. Lassen Sie sich als Patient aber durch Ihre eigenen Mißempfindungen nicht beunruhigen. Die anderen hören Sie anders als Sie sich selbst. Und wenn Sie die Lippen nicht mehr zum Pfeifen spitzen können, Sie sind ja kein Solopfeifer im Staatsorchester. Überzeugen Sie sich am Tonbandgerät davon, daß Sie zu schnell sprechen, zu hart mit der Stimme einsetzen, und daß das, was Sie selbst stört, in Wirklichkeit nicht zu hören ist. Machen Sie kontrollierte Leseübungen am Tonband. Sprechen Sie in fünf Sekunden aber nicht über acht Silben. Gewonnen haben Sie, wenn Ihnen alte Bekannte bestätigen: "Jetzt red'st wieder wie früher."

b) Schwere Störungen: Es gibt aber schwere Sprachstörungen, mit denen Sie selbst bei klarem Verstand nur gebrochen lallen können (↗ Sprache, Glossar Buchstabe c)). Die Störungen lassen sich oft durch Konzentration unterdrücken (Zum Training: ↗ Literaturverzeichnis, Buchstaben d) und i)). Bei schweren Störungen werden sich, was Sie vermeiden sollten, Ihre Sprachkontakte auf nahe Angehörige beschränken, die mit der Zeit schon wissen, was Sie wollen. Es gibt genügend Sprachgestörte, die das Haus nur bei Dunkelheit verlassen, um nicht von fremden Menschen angesprochen zu werden und sich diesen nicht offenbaren zu müssen. Geraten Sie nicht in Isolation. Sprengen Sie diese mit Hobbies.

c) Verständigungsmöglichkeiten: Erlernen Sie Verständigungsmöglichkeiten. Für Sprachgelähmte wird der HGT-Talkman angeboten (Siemensstr. 13, 48341 Altenberge (bei Münster); Tel. 02405/603): Das ist eine kleine Schreibmaschinentastatur, die es Ihnen erlaubt, "mit Ihrer künstlichen Stimme zu telefonieren". Ferner wird das Kommunikationsgerät Komobil empfohlen, das die Ingenieurgemeinschaft für Elektronik in Bremen entwickelt hat. Es handelt sich hier um einen Minibildschirm mit Tastatur, der 20 Textblöcke von je 240 Zeichen Umfang sowie individuelle Standartsätze wiedergeben und ausdrucken kann. Es gibt die Gebärdensprache, die Fingersprache für eine Hand (↗ Literatur Buchstabe i), das Lippenlesen - nicht bei gelähmten Mundwinkeln (Auskunft etwa: Deutsche Gesellschaft für Hör- und Sprachgeschädigte e. V. Fellnerstr. 12, 60322 Frankfurt)[18]. Kleben Sie auf die Schlafzimmertür schwarze Kunststoffolie, auf der Sie sich mit Kreide und Wischtuch mitteilen können oder operieren Sie mit Wachstäfelchen, die sich wieder löschen lassen. Besorgen Sie sich eine Literaturgeschichte und werden Sie Stammkunde für Bücher und Musikkassetten in der nächsten Leihbücherei - die öffentlichen sind oft unentgeltlich. Kaufen Sie sich einen Schachcomputer, PC-Spiele, ein Videogerät oder gewöhnen Sie sich an ein zeitraubendes Hobby, wie ein Aquarium. Sie sehen, Ihrer Phantasie sind keine Grenzen gesetzt, und von dieser Phantasie müssen Sie leben.

d) Angehörige: Für die Angehörigen eines solchen Patienten gilt, er kann zwar nicht sprechen, aber er versteht Sie. Machen Sie also nicht den Fehler, ihn leise anzulispeln oder mit Fingersprache anzulallen. Welche Grundsätze für den Umgang mit Sprachgestörten gelten, entnehmen Sie dem Literaturverzeichnis Buchstabe a). Sprechen Sie mit dem Sprachbehinderten natürlich, einfach, leise und deutlich, leicht verständlich, in kurzen Sätzen. Ermuntern Sie ihn immer wieder zu spontanen Äußerungen, zur Kontaktaufnahme und zum Lesen. Stellen Sie dem Sprachgestörten viele einfach zu beantwortende Fragen, lassen Sie ihn mit Bildmaterial üben, machen Sie Sprachspiele aller Art. Erhalten Sie seine Selbständigkeit und wenden Sie sich ihm zu. Ferner gibt es die Broschüre Kommunikation zwischen Partnern, Heft 40 Aphasie, Bundesarbeitsgemeinschaft für Behinderte e. V. Kirchfeldstr. 149, 40215 Düsseldorf.

Toilettenbenützung

a) Zunächst: In den ersten Monaten nach Ihrer Erkrankung werden Sie häufig das Bedürfnis haben, die Toilette aufzusuchen. Ist die Ursache dafür in Durchfall zu suchen, so hat möglicherweise Penicillin Ihre Darmflora zerstört. Solange die Finger Ihrer ungeübten Hand noch ungeschickt sind, verwenden Sie feuchte Einweg-Papiertücher. Eine rasch überlaufende Blase kann ein Indiz dafür sein, daß bei Ihnen Herz und Kreislauf – u. U. als Folge des Schlaganfalles – krank oder geschwächt sind. In dem Maß, wie sich diese Störungen zurückbilden (lassen), können Sie auf den häufigen Gang zur Toilette verzichten. Kaufen Sie sich eventuell für die ersten Monate zu Hause eine durchsichtige Bettflasche mit Deckel, wie Sie sie vom Krankenhaus her kennen.

b) Später: Und wenn Sie dann später einmal verreisen oder abends ausgehen, trinken Sie im Flugzeug keinen Kaffee, der nur treibt, und schränken Sie schon nachmittags die Flüssigkeitszufuhr ein. Eigentlich ist das klar, niemand wird vor der Götterdämmerung Blasentee trinken. Nur drandenken muß man eben. Vergessen Sie aber nicht, Ihrem Körper nach dem Ende der Durststrecke den Flüssigkeitsentzug wieder reichlich zu ersetzen. Denn schlecht durchgespülte Nieren (Tagestrinkbedarf etwa 1,5 Liter) können Ihrem Besitzer allerhand Krankheiten bescheren.

c) Toilette: Die Behindertentoilette ist eine Toilette mit viel Platz für den Rollstuhl. Ferner hat sie links und rechts neben der Schüssel zwei waagerechte Metallbügel, von denen mindestens einer senkrecht gestellt werden kann. Diese Toilette ermöglicht es Ihnen, ohne Mühe aufzustehen, das Gleichgewicht zu halten oder sich umzudrehen. Auch Querschnittgelähmten fällt bei dieser Konstruktion das Umsetzen leichter. Behindertenclos gibt es auch zum Nachrüsten für die eigene Wohnung. Achten Sie bei der Toilettenbenützung darauf, daß die Papierrolle Ihnen gegenüber oder auf Ihrer gesunden Seite hängt, damit Sie mit der gesunden Hand nicht auf der lahmen Seite nach dem Papier angeln müssen[19]. Für Behinderte in fremder Umgebung empfiehlt sich der Toilettenstuhl Artosy, der sich in einen Koffer verpacken und auf Reisen mitnehmen läßt (Behindertenhilfsmittel Florian A. Wanke, Am Weinberg 31, 97076 Würzburg (T. 0931/274570)). Solange Sie die Toilette noch nicht allein benützen können, haben Sie folgende Hilfsmittel: Katheder oder Schüssel bei Damen; Katheder, Flasche oder Schüssel bei Herren.

d) Knigge: Abschließend ein Hinweis aus meiner Trickkiste. Wenn mir der Weg von der Schüssel zum Waschbecken zu unbequem und zu weit ist, halte ich meine Finger in den laufenden Wasserstrahl der Spülung[20]. Jetzt werden Sie natürlich ganz entsetzt zusammenzucken und denken, was der Verfasser wohl für Sitten hat. Aber nur, wenn Sie sich gestatten, solche Dinge zu denken und sich einfallen zu lassen, kommen Ihnen die vielen Einfälle, die Sie brauchen, um sich Ihr mühsam gewordenes Leben zu erleichtern. Abschließend eine Bitte an die Architekten. Vermeiden Sie in Gastwirtschaften Toiletten im Keller.

Tips für den Körperbereich

a) Sehen: Wenn Sie schlaganfallbedingte Probleme mit dem Sehen haben, werden zwei Bereiche untersucht:

aa) Zunächst wird der orthoptische Status erhoben. Darunter fällt Ihre Sehschärfe, die Zusammenarbeit beider Augen, das Farbsehen, die Motorik der Pupillen und schließlich die Beurteilung von Nervenstörungen. Die Therapie besteht etwa im Versuch eines eventuellen Prismenausgleichs und eventuell in einer neuen Brille. Motorik der Pupillen meint etwa, daß die Pupillen beim Geradeaussehen oder beim Schrägsehen zittern können. Liegt bei Ihnen eine solche Störung vor, so können Sie nicht mehr lesen, weil die Buchstaben vor Ihren Augen tanzen.

bb) Dann wird auf zentrale Sehstörungen eingegangen. Ist ihr Gesichtsfeld eingeschränkt? Vernachlässigen und übersehen Sie das, was sich auf Ihrer gelähmten Seite abspielt (↗Neglekt)? Stimmt die Adaption von Hell und Dunkel und die Wahrnehmung von Lichtkontrasten? Können Sie räumlich richtig wahrnehmen? Die Therapie erschöpft zunächst alle möglichen Formen der Exploration. Sie machen Leseübungen am Gerät, im Buch, in der Zeitung. Sie üben die Orientierung von Vorlagen im freien Raum.

Christentum) Manche Patienten haben es verlernt, zu lesen . Das kann daran liegen, daß die Buchstaben auf dem Kopf stehend oder seitenverkehrt in ihrem Gehirn ankommen. Machen Sie in solchen Fällen Versuche mit Spiegeln und Spiegelschrift oder denken Sie an die Computerprogramme, die eingegebenen Text laut vorlesen (z. B. Logox).

b) Schlucken: Bei manchen Schlaganfallpatienten sind die Nerven beeinträchtigt, die den Schluckvorgang steuern. Wer nicht mehr schlucken kann, erhält flüssige Nahrung mit dem Strohhalm und komplizierte Massagen im Mundinnern. Wenn sich ein Schlaganfallpatient später im Heim weigert, seine Medikamente einzunehmen, und Kaffee dazu verlangt, so bedenken Sie, diese Weigerung kann auf eine latente Spätfolge des Schlaganfalles, auf Mühen im Schlucken, zurückgehen. Außerdem ist es eine eherne Regel, daß man Medikamente stets mit etwas Flüssigkeit eingibt.

c) Bart: Wenn Ihr lahmer Mundwinkel herunterhängt und so Ihr Gesicht entstellt, dann verdecken Sie das durch einen pflegeleichten Bart.

d) Wasser im Körper: Da Arm und Bein der kranken Seite schlaff sind und jede Muskelanspannung aufgehört hat (Muskelpumpe), wird das Gewebswasser nicht mehr abtransportiert. Arm und Bein werden dick. Bei der Hand sehen Sie es. Beim Fuß haben Sie eine zusätzliche Kontrolle. Drücken Sie auf die Haut über dem Schienbein. Wenn sich eine Delle bildet, so haben Sie Wasser. Das Anschwellen Ihrer Hand vermeiden Sie, indem Sie sie ständig hochlagern (beim Sitzen aufs Knie, beim Essen und Schreiben auf den Tisch). Ziehen Sie Ihre Ringe ab, solange es noch geht. So wird die kranke Hand wieder schlank. Ziehen Sie einen Gummistrumpf an, wochenlang, notfalls bei Tag und Nacht. Legen Sie das Fußende Ihrer Matratze hoch (Keilpolster)[21] . In dem Maß, wie Sie wieder aktiv werden, geht die Wasserstauung zurück. Nur Handrücken und Finger werden noch lange etwas unförmig aussehen. Und bedenken Sie, bleibt das gelähmte Bein zu lange ohne Bewegung, so droht Ihnen eine Venenentzündung.

Schamgefühl

Manchen Krankenhaus-Patienten, die dies zum ersten Mal erleben, ist es peinlich und unangenehm, wenn sie die Bettschüssel benützen, wenn sie sich ziemlich öffentlich intimen Waschungen unterziehen müssen oder wenn sie morgens bei offener Toilettentür auf dem Clo sitzen und ständig die Zimmertür aufgerissen wird. Diese Dinge sind gar nicht so unangenehm, wie man zunächst meint. Werfen Sie Ballast ab und gehen Sie davon aus, daß die Schwestern ihr Handwerk, hier den Umgang mit Schüssel und Waschlappen und, nicht zu vergessen, mit den ständig benutzten Gummihandschuhen, perfekt beherrschen. Unterstellen Sie weiter, daß den Schwestern die persönlichen Dinge zur Gewohnheit geworden und nicht unangenehm sind. Wer sich vor dem anderen Menschen graust, der geht sicher nicht in die Krankenpflege. Also überwinden Sie Ihren inneren Widerstand und lassen Sie sich pflegen. Mir hat einmal eine Schwester auf Frage gesagt, die genannten persönlichen Dinge würden ihr nichts ausmachen. Am ekelhaftesten sei es für sie, die vom Essen verschmutzten Zahnprothesen alter Leute reinigen zu müssen. Hätten Sie gedacht, daß man ein und dieselbe Sache so unterschiedlich beurteilen kann. Also geben Sie sich einen Stoß und überwinden Sie Ihre Prüderie[22] .

Intimleben

Ihr Intim- oder Liebesleben wird durch den Schlaganfall jäh und nachhaltig unterbrochen, und zwar für die Dauer Ihres Krankenhausaufenthaltes. Bevor Sie dort entlassen werden, fragen Sie den behandelnden Arzt, ob er Ihnen irgendwelche Beschränkungen auferlegt, womit nicht zu rechnen ist.

Vor Ihnen liegt eine Durststrecke der Einsamkeit, die Sie aushalten müssen und nicht unterbrechen können. Sie sehen in jeder Stunde, daß Sie noch hilflos sind und Probleme bei den einfachsten Körperdrehungen haben. Erst recht kommt für Sie noch kein Urlaub in der eigenen

Wohnung in Frage. Separatzimmer für Ehepaare gibt es in keinem Krankenhaus und Bettszenen im Krankenzimmer haben Sie wohl noch in keinem Film gesehen.

Rein körperlich hat Ihnen der Schlaganfall ein Intimleben nicht unmöglich gemacht. Sie müssen aber zunächst ein paar Monate warten, bis Sie wieder beweglicher geworden sind und Ihr Gleichgewicht beim Drehen und Rollen unter Kontrolle haben. Eventuell stört Sie der Empfindungsverlust der betroffenen Oberkörperhälfte. Ferner müssen Sie künftig auf das Stehen und auf beidarmige Berührungen verzichten. Sie können also Ihren Partner nicht mit dem einen Arm an sich ziehen und mit dem anderen streicheln. Ferner müssen Sie bei allen Drehungen darauf achten, den lahmen Arm mitzunehmen und nicht irgendwo einzuklemmen. Ihr Partner wird froh sein, wenn Sie ihm nicht versehentlich den Hals abdrücken. Auf eine Kleinigkeit sollten Sie achten. Mehr oder weniger kurz, bevor Sie sich von Ihrer Herzallerliebsten trennen, durchläuft Sie ein kurzer, aber heftiger spastischer Schauer, der störend sein kann, aber rasch wieder vorüber ist. Sie werden sehen, in einem Vierteljahr krabbeln Sie wieder wie ein Maikäfer und dieses Vierteljahr müssen Sie abwarten. Und wenn Sie Ihrem Partner das ersetzen wollen, was er bei Ihnen eingebüßt hat, dann gleichen Sie diese Einbuße durch besondere Aufmerksamkeit und Liebenswürdigkeit aus.

III) Innenleben

1) Krise, Seelische

Die Punkte der beiden nächsten Abschnittes (Seelische Krise und Krisenbewältigung in zwei Stufen) sind in der Reihenfolge angeordnet, in der Sie sie durcharbeiten sollten.

Generelles

Angst

In den ersten Monaten werden Sie viel Angst haben, mehr als je zuvor in Ihrem Leben, und zwar konkret vor dem Fallen und Stürzen – deshalb sollte man genauer von Furcht sprechen. Was beim Zirkusclown wie ein Kinderspiel aussieht, das Purzeln, kann bei Ihnen verhängnisvoll werden. Die Furcht entsteht unabhängig davon, ob Sie früher ein mutiger Mensch waren. Sie glauben, der Rollstuhl könnte nach hinten oder über die Randsteinkante kippen. Abhilfe: Rollstuhltraining mit Helfer in allen erdenklichen Schräglagen[23].

Jede abwärts führende Treppe übt auf Sie einen Sog aus und erinnert Sie an gefährliche Fernsehfilme, wo die Heldin drei Stockwerke frei hinunterstürzte. Jedes unvergitterte Glasfenster raubt Ihnen das Gleichgewicht. Sie werden blaß und schwitzen, wenn die Krankengymnastin Sie einen Meter frei durch den Raum gehen läßt: "So ein Quälgeist, und das fünf Minuten vor dem Ende der Stunde". Sie glauben über das Geländer zu stürzen, wenn auf dem Balkon ein neuer drei Zentimeter hoher Teppich liegt. Sie vergessen alles Gelernte, wenn neben Ihrer gesunden Seite, mit der Sie allein zupacken können, einmal keine Wand oder kein Zaun verläuft. Sie belasten beim Gehen konstant die gesunde, falsche Körperseite, weil Sie fürchten, sonst über die gefühllose, kranke Seite zu fallen. Das Ergebnis sehen Sie an Ihren einseitig abgelaufenen Schuhsohlen. Beim Gehen folgen Sie hartnäckig allen Raumausbuchtungen, immer an der Wand entlang, und keinen halben Meter davon entfernt. Sie gehen lieber an allen vier Zimmerwänden als einmal an der offenen Tür vorbei. Gestehen Sie sich Ihre Furcht ein, werden Sie sich ihrer bewußt, und vertrauen Sie darauf, daß sie sich mit der Rückkehr Ihrer körperlichen Kräfte langsam verlieren wird.

Depression

a) Darstellung: Depressionen könnten Ihr Hauptproblem werden. Ein erfahrener Arzt hat gesagt, nach einem Schlaganfall bildeten sich meistens zwei Persönlichkeitsbilder heraus, das der Jammerdepression (das ist die Mehrzahl) und das des übereifrigen Wurlers. Unter Jammerdepression leiden die Patienten, die in ihrem Rollstuhl sitzen und nichts anderes von sich geben als von Zeit zu Zeit: "Ja mei, ja mei", und die Sie in einigen Jahren wieder in einem Rehabilitationszentrum sitzen sehen mit dem gelegentlichen Klagelaut: "Ja mei, ja mei". Wurler sind die Patienten, die am liebsten, kaum sitzen sie im Rollstuhl, in den Krankenhausgarten fahren möchten, um dort ein paar Bäume zu fällen (wie seinerzeit Kaiser Wilhelm), die tagaus, tagein hart an sich arbeiten, um bald wieder zwölf Stunden schaffen zu können. "Na ja, ich will mich einsichtig zeigen, ich will es bei täglich acht Stunden belassen."

Es ist klar und liegt auf der Hand, daß beide Bilder einseitige Extreme darstellen, denen Sie aus dem Weg gehen müssen. Sie sind nach einem Schlaganfall sicher in Gefahr, vorübergehend oder für lange Zeit depressiv zu werden (reaktive Depression). Betrachten Sie die Depression nicht als Fehlleistung Ihrer Person. Sie gehört, zumindest als Übergangserscheinung zum Schlaganfall dazu. In freudlosem Zustand liegt das ganze Leben tieftraurig vor Ihnen. Diese Phase können Sie auch am Auftreten hartnäckiger Krankheitszeichen wie Schlaflosigkeit und verschiedener körperlicher Beschwerden feststellen.

b) Abhilfe: Wenn Sie solche Zeichen bemerken, lassen Sie sich von Ihrem Arzt ein nicht zu starkes Gegenmittel geben. Aber Vorsicht: Antidepressiva lassen oft das Gewicht ansteigen. Wollen Sie über die Depression hinwegkommen, so müssen Sie sich irgendwie den inneren Fußtritt geben, wieder in Schwung zu kommen. Woher Sie die Kraft für diesen Aufschwung nehmen, kann ich Ihnen nicht sagen. Es handelt sich wahrscheinlich um einen einmaligen Willensakt, den Sie zustandebringen müssen, indem Sie sich sagen, daß Sie in den nächsten Jahren unendlich viel Geduld mit sich haben müssen. Wenn Sie zum Problem der Depression etwas lesen oder hören wollen, dann besorgen Sie sich die Grünewaldsprechkassette: Romano Guardini "Vom Sinn der Schwermut" mit ihren eindeutigen Hinweisen auf die beiden Schwerpunkte: Anbetung und Gehorsam. Die Hilfsmittel, die ich gefunden habe, und die ich Ihnen, um Sie nicht abzuschrecken, nur mit Bedenken nenne, heißen Gebet (↗ "Gebet"), vielleicht auch von Ihnen zugelassenes Weinen (↗ Weinen) und schriftliche Auseinandersetzung mit der eigenen Krankheit. Und als viertes müßte ich die einfühlsamen Gespräche mit der eigenen Frau nennen.

c) Akzeptieren: Wenn Sie dann über den Berg sind, verfallen Sie nicht in das entgegengesetzte Extrem. Akzeptieren Sie, daß Sie für den Rest Ihres Lebens an feste Leistungsgrenzen gebunden sind[24] . Lassen Sie sich von Ihrem Arzt immer wieder einhämmern, daß Sie sich schonen müssen, daß Sie auf absehbare Zeit nicht mehr als täglich so und so viele Stunden arbeiten dürfen (↗ Zeit). Machen Sie sich klar, daß jeder Versuch, gegen diese ärztlichen Vorschriften, die Ihnen nur ein Fachmann geben kann, zu verstoßen, für Sie den zweiten Schlaganfall bedeuten kann. Lernen Sie im Lauf der Zeit, zwischen Skylla und Charybdis der beiden Extreme hindurchzusteuern, werden Sie kein Jammerer und kein Energiebolzen, führen Sie ein ausgeglichenes Leben und lernen Sie allmählich, daß über dieser Ebene noch eine zweite liegt, das ist die Sphäre, in der Sie Ihre Luftschlösser bauen und sich Dinge ausmalen, die Ihnen in Zukunft unmöglich sein werden. Aber unter uns gesagt, ich habe schon viele Luftschlösser gebaut und erlebt, wie sie von meinen Krankengymnastinnen eingerissen wurden, und ich führe heute auf den Ruinen dieser Luftschlösser ein heiteres Leben. Außerdem habe ich in einer Fachzeitschrift gelesen: Optimismus und chronische Selbstüberschätzung seien "kreative Selbsttäuschungen" im Dienste des psychischen Wohlbefindens und der körperlichen Gesundheit (Psychologie heute, 1989 Nr. 9). Gefährlich ist eine solche Selbstüberschätzung nur, wenn sie Sie leichtsinnig und unvorsichtig macht[25] .

Stimmung

In diesem Stichpunkt will ich die Entwicklung meiner Stimmungslage im Verlaufe meiner Erkrankung schildern:

Als die Halbseitenlähmung eines Nachts vor dem Einschlafen eintrat, war von Anfang an im Hintergrund die feste, durch nichts begründbare Überzeugung vorhanden, daß mir irgendwann plötzlich geholfen würde. Diese Hoffnung, gewissermaßen auf ein Wunder, hat mich in den ersten Jahren immer begleitet und es mir ermöglicht, meine Lage solange auszuhalten, bis ich mich damit abgefunden hatte, und dann war die von Anfang an unsinnige Hoffnung auf ein Wunder, die Kraftquelle langer Monate, überflüssig geworden. Aus dieser Erfahrung heraus möchte ich allen Menschen, die mit Schlaganfallkranken umgehen, empfehlen, die Wunderhoffnungen ihrer Patienten zwar nicht zu groß werden zu lassen, sie aber auch nicht zu zerstören.

In der folgenden Zeit war ich völlig hilf- und bewegungslos und bekam mit der Zeit Einsicht in den Verlust, der mich getroffen hatte. Ich bemerkte zunächst, wie meine Persönlichkeit vorübergehend zu zerfallen drohte, wie sich deren Teile knirschend aneinanderrieben, meine frühere Betriebsamkeit, die ich nun völlig ablegen mußte, meine Pläne, meine Liebhabereien, auf die ich glaubte, völlig verzichten zu müssen. Das Stadium der Verzweiflung blieb mir erspart. Ich befaßte mich viel mit der Frage, ob und warum meine Erkrankung dem Willen Gottes entsprach. Hier kam mir zugute, daß ich mich früher viel mit ähnlichen Fragen befaßt hatte. Ich zerbrach mir den Kopf, was ich wohl aus meiner Erkrankung lernen müsse und könne. Nach diesen Wochen geriet ich in das Stadium der Depression, deren langer und schwerer Verlauf mir angekündigt wurde, die ich aber relativ rasch, etwa in einem Vierteljahr, in den Griff bekam und deren letzte Ausläufer mich nach etwa zweieinhalb Jahren verließen. Dann entstand die Angst vor der Umwelt: Würden und könnten mich meine Angehörigen und Mitmenschen noch akzeptieren. Über diese Phase kam ich durch viel Entgegenkommen gut hinweg.

Dann kam der wichtige Tag, an den ich die Kraft der Fantasie und in der Folge allmählich den dreifachen Komplex: Fantasie, Kompromissfähigkeit, Detailsicht, entdeckte, und von da an war ich über den Berg. Dazu kamen als Hilfe noch die bei Depression genannten Punkte: Gebet, Weinen, Schreiben, Gespräch. Eine schwere Belastung bedeutete für mich die Aufgabe, in meine Ruhestandsversetzung einzuwilligen. Heute habe ich nur noch etwas Angst vor dem Alter und seiner Gebrechlichkeit, vor einem Unfall oder vor einer Erkrankungen, die meine körperlichen Möglichkeiten noch weiter einschränken oder meine Familie betreffen. Denn dann wäre ich wohl wirklich auf dem Weg zum Pflegefall.

Dieser geschilderte Verlauf entspricht etwa den fünf Phasen, die Kübler-Ross für die Begleitung Sterbender entwickelt hat:

a) Nicht wahrhaben wollen.

b) Auflehnung und Aggression.

c) Verhandeln ums Überleben.

d) Kampf zwischen Depression und Hoffnung.

e) Annahme und Zustimmung.

Wenn sich heute meine Stimmung gebessert hat, so schreibt das meine Krankengymnastin der Feldenkraistherapie zu, die ich erhalte. Denn die Stimmungslage würde sich bessern, sagt sie, wenn man sich in seinem Körper wieder mehr zu Hause fühle. Das sei ein anerkanntes Feldenkraisprinzip[26].

Warten

Ich wollte im Krankenhaus stets in einen mehrjährigen Tiefschlaf versenkt werden, um die Besserung abzuwarten, die sich bis dahin ergeben hätte. Welch ein Glück, daß mir solche Flausen ausgetrieben wurden. Sie dürfen jetzt nicht auf bessere Zeiten warten. Beginnen Sie sofort hartnäckig um Ihre Genesung zu kämpfen[27]. Wenn Sie warten, bis es Ihnen besser geht, kommen Sie nie wieder auf die Beine.

Ich habe von einem Patienten gehört, der zu Hause so wenig Antrieb zeigte, daß er von seiner Frau ins Pflegeheim gesteckt wurde. Als er dort wieder laufen gelernt hatte, weigerte sich seine Frau in Erinnerung an mühselige Stunden, ihn wieder in die Wohnung zurückzuholen. Darauf reagierte der Patient mit Depression und Kräfteverfall. Das hätte er vermeiden können, wenn er seinen seelischen Motor wieder eher angeworfen hätte (↗ Depression, Initiative).

2) Krisenbewältigung

Erste Stufe

Zeit portionieren

Die Methode der Zeitportionierung eignet sich vorzüglich als ein Mittel der ersten Hilfe für alle Schwerkranken, die mit dem Schicksalsschlag, der sie getroffen hat, gar nicht fertig werden können. Meistens stellt man fest, daß die Betroffenen – abgesehen von schweren Fällen der

Sprach- und Verständnisverwirrung – unglücklich sind eher über die vorgestellten zukünftigen Folgen ihrer Erkrankung und weniger über das, was sie im Augenblick aushalten müssen. Also gilt es, die Betroffenen für ein paar Monate auf andere Gedanken zu bringen.

Gehen Sie wie folgt vor und helfen Sie dem Betroffenen, wie folgt zu denken: Sie sagen sich, ich habe mit der Erkrankung bis heute schon so und so viele Wochen ausgehalten, ohne daran zu sterben. Ich halte jetzt noch einmal die gleiche Zeit aus, ohne zu jammern oder mir meine grausige Zukunft auszumalen. Ich werde in dieser Zeit so denken, als ob ich anschließend wieder gesund wäre. Den Zeitraum, den ich mir vorgenommen habe, will ich abwarten. Nach dessen Ablauf ziehe ich Bilanz, ob meine Lage wirklich so unerträglich ist, wie ich jetzt annehme, und dabei werde ich prüfen, was bei mir besser geworden ist. Ist dann die Zeit abgelaufen, die Sie sich vorgenommen haben, so ziehen Sie genaue Bilanz und werden feststellen, daß Sie es bisher geschafft haben und nochmal genausoviel schaffen wie bisher. Dann warten Sie nochmals diese Zahl von Wochen ab, in denen Sie wieder nicht in Gedanken an Ihre Zukunft wühlen. Und wenn diese Zeit vergangen ist, dann haben Sie die Erfahrung gemacht, daß Sie das Leben, wenn auch mühsam, bewältigen können, daß Ihnen vieles leichter fällt als zu Beginn Ihrer Erkrankung und damit haben Sie die erste Etappe geschafft, die Zeit, wo Sie glaubten, in Zukunft ein Hundeleben führen zu müssen. Wie ich die zweite Etappe geschafft habe, die bis zur Bewältigung all der Fragen führte, vor die ich mich gestellt sah, das versucht diese Schrift darzustellen.

Gebet

a) Einführung: Die Ausführungen dieses Stichwortes bilden zusammen mit denen der Stichworte: "Leid" und "Warum?" eine Einheit. Lassen Sie die hier vorgetragenen Gedanken als eine Einheit auf sich wirken. Sehen Sie in den folgenden Ausführungen meinen Versuch, Sie an Erfahrungen teilnehmen zu lassen, die ich mir schwer erkämpft habe, die mir viel geholfen haben, und die ich anderen Menschen in gleicher Lage nicht vorenthalten möchte.

Ich habe schon zweimal erfahren, nach meinem Schlaganfall und nach einer Operation, daß mir die Kraft des Gebetes verloren ging. Nach dem Schlaganfall hatten die Gebete, die ich nach wie vor konnte und schätzte, jede innere Kraft und jede Reibung verloren. Sie gingen ohne jeden inneren Widerstand und ohne ein Echo zu ziehen, durch mich hindurch, und ich kam mir vor wie eine Schallplatte beim Aufsagen leerer Sätze. Damals glaubte ich, ich hätte in meinem ganzen Leben vielleicht nie gelernt, richtig gehaltvoll zu beten und daher seien alle meine entsprechenden Bemühungen vielleicht vergeblich gewesen. Doch eineinhalb Jahre später erlebte ich nach einer harmlosen Blinddarmoperation, daß ich wieder keine Kraft mehr für meine Gebete hatte. Die Ursache war hier offenbar die Erschöpfung durch den körperlichen Eingriff; und daraus schließe ich, daß die Verwandlung meiner Gebete in Gebetshülsen, die ich nach meinem Schlaganfall erlebt hatte, ebenfalls durch die Krankheit und den mit ihr verbundenen tagelangen Dämmerzustand verursacht worden war. Ich möchte diese Beobachtungen hier nur mitteilen, weil ich noch nie davon gehört oder gelesen habe. Ich kann mir aber jetzt vorstellen, daß man sich in ähnlicher, noch schwererer Bedrängnis vielleicht wirklich von Gott verlassen fühlt[28].

b) Wirkung: Im Laufe der anschließenden Monate habe ich viel Kraft durch das Gebet gefunden, und wenn ich heute glaube, daß ich mich mit meinem Schicksal abgefunden habe und seelisch einigermaßen stabil bin, dann schreibe ich das wesentlich der Hilfe im Gebet zu. (↗ Depression a. E.). Dabei überlasse ich es Ihnen, hier eine Hilfe Gottes anzunehmen oder irgendeine psychologisch wirksame Erklärung zu suchen.

Das Gebet legt sich wie eine weiche Salbenschicht auf die von Depression bedrohte Seele, heilt offenbar mit der Zeit ihre Wunden und ist so wirksam, daß man im Ernstfall rasch darauf zurückgreifen kann. Einzige Wirksamkeitsvoraussetzung scheint zu sein, daß man ohne inneren Groll auf seinen Gott, vielleicht nur fragend betet (Vergleichen Sie im Stichwort: "Depression" Guardinis Erläuterungen zu Anbetung und Gehorsam. Ich habe Bedenken bei diesem Hinweis, der dick aufgetragen erscheint. Aber hier decken sich meine Erfahrungen mit den Formulierungen des großen Religionsphilosophen).

c) Methode: Für's erste ist es gleichgültig, welche Texte und Formulierungen man für sein Beten wählt. Ein besonderes Bekehrungserlebnis oder so etwas wie eine vorherige bewußte innere Umkehr scheint nicht erforderlich zu sein, widerspricht auch wohl dem Gott der Liebe, den uns Christus gelehrt hat, und dem wir uns jederzeit unvorbereitet in die liebenden Arme fallen lassen können, widerspräche damit den kirchlichen Lehren, wonach jeder Mensch befähigt ist, sein Herz vor seinem Schöpfer auszuschütten. In einer ersten Phase scheint es zu genügen, daß man sein Herz für das Gebet bereit macht, sozusagen offen ist, im Lauf des Tages immer wieder einmal einen frommen Gedanken durch sich hindurchgehen zu lassen, der ja wohl viel wertvoller ist, als ein auswendig gelernter Gebetstext. Hieraus ergibt sich dann alles weitere. - Auch Dale Carnegie: "Sorge dich nicht - lebe!" empfiehlt den Glauben an Gott als das "allerbeste Heilmittel", um wieder "Gelassenheit, Stärke und ein Gefühl des Vertrauens zu spüren." Dazu muß der Leser kein völlig gläubiger Mensch sein oder werden (Psychologie heute 1992/8, S. 34).

Große Kraft, so werden Sie entdecken, geht von rhythmischen Wiederholungsgebeten, wie etwa dem Rosenkranz aus, der, wenn er einmal gut läuft, gar nicht so ekelhaft fad ist, wie man ihm immer nachsagt, vor allem, wenn man ihn nicht herunterleiert, sondern besinnlich spricht. Innere Kraft und Konsistenz, so werden Sie merken, enthalten die alten Hymnen der Kirche (↗ die Sammlung: "Te Deum", Herderverlag), oder die Psalmen (lesen Sie den 23.), die man nicht versäumen sollte, um innere Kraft daraus zu schöpfen. Ein kleiner Trick noch für die Rosenkranzbeter, die sich immer verzählen, wenn sie nach dem Verlust der Sensibilität in einer Hand Probleme haben, mit nur fünf Fingern gedankenverloren auf zehn zu zählen: Zählen Sie zuerst alle fünf Finger Ihrer gesunden Hand von außen nach innen, dann von innen nach außen, und schon geht es leichter. Oder lassen Sie sich einen Fingerrosenkranz besorgen, einen kleinen Ring, der sich am Finger drehen läßt, und der zehn kleinere und eine größere Verdickung hat. Und noch eine Beobachtung am Rande: Als Patient brauchen Sie ein bequem eingerichtetes Schlafzimmer, aber Ihre Gedanken gehen tiefer in einem Raum, der karg ist wie eine Mönchszelle.

d) Wunder: Sie dürfen vom Gebet aber nicht zu viel erwarten. Es gibt Orte, wo gelegentlich Wunder geschehen. Wenn Sie dort hinfahren, um selbst ein Wunder zu erfahren, werden Sie nur Enttäuschung erleben und bemerken, daß Sie mit einer falschen inneren Haltung viel von Ihrer eigenen Kraft blockieren. Jeder Versuch, mit dem Gebet irgendwelche himmlischen Mächte zu manipulieren, wird stets scheitern. Grundvoraussetzung eines jeden Gebetes ist immer eine Haltung innerer Liebe. Nur ohne Manipulation und in Liebe ist das Gebet sinnvoll. Und dann, wenn Sie sich dem öffnen, werden Sie vielleicht erleben, wie sich an bestimmten Orten die Gebetskraft der Gläubigen wie in einem Brennglas sammelt und wie Sie einen Hauch von dem verspüren, was das Stichwort: "Leid" als die Kraft des Heiligen Geistes anspricht. Fragen Sie nicht, worin sie besteht und wie sie wirkt. Aber wenn Sie Ihr Herz dem Gebet öffnen, wenn Sie sich bewußt Ihrer inneren Führung überlassen und nach einiger Zeit feststellen, daß sich unter dem Schorf Ihrer depressiven Stimmung so etwas wie neue Haut bildet und daß Sie sich mit Ihrem Schicksal ausgesöhnt haben, dann hat das sicher etwas mit dieser so oft beschworenen und völlig unbekannten Kraft des Heiligen Geistes zu tun.

Insgesamt ist wichtig: Sind Sie jetzt nicht beleidigt auf den Himmel, Sie werden immer den kürzeren ziehen. Gehen Sie davon aus, daß Gott Ihnen helfen wird, wenn Sie ihm vertrauen. Das heißt, er wird Ihnen die innere Stärke schicken, die Sie brauchen, um Ihr Leben zu meistern. Seien Sie jetzt nicht eigensinnig, öffnen Sie sich der Hilfe, die er Ihnen in Ihrem Unglück anbietet. Sie werden dann merken, daß Sie oft nur einwilligen müssen, um eine innere Schleuse aufgehen zu lassen und zu fühlen, wie Sie von Kraft erfüllt werden.

e) Regeln: Abschließend einige Regeln, die dem, der zu beten versucht, helfen können:

1) Versuchen Sie, regelmäßige Gebetszeiten einzuhalten. Benützen Sie dazu die Wartezeiten, die sich oft im Laufe des Tages ergeben.

2) Sie wissen aus dem religiösen Schrifttum, daß häufiges und ausdauerndes Beten als wichtig bezeichnet wird. Wenn die verschiedenen, kirchlich anerkannten Erscheinungen der letzten 150 Jahre diesen Punkt immer wieder betonen, so muß doch etwas dran sein.

3) Beten ist keine Stimmungssache. Gerade die großen Mystiker klagen immer wieder über Perioden der Trockenheit.

4) Beten Sie in einer Haltung der Kontemplation, der Betrachtung und inneren Ruhe.

5) Beten Sie ohne Verkrampfung und ohne Angst vor einem Programm.

6) Versuchen Sie, das eine oder andere Gebete längere Zeit zu wiederholen, auch wenn das geraume Zeit beansprucht und nicht sehr fruchtbar zu sein scheint.

7) Unterschätzen Sie nicht rhythmische Wiederholungsgebete (Litaneien, Rosenkranz).

8) Machen Sie sich immer wieder die Hauptfunktionen Ihrer Existenz klar: Freiheit und Liebe. Versuchen Sie, in Gott nicht ihren Vorgesetzten zu sehen, sondern ihren liebenden Partner.

9) Wenn Sie Ihre Schwierigkeiten geduldig auf sich nehmen (früher sagte man: in Gehorsam und Demut tragen), dann können sich Ihre Probleme im Laufe der Zeit in Freude verwandeln. Bleiben Sie dabei aber geduldig.

10) Ergänzen Sie das Gebet durch Schriftlesung.

Leid

a) Hinführung: Sie können allem Unglück, das Ihnen widerfahren ist und in Ihrem Leben vielleicht noch bevorsteht, besser standhalten, wenn Sie sich noch in gesunden Tagen, oder, falls dies schon zu spät ist, dann jetzt mit der Frage befassen, was der Sinn des Leidens ist und wie ein als gnädig verstandener Gott es zulassen kann. Viele Menschen haben schon den Glauben über Schicksalsschlägen oder über solch grausigen Erscheinungen wie Ausschwitz verloren. Viele Theologen haben sich darüber, über die Theodizee, den Kopf zerbrochen, ohne eine fertige und passende Antwort finden zu können. So können Sie etwa als Zitate aus den Apostelbriefen, die auf Hilfe im Leiden eingehen, folgende Stellen angegeben finden: 2. Kor. 12,8-10 (Meine Gnade genügt dir; denn meine Kraft kommt in Schwachheit zur Vollendung), Hebr. 12,3-13 (Denn wen der Herr liebt, den züchtigt er: In einer Zeit, die den Eltern die körperliche Züchtigung ihrer Kinder verbietet, stößt diese Stelle sicher auf Verständnisschwierigkeiten). Ich will hier an dieser Stelle nicht predigen und möchte Ihnen zur Frage des Leidens nur einige meiner Gedanken weitergeben. Mit dem Gedanken des Leides kommen Sie besser zurecht, wenn Sie die Vorstellung in sich eindringen lassen, daß Ihr Unglück nicht auf ein rachsüchtiges höheres Wesen zurückgeht, sondern Sie auf eine Aufgabe hinweisen will, die Sie nur schwer erkennen können und trotzdem lösen müssen.

Generell wird gesagt, die göttliche Vorsehung bewahre den Menschen vor dem Unglück. Dieses werde durch die Sündhaftigkeit menschlichen Verhaltens mit verursacht. Selbst wenn man das in Rechnung stellt, scheint es aber, als ob das Unglück manche Menschen nur trifft, um ihre innere Widerstandsfähigkeit auf die Probe zu stellen oder zu stärken. Ich darf nicht behaupten, ob, daß und warum solchen Menschen das widerfährt. Diese Frage muß jeder mit sich selber auskochen. Aber Auskochen heißt nicht, in einem schnellen, ungeduldigen Urteil: "Hinweg" zu sagen, sondern meint, sich die Frage monatelang immer wieder vorzulegen und durchzugrübeln. Vielleicht, wenn Sie sich darauf einlassen, verschieben sich dann bei Ihnen ein paar Akzente.

b) Gedanken: Die Angehörigen des katholischen Ritterordens vom Heiligen Grab, die von ihresgleichen sogenannten Grabler, haben das Privileg, daß bei ihrer Beerdigung die Liturgie vom Ostersonntag, also von der Auferstehung, gefeiert werden darf. Sie sollten einmal bei einer solchen Beerdigung anwesend sein und spüren, wieviel Kraft, Trost und Zuversicht davon ausgehen. Bedenken Sie weiter die Idee von der Eröffnung innerer Entwicklungsmöglichkeiten durch das Unglück. Und überlegen Sie: Wenn Sie sich durch Ihre eigenen Probleme durchgebissen haben, dann haben Sie damit einen Teil der Auseinandersetzung mit dem eigenen Sterben bewältigt, eine Aufgabe, die jeder Mensch einmal angehen muß. Sie haben also eine Aufgabe gelöst, die viele Menschen noch ungelöst vor sich herschieben. Auch das sind Überlegungen, die durchgekaut werden müssen, und wobei die Lösung, der Sie zustimmen können, bestimmt nicht deutlich auf der Hand liegt, sondern Ihnen, wenn überhaupt, dann erst eines fernen Tages klar wird. Bert Brecht läßt Galilei darauf hinweisen, daß die Austern Perlen in einer lebensgefährlichen Krankheit produzieren. Ohne leidende Auster also keine Perlenkette.

c) Bibel: In der Bibel finden Sie die Auseinandersetzung mit dem Unglück im Buch Hiob (Ijob). Hier werden großartige Gedanken vorgelegt und zum Schluß wird der Unglückliche mit dem Gedanken an das Nilpferd und das Krokodil vertröstet. Sicher werden Sie sich von einem Krokodil nicht beeindrucken lassen, sondern jeden Hinweis auf dieses Tier als Spott auffassen. Aber Sie leben ja auch nicht in einem Bauern- (und Nomaden-)volk vor zweieinhalbtausend Jahren. Schlagen Sie sich mit der Ratlosigkeit des Hiobdichters und mit seinen Argumenten herum.

Nach christlicher Lehre (Enzyklika: Veritatis Splendor Nr. 19) besteht die christliche Vollkommenheit in der Nachfolge Christi, nachdem man (wie dem reichen Jüngling empfohlen: Matthäus 19, 16 -21) dem eigenen Besitz und sich selbst entsagt hat. Vielleicht sind sie auf dem Weg zu dieser Vollkommenheit, wenn Sie die Einschränkungen durch Ihre Behinderung annehmen.

Oder lesen Sie im Lukasevangelium den Anfang des 13. Kapitels, wo der Herr erläutert, warum beim Einsturz eines Turmes Menschen sterben mußten, und wo die Frage offen zu bleiben scheint, warum ein Teil der ebenfalls in Frage kommenden Menschen verschont wurde. Und dann schlagen Sie ein paar Seiten zurück, ins 11. Kapitel, Vers 5 -14. Dort steht: "Bittet eindringlich, dann wird Euch gegeben". Und Sie erinnern sich Ihrer eindringlichen, bisher vergeblichen Bitten und neigen dazu, die Stelle für eine Übertreibung zu halten, die man am besten nicht wörtlich versteht, und dann nehmen Sie noch aus dem soeben gelesenen 13. Kapitel die Frage dazu, ob die Erfolglosigkeit Ihrer Bitten vielleicht daran liegt, daß Sie sich noch nicht bekehrt haben, und Sie fragen sich, wie echte Bekehrung aussehen müßte, damit sie zusammen mit Ihren Bitten wirkungsvoll wird. Und dann lesen Sie die angegebene Stelle genau zu Ende. Dort steht, daß Sie auf Ihre inständigen Bitten hin mit dem Beistand des Heiligen Geistes rechnen dürfen. Und wenn Sie diesen Satz auf sich wirken lassen, dann sagen Sie entweder: "Dummes Zeug" oder Sie finden, es wäre doch ganz patent, wenn Sie einsehen könnten, warum es Sie erwischt hat. Und dann setzen Sie sich ruhig in eine Ecke und versuchen, den Heiligen Geist mit seinen sieben Gnadengaben in sich einziehen zu lassen, und fragen nach der Aufgabe, die vor Ihnen liegt und darauf wartet, daß Sie sie angehen.

Oder denken Sie folgendermaßen: 1) Ich empfinde mein Unglück, auch unter Berücksichtigung weiterer dadurch eröffneter, seelischer Entwicklungsmöglichkeiten, als Unrecht. 2) Gott ist die absolute Gerechtigkeit. 3) Punkt 1 verträgt sich mit Punkt 2 nur, wenn ich annehme: Die Herrlichkeit, die uns im Jenseits erwartet, muß so unheimlich groß sein, daß daneben alles Unglück auf Erden zu einem Nichts schrumpft – also quasi zu einer „quantité negligeable" wird.

War das jetzt gepredigt? Dann entschuldigen Sie, wenn ich meine Spielregel übertreten habe. Aber ich habe wenigstens nicht behauptet, Sie müßten sich ändern. Es ist nur möglich, daß Sie sich zu Ihrem Vorteil ändern und eines Tages Ihr Unglück nicht mehr so schwer spüren wie noch jetzt.

Wenn Sie sich mit der Frage nach dem Leiden noch näher auseinandersetzen wollen, dann lesen Sie in dem Buch von Viktor E. Frankl: "Der Mensch vor der Frage nach dem Sinn", (Serie Piper) das Kapitel über den Sinn des Leidens, wo auf drei Säulen hingewiesen wird, die Freiheit des Willens, den Willen zum Sinn, den Sinn des Leidens, und wo ergänzend der Aufgabencharakter des Lebens betont wird.

Warum

a) Fragen: Sie liegen in Ihrem Krankenbett und zermartern sich den Kopf: "Warum hat es mich erwischt, ausgerechnet mich? Warum mußte ich vor 14 Tagen ausgerechnet diese Arbeit erledigen, die mir dann zuviel wurde? Warum ist da kein Schutzengel dazwischen gekommen? Was hat das Ganze für einen Sinn? Warum kann es mir nicht bessergehen? Ich habe ja alles eingesehen, was ich falsch gemacht habe und werde es in Zukunft besser machen." Sie werden jetzt keine Erörterungen über das Unglück quasi in Pulverkaffeeform finden. Seien Sie deshalb ergänzend auf die Stichworte: "Leid" und "Gebet" hingewiesen.

b) Lösung A: Nur eine kleine Geschichte sei erzählt: Ich unternahm eine Reise zu einem Ort, wo Menschen leben, die von Ihrer Umgebung als fromme Seher angesehen werden. Dort stellte ich die Frage nach dem Warum und erhielt zur Antwort: "Danken Sie Gott dafür, daß er Ihnen dieses Unglück geschickt hat. Er bietet Ihnen damit eine Chance, etwas zu lernen, was Ihnen sonst nicht möglich wäre. Nutzen Sie diese Chance aus, die viele Ihrer Mitmenschen nicht haben." Wenn Sie jetzt mit dieser Antwort nichts anfangen können, dann legen Sie sie für ein halbes Jahr beiseite und prüfen Sie dann, ob Ihnen die Antwort etwas hilft.

c) Lösung B: Auf die Frage nach dem Warum schlägt das Buch: "Krankheit als Weg" von Thorwald Dethlefsen (Goldmann TB) einen völlig anderen Lösungsweg ein. Danach geht Ihr Schlaganfall höchstwahrscheinlich darauf zurück, daß Sie sich mit den Konflikten, vor die Sie das Leben gestellt hat, nicht auseinandergesetzt haben. Sie haben Ihre Probleme auf irgendeine Weise verdrängt, sie nicht wahrhaben wollen und sie jahrelang nicht gesehen. Als Reaktion hat Ihnen Ihr Körper Warnungen geschickt, die Sie überhört haben, erst Funktionsstörungen, dann akute körperliche Störungen, dann chronische Störungen und schließlich, als Sie immer noch blind waren, einen unheilbaren Schaden, der allerdings nicht in einem bestimmten, festen Verhältnis zu Ihrer vorhergegangenen Blindheit steht.

Wenn Sie diese Darlegungen für Ihren Fall in Erwägung ziehen, dann wäre Ihre Erkrankung also keine Fügung des Himmels, um in Ihnen besondere Fähigkeiten zu wecken. Sondern der Schlaganfall wäre ein Hilfeschrei Ihres Körpers, damit Sie endlich so vernünftig werden, wie es andere Menschen schon längst sind. Ihre Erkrankung ginge demnach zurück auf Ihre Unfähigkeit, Ihre eigenen Probleme zu sehen und damit fertig zu werden.

Lassen Sie sich durch diese Darlegungen jetzt aber nicht zu einem Standpunkt verleiten, der in der Psychiatrie schon seit Jahrzehnten überholt ist und der auch gegen die Grundlagen des

Christentums sprechen würde. Das wäre die Meinung, daß Ihre Erkrankung eine Folge Ihrer (bitte jetzt nicht falsch zu verstehen) "Sünden" ist. Gegen eine solche Auffassung sprechen sich die Evangelien mehrfach entschieden aus (↗ etwa Lukas, Anfang des 13. Kapitels).

Wunder

Glauben Sie nur daran, daß der Himmel vorhat, an Ihnen seine Kraft zu zeigen, ein Wunder zu tun und Sie plötzlich gesund zu machen. Schließlich haben Sie ja jetzt Ihren Fehler, der Sie krank gemacht hat, eingesehen und einer Besserung steht somit nichts mehr im Weg. Sie werden aber noch feststellen, wie weit es ist von dieser Einsicht in einen Fehler bis zum Abschluß der inneren Entwicklung, die sich mit dieser Einsicht verbindet. Sie wollen Einzelheiten dieses Weges erfahren. Ich kann Ihnen hier keine Details schildern. Sie hängen vom Ausmaß Ihrer Depression und von Ihrem – meist sinnlosen – inneren Trotz ab. Die eintretende Klärung wirkt auf Sie, wenn Sie bereit sind, etwas wahrzunehmen – und diese Bereitschaft müssen Sie zunächst erst einmal schaffen –, wie wenn Sie auf einem schönen Aussichtspunkt im Nebel stehen, und bald hier, bald dort der Dunst aufreißt und Sie die Weite der Landschaft erahnen läßt. Sie müssen sich den Weg zur Klarheit mit viel Grübeln erkämpfen und immer fester bahnen. Noch stehen Sie an einem Anfang und haben wohl nur eine leichte Ahnung von den Gedanken, die Sie noch durchkauen müssen. Wenn Sie sich diese Entwicklung erleichtern wollen, versuchen Sie, ihre Gedanken schriftlich festzuhalten und zu durchdringen. Sie werden feststellen, daß die schriftliche Ausarbeitung, im nötigen zeitlichen Abstand, manche Probleme geringer werden läßt. Aber noch sind Sie ja nicht soweit, noch glauben Sie an das Wunder. Glauben Sie nur daran, daß der Himmel den unglaublichen Irrtum rückgängig machen muß, der ihm bei Ihnen passiert ist. Sie werden solange an das Wunder glauben und aus dieser Hoffnung Kraft schöpfen, bis Sie Ihre Erkrankung als unabänderlich angenommen haben, und dann, ja dann ist das Wunder entbehrlich geworden, und Sie stehen mitten drin im eisernen Training, das Sie allein weiter bringt. Und jetzt lassen Sie sich fragen. Ist diese Wandlung, die Ihnen da widerfahren ist, nicht selbst schon ein kleines Wunder.

Ordensleben:

Eines Tages können Sie feststellen, daß Ihnen die mit Ihrer Erkrankung verbundenen Einschränkungen ein Leben auferlegen, wie man es ähnlich im Kloster führt. Kennen Sie die zentralen Ordensgelübde? Armut – Arm sind Sie in Grenzen infolge Ihrer vorzeitigen Pensionierung und weil die Erfüllung vieler Ihrer Wünsche zu teuer geworden ist. Gehorsam – Sie müssen täglich geduldig warten, bis Ihnen jemand Ihre Wünsche erfüllt; denn Sie sind nicht mehr der große Boß, der nur grunzen muß und alles springt. Keuschheit – Es liegt auf der Hand, daß, abgesehen von fehlenden Gelegenheiten, Ihre Anhänglichkeit (hoffentlich ist es Liebe) zu Ihrem unentbehrlich gewordenen Partner Sie von allen Abenteuern abhält. Neben diese drei Grundgelübde tritt bei manchen Orden noch die "stabilitas loci", die Ortsgebundenheit. Auch Ihr Auslauf ist fürs erste nicht größer als der im Kloster. – Sie sehen, Sie sind in der gleichen Lage wie eines jener armen Mädchen, die man vor 1000 Jahren über Nacht ins Kloster steckte, weil es jemandem so besser in den Kram paßte. Je eher Sie diesen Vergleich Ihrer Lage mit der eines Mönches, einer Nonne für sich akzeptieren, umso eher wird Ihr Leben wieder sinnvoll. Nehmen Sie Ihr "Mönchsein" an.

Zweite Stufe

Die nächsten wichtigen Gedanken der Krisenbewältigung finden Sie nochmals zusammengefaßt im Punkt Soziale Rehabilitation - Hobbies

Verzicht

Ihre Erkrankung verlangt von Ihnen, in Zukunft auf vieles zu verzichten, was Sie bisher als lebensnotwendige Hobbies oder Genüsse angesehen haben. Haben Sie keine Angst, Sie lernen, mit diesen Einschränkungen zu leben, vor allem dann, wenn Sie nicht den Fehler vieler Mitmenschen gemacht haben, die bis zum 65. Lebensjahr hart arbeiten und dann das Leben genießen wollten. Haben Sie Ihr Leben so aufgebaut, so haben Sie mit dem Schlaganfall eine schwer verdauliche Niete gezogen. Sie sollten möglichst stets so leben, daß sich Arbeit und Vergnügen bzw. Erleben die Waage halten. Nur dann bringen Sie in Ihre Notlage soviele Erinnerungen mit, daß Sie davon jahrelang zehren können. Drei Dinge erleichtern Ihnen den Verzicht, den Sie jetzt akzeptieren müssen. Das ist zum einen Detailsicht, also die Entwicklung Ihrer Fähigkeit, die Farbigkeit des Lebens deutlicher als bisher zu sehen und sich an kleinen Eindrücken zu erfreuen. Dazu kommt Ihre neu erworbene Fähigkeit, mit Kompromissen zu leben, also mit einem Teil des Ganzen zufrieden zu sein. So wird Ihnen etwa Tischtennisspielen Freude machen, auch wenn Sie nicht mehr wie früher umherspringen können und viele Eckbälle nicht erwischen. Als nächstes kommt Ihre Fantasie hinzu, die Ihnen hilft, für manche Probleme Ihres Lebens eigene Lösungen zu finden. Wenn ich jetzt noch schreibe, daß Sie infolge Ihrer Erkrankung wahrscheinlich viele Dinge Ihres Lebens anders als früher bewerten, so werden Sie geneigt sein, das als dummes Geschwätz abzutun. Aber verplappern Sie sich nicht zu früh. Lassen Sie einige Zeit und Überlegung ins Land gehen und sehen Sie dann, ob sich für Sie etwas geändert hat. Zum Schluß möchte ich Ihnen eine Angst nehmen: Wenn Sie, wie beschrieben, gelernt haben, auf manches verzichten zu können, so ist das nicht der Beginn einer inneren Abstumpfung. Sie bleiben zunehmend für Feinheiten ansprechbar. Und nun seien diese drei Punkte detailliert dargelegt.

Fantasie

Eines Tages hängen Sie wieder einmal sehr trübsinnig in Ihren Kissen. Sie denken darüber nach, wie schal das Leben für Sie geworden ist und auf wieviele Dinge Sie verzichten müssen. Sie überlegen auch, mit welchen Notlösungen Sie sich behelfen können und auf einmal durchzuckt Sie der Blitz der Erkenntnis. Ihnen wird schlagartig klar, daß Sie viele Ihrer Probleme mit Hilfe Ihrer Fantasie lösen können. Sie zeigt Ihnen Mittel und Wege, mit Ihren Schwierigkeiten fertig zu werden. Sie erleichtert es Ihnen, Ihre Hobbies in angepaßter und abgeänderter Form weiter auszuüben. Sie können Ihrer Fantasie die schöpferische Arbeit erleichtern, wenn Sie bereit sind, sich selbst gegenüber anzuerkennen und einzuräumen, daß Sie in mancher Beziehung beeinträchtigt sind, und wenn Sie sich dazu verstehen können,

Kompromisse einzugehen. Sie müssen bereit sein, eine abgewandelte Form für das Ganze anzunehmen. Lassen Sie sich das an einem Beispiel erläutern: Solange Sie abgegrämt in Ihren Kissen liegen und dem Himmel Vorwürfe machen, weil Sie nicht mehr musizieren können, solange wird Ihnen vor lauter Vorwürfen nichts Gescheites einfallen. Räumen Sie dagegen ein, daß es jetzt für einige Zeit mit dem Musizieren vorbei ist, und erklären Sie sich Ihrem Inneren gegenüber bereit, sich auch auf eingeschränkte Formen der Musikausübung einzulassen, dann – und jetzt lesen Sie im Stichwort: "Musik" nach, was es dazu alles an brauchbaren Möglichkeiten gibt. Sobald Sie die Kraft der Fantasie entdeckt haben, geht es mit Ihnen aufwärts. Es gibt kein Problem, zu dem Ihnen nicht Lösungsansätze einfallen, wenn Sie erst einmal aus der Talsohle herausgekommen sind und Ihrer Seele gestattet haben, freischöpferisch tätig zu sein. Das Vergnügen, das Ihnen Ihre verschiedenen Hobbies früher bereitet haben, kehrt wieder, und manche Ihrer Probleme haben sich in Luft aufgelöst. Beachten Sie aber auch hier den Satz: "Probieren geht über Studieren". Manches, was Sie sich als kinderleicht ausführbar vorstellen, läßt sich nicht realisieren, weil es an irgendwelchen physikalischen Gegebenheiten scheitert, die Sie sich nicht ausreichend klar gemacht haben.

Detailsicht

Wenn Sie einige Monate von der Außenwelt abgeschnitten im Krankenhaus liegen, entdecken Sie plötzlich die Freude an kleinen beschaulichen Dingen. Wo Sie vorher eine Tulpenreise durch ganz Holland machen mußten, um in Stimmung zu kommen, genügt Ihnen jetzt ein liebevoll gepflegtes Tulpenbeet. Im Gewächshaus des Botanischen Gartens werden Sie überrascht feststellen, wie vielerlei Grünfarben und wie viele Blattformen es gibt. Und im Zoologischen Garten werden Sie sichtlich sauer, wenn Sie bei den Pavianen nur fünf Minuten zuschauen dürfen, weil die Familie zu den Eisbären drängt. Diese Einfühlsamkeit ins Detail ist etwas, das Sie in Ihrem ganzen bisherigen Leben so noch nicht erlebt haben und was Sie vielen Ihrer Mitmenschen überlegen macht. Wenn Sie diese Fähigkeit, Details wahrzunehmen und zu genießen, sorgfältig pflegen, werden Sie Ihrem künftigen Leben viel mehr an Reizen abgewinnen können, obwohl die Krankheit die auf Sie einströmenden Reizmengen deutlich reduziert. Diese Detailsicht wirkt im Ergebnis so, als wenn Ihnen die Krankheit ein Mikroskop eingesetzt hätte. Es sei nicht verschwiegen, daß diese Eigenschaft besonders dann zum Tragen kommt, wenn Sie in Ihrem bisherigen Leben schon vieles gesehen oder erlebt haben, so daß alles, was Sie jetzt sehen oder wahrnehmen, Erinnerungen an Gewesenes in Ihnen hervorruft und vertieft.

Kompromiß

Stellen Sie sich darauf ein, daß Sie in Ihrem künftigen Leben viele Kompromisse schließen müssen. Denn vieles von dem, was Ihnen bisher lieb war, werden Sie nur mehr weiter betreiben können, wenn Sie Kompromisse eingehen. Lesen Sie dazu etwa die Stichworte: "Musik", "Tanzen", "Tischtennis". Sie müssen bereit sein, auf einen Teil von dem zu verzichten, was zur vollen Ausübung Ihrer Hobbies dazu gehört. Wenn Sie innerlich zu dieser Anpassung bereit sind, so werden Ihnen Mittel und Wege einfallen, wie Sie einen Teil des früheren Vergnügens zurückgewinnen können. Die innere Offenheit, mit Einschränkungen zu leben, wird Ihnen viele Hilfsmöglichkeiten erschließen. Diese Umstellung - wenn Sie Ihnen gelingt - ist ein Zeichen dafür, daß Sie infolge Ihrer Krankheit beginnen, die für Sie wichtigen Werte des Lebens anders zu sehen als früher.

Weinen

Wenn Sie sich infolge Ihrer gedrückten Stimmung gelegentlich den Tränen nahe fühlen, dann spielen Sie nicht den Indianer, der am Marterpfahl nicht mit der Wimper zuckt, sondern lassen Sie die Tränen zu und heulen Sie sich einmal richtig aus. Sie werden merken, wie sich Ihr Gram gleich Eisschollen bei der Schneeschmelze in ganzen Platten von Ihnen löst und vielleicht auf Nimmerwiedersehen verschwindet. Dieses Weinen, das Sie erleichtert, dürfen Sie nicht verwechseln mit der Jammerdepression (↗ Depression) und mit der Neigung zum Weinen, die als Übergangserscheinung in den ersten Monaten nach Ihrer Erkrankung auftreten kann.

Alltag und Krisenbewältigung

Schuldzuweisungen

Dieser Punkt spricht den Betroffenen und seinen Partner an. Langsam haben Sie eingesehen, wieweit Ihre Erkrankung auf Ihr eigenes Verhalten zurückzuführen ist, ob und wieweit Sie sie also selbst verschuldet haben. Oder Sie glauben, daß Ihr erkrankter Partner an dem Unglück, das ihn getroffen hat und das auch Sie stark belastet, selbst schuld war. Sie bringen es aber nicht fertig, über diese Punkte zu sprechen. Sie schieben die Selbstvorwürfe gegen sich oder die Schuldvorwürfe gegen Ihren Partner ständig vor sich her. Dann können diese unausgesprochenen Dinge mit der Zeit wie der winterliche Schnee, den Sie beim Schneeräumen vor sich herschieben, immer schwerer werden und Ihre Beziehung immer stärker belasten. Fassen Sie sich ein Herz und sprechen Sie mit Ihrem Partner über diese Punkte: "Was war ich doch für ein Rindvieh". "Es fällt mir schwer, neben Dir auszuhalten. Aber ich will es versuchen." Drohen Sie Ihrem Partner nicht damit, daß Sie ihn verlassen. Das haben Sie gar nicht nötig. Denn die Last der Erkrankung wird im Lauf der Jahre immer leichter. Durch die Drohung des Verlassens würden Sie den anderen im Grunde seiner Seele zutiefst verunsichern. Was er braucht, ist das Gefühl, auf Sie bauen zu können. Aber sprechen Sie Ihre Gedanken aus. Sie werden sehen, auf diese Weise gelingt es Ihnen, Ihre seelischen Probleme zu erkennen, am Wachsen zu hindern und in den Griff zu bekommen. Und Ihre belastete Beziehung blüht auf.

Verdrängung

Viele Schlaganfallpatienten neigen dazu, die Folgen ihrer Erkrankung nicht wahrnehmen zu wollen, sie zu verdrängen. Sie wollen nicht sehen, in welchen Punkten sie (zusätzlich zu dem, was sie augenfällig wahrnehmen) eingeschränkt sind. Man muß ihnen erst in monatelanger, zeitraubender Arbeit beibringen, sich so zu sehen, wie sie sind. Denn nur Schwierigkeiten, die man eingesehen hat, kann man angehen (↗ Verarbeitung). Diese Verdrängung ist sicher verständlich, sie trägt dazu bei, daß Sie sich unter Einsatz aller Ihrer Kräfte über Ihre Einschränkungen hinwegsetzen und somit dazu beitragen, sie zu überwinden (↗ Depression Ende sowie David Golfman "Lebenslügen und einfache Wahrheiten", Beltz-Verlag). Gleichzeitig kostet diese Verdrängung viel Zeit und Kraft. Rasen Sie also nicht in sinnloser Verkrampfung gegen sich selbst. Räumen Sie ein, daß Sie, ob nun aus eigener Dummheit oder aus Schicksalsfügung, behindert sind und sein werden und öffnen Sie Ihrer Seele den Weg, zu sehen, in welchen Punkten es bei Ihnen fehlt. Ihre Seele wird sich dafür revanchieren und Ihnen Vorschläge machen, wie Sie Ihre Probleme überwinden können.

Verarbeiten

Verarbeiten, das heißt, schlucken und sich damit abfinden, müssen Sie nach einem Schlaganfall mehrere Tatbestände, wenn Sie sich ihrer erst einmal bewußt geworden sind (↗ Verdrängen). Das ist einmal der Umstand, daß Sie wahrscheinlich für den Rest Ihres Lebens körperlich und mit der Chance der Erholung geistig behindert sind, dann der Verzicht auf manche Ihnen liebe Hobbies, und schließlich die Tatsache, daß Sie wahrscheinlich aus dem Berufsleben ausscheiden werden. Zu diesen Sachverhalten und den Möglichkeiten, sie zu bewältigen, ist in dieser Schrift einiges ausgeführt. Das erste halbe Jahr nach Ihrer Erkrankung bewältigen Sie mit der Ersten-Hilfe-Methode der Zeitportionierung (↗ dort). Verzögern Sie den Anpassungsprozeß nicht dadurch, daß Sie jahrelang falsche Hoffnungen und den Glauben an ein Wunder mit sich herumtragen. Sicher, die Wunderhoffnung kann Ihnen Kraft geben, durchzuhalten, aber Sie müssen sie dämpfen, damit sie Ihre inneren Kämpfe nicht allzusehr verlängert. Gehen Sie davon aus, daß Sie anstatt eines Wunders für den einen oder anderen Punkt eine Möglichkeit der Anpassung finden, die Ihnen die Sache erträglich macht. Sie müssen einige Monate Zeit dafür ansetzen, bis Sie das, was Ihnen bevorsteht, innerlich verarbeitet haben. Gehen Sie davon aus, daß Sie den Zustand eines glücklichen, zufriedenen, mit seinem Geschick ausgesöhnten Menschen erreichen können.

Geduld

Der Schlaganfall ist eine Krankheit, die viel Geduld erfordert. "Du brauchst jetzt jahrelang viel Geduld" war das erste, was mir eine Ärztin aus meiner Verwandtschaft sagte. Sie selbst und Ihre Angehörigen brauchen jetzt Geduld, aber auf Jahre hinaus, das ist die wichtigste Eigenschaft, die Sie entwickeln müssen. Wenn Sie jetzt denken: "Fluch sei vor allem der Geduld!", dann holt Sie, wie seinerzeit beinahe den Doktor Faustus, der Teufel, dem Sie nur mühsam mit einem blauen Auge entkommen werden. Diese Geduld muß der Gegenspieler der Konsequenz und des Eigensinnes sein, die Sie jetzt einsetzen müssen. Die Konsequenz sagt Ihnen, das erreichbare Ziel durchzusetzen, zB. den Fuß so zu drehen und zu belasten, wie es sein soll. Die Geduld sagt Ihnen, jahrelang nicht aufzugeben und nicht kleinmütig zu werden. Nur wenn Sie diese Geduld aufbringen und entfalten, ist Ihnen überhaupt noch zu helfen. Geduld können Sie üben, wenn Sie in der Küche mit einer Hand Gemüse klein schneiden[29].

Konsequenz

Wenn Sie etwas erreichen wollen, wenn sich Ihr Zustand bessern soll, dann müssen Sie konsequent sein, vielleicht sollte man ergänzen, und eigensinnig – vielleicht besser ausgedrückt: zielstrebig. Das heißt, Sie müssen erkunden, worauf es bei Ihnen ankommt und was Sie erreichen können. Dieses Ziel müssen Sie beharrlich ansteuern. Man erlebt immer wieder, daß in aussichtslosen Fällen nach Jahren eine Besserung eintritt. Warum? Weil der betreffende Patient hartnäckig und konsequent geübt und tagaus, tagein immer wieder die gleichen Übungen gemacht hat, bis die ständig sich wiederholenden Impulse im Gehirn einen neuen Weg gebahnt haben.

Initiative

Viele Patienten, vor allem, wenn sie schon älter sind, bringen den inneren Schwung nicht mehr auf, einen neuen Anfang zu machen und den Versuch eines neuen Lebens zu starten. Sie hängen durch, lassen alle Hilfeleistungen geduldig über sich ergehen und sind ohne jeden Auftrieb. Das hat zur Folge, daß sich ihre körperliche und seelische Lage nicht so bessert, wie es sein könnte, daß sie immer noch zu Hause sitzen, anstatt munter durch die nächsten Straßen zu rollen. Die Folge kann sein, daß ihre Angehörigen die Lust verlieren, sich um sie zu kümmern, und daß sie sie in ein Heim stecken. Und wenn sie dann eines Tages in Schwung gekommen sind, haben sie niemanden mehr, der sich um sie kümmert (↗ Warten).

Es ist sicher schwer, sich mit 70 Jahren den nötigen inneren Ruck zu geben, aber wenn Sie es nicht tun, verschenken Sie letzten Endes Jahre an Lebensqualität. Wenn Sie sich zusammenreißen und sich vornehmen, den Weg durch die Durststrecke, die Sie durchqueren müssen, mit Geduld und Konsequenz zu gehen (↗ diese beiden Stichworte), dann sind Sie aus dem Gröbsten heraus. Aber warten Sie nicht, bis Sie eines Tages wieder Lust bekommen, Ihr Leben in die Hand zu nehmen. Der Startschuß muß von Ihnen kommen und zwar möglichst bald. Meditieren Sie dazu gelegentlich über den Satz: Der Anfang ist schon die Hälfte des Ganzen.

Gewöhnung

Monate über Monate gehen ins Land, in denen Sie allmählich beginnen, Ihre Behinderung als weniger störend zu empfinden und in denen Sie täglich eifrig Ihre Übungen machen. Manches von dem, was Sie früher gerne getan haben, gelingt in akzeptabler Annäherung immer besser. Im Bett drehen Sie sich um, als wenn nichts gewesen wäre, und plötzlich stellen Sie fest, Sie sind auf dem besten Weg, sich an Ihre Behinderung zu gewöhnen. Auch Sie können diesen Zustand erreichen. Er setzt voraus, daß bei Ihnen verschiedene Faktoren ins Gleichgewicht kommen: Sie haben Ihre Behinderung gedanklich durchgearbeitet und sich damit abgefunden, daß Sie dank intensiven Übens die Grenzen des Ihnen Möglichen erreicht haben. Sie sind in der Lage, dies und das, woran Ihnen sehr liegt, selbst zu tun. Dank lieber Angehöriger hat sich Ihre Einstellung zum Leben wieder normalisiert. Den negativen Punkten Ihrer Behinderung stehen etwa gleich starke Gegenkräfte der Bejahung gegenüber. Wenn Sie nun vernünftig und ohne Ehrgeiz leben, kommen Tage der Entspannung, an denen Sie ein positives Lebensgefühl entwickeln, so wie Sie es noch von früher her kennen. Jetzt dürfen Sie bloß eines nicht tun: die Hände über dem Bauch verschränken und alles treiben lassen. Nein: Hier gilt: Wer rastet, der rostet. Üben Sie weiter, kämpfen Sie gegen die Gefahr der Spastik, versuchen Sie Ihre Kräfte zu erweitern, indem Sie Ziele anstreben, die etwas über dem liegen, was Sie schon erreicht haben. Und wenn Sie den

Ausgleich zwischen Gewöhnung und vorwärts strebender Zufriedenheit gefunden haben, dann haben Sie eine beachtliche Etappe auf dem Weg zur vollen seelischen Wiedergesundung zurückgelegt.

Tagebuch

Beginnen Sie Tagebuch zu führen, wenn sie aus dem Krankenhaus entlassen werden. Das ist aber nicht für Ihre Herzensergüsse bestimmt, sondern Sie sollen darin den Fortschritt Ihrer Genesung vermerken, vor allem, wann Sie welche Leistungen erreicht haben. Derartige Dinge vergißt man sehr rasch und ein Blick in das Tagebuch kann Ihnen dann klar machen, daß es im letzten Jahr doch schön aufwärts gegangen ist. In das Buch oder Heft können Sie auch die hauptsächlichsten Beanstandungen Ihrer Krankengymnastin aufnehmen oder versuchen, etwaige Zusammenhänge zwischen dem Wetter und Ihrer Stimmung festzuhalten.

3) Beziehungen

Zu Mitmenschen

Angehörige

Über Angehörige ist aus zwei Aspekten zu schreiben:

a) Das Verhalten der Angehörigen zum Kranken:

Der Kranke ist jetzt ganz auf Sie angewiesen, auf Ihre Pflege, auf Ihre Geduld, ihm beizustehen, auf Ihre Zuwendung, auf Ihre Nachsicht mit seinen Fragen. Wesentlich ist, daß Sie dem Patienten ohne Jammern gegenübertreten, daß er sich von Ihnen bejaht fühlt. Stellen Sie sich darauf ein, daß Sie in den nächsten Jahren viel Geduld aufbringen müssen, und daß der Kranke nur dann Fortschritte machen kann, wenn Sie ihn dazu anhalten, täglich hart und konsequent zu üben. Besuchen Sie den Patienten im Krankenhaus möglichst oft, führen Sie möglichst viele Informationsgespräche mit dem Arzt und den Schwestern, legen Sie Gewicht auf baldigen Beginn der physikalischen Maßnahmen (Bewegungsübungen), informieren Sie sich über die Übungen, die der Patient macht, sprechen Sie mit den Sozialarbeitern des Krankenhauses über die Probleme, die nach der Entlassung auftreten können.

Die Punkte, auf die es jetzt ankommt, finden Sie in dem Buch von Grond (↗ Literaturverzeichnis Buchst. a)). Sie müssen dem Kranken helfen, mit seiner Behinderung körperlich und seelisch zurechtzukommen, wieder selbständig zu werden, Beweglichkeit, Kraft, Geschicklichkeit zu entwickeln, Kontakte zu finden und zu erweitern. Die Angehörigen haben die große Aufgabe, den Patienten vor vier Gefahren zu bewahren, die seine Gesundung gefährden: Überversorgung, die den Patienten unselbständiger macht, als er eigentlich ist, Überforderung, die ihm mehr Kraft abfordert, als er aufbringen kann, Auflehnung bzw. Aggression, Depression (↗ die genannten Stichpunkte). Probleme im Zusammenleben mit Behinderten erörtert gründlich zusammenfassend die Schrift: "Der Schwerbehinderte", die Sie bei Ihrer Hauptfürsorgestelle bekommen.

b) Das Verhalten des Kranken zu den Angehörigen:

Als Kranker sind Sie in den nächsten Jahren sehr auf Ihre Angehörigen angewiesen. Diese sind infolge Ihrer Erkrankung und wegen der damit verbundenen Sorgen wahrscheinlich schon längst am Ende ihrer Kraft. Machen Sie sich selbst klar, daß Sie vielleicht zu Fehlhaltungen neigen, die Ihrer Familie das Leben schwer machen. Von vielen Patienten sagt man, sie würden Ihre Angehörigen ausnützen und bis zu deren Tod aufarbeiten. Manche sagen sogar, Schikane der Angehörigen gehöre mit zum Krankheitsbild des Schlaganfalles und die Angehörigen seien oft schlechter dran als der Patient. Lesen sie dazu das Stichwort "Behindert", versuchen Sie die dort genannten Haltungen an sich zu erkennen und zu beseitigen. Akzeptieren Sie Ihre Lage, kämpfen Sie gegen Aggression, Provokation und Verzweiflung. Seien Sie großzügig zu Ihren Lieben, achten Sie darauf, daß diese sich erholen können, schicken Sie sie rechtzeitig in den Urlaub, sorgen Sie dafür, daß sie sich bei Ihnen wohlfühlen, gerne mit Ihnen zusammenleben und von Zeit zu Zeit Grund haben, sich über ein paar Blumen zu freuen.

c) Alle Beteiligten, der Kranke und seine Angehörigen, müssen und dürfen sich darüber klar werden, daß die Last, die die Erkrankung über sie gebracht hat, jeden Monat leichter wird.

Bezugsperson

Einen Schlaganfall übersteht der Patient ohne Verschlechterung seiner seelischen Lage, wenn er eine Bezugsperson hat, das ist ein Angehöriger, der Ehepartner, ein Freund, eine Freundin, der Lebensgefährte, die Zeit haben, sich uneingeschränkt dem Patienten zu widmen. Es ist wichtig, daß der Patient während seiner schwierigen ersten Wochen und Monate jemanden an seiner Seite hat, von dessen unerschütterlicher Zuneigung er sich getragen weiß, und der täglich einige Stunden Zeit für ihn erübrigen kann und will. Von der Existenz eines solchen Partners hängt es wesentlich ab, wie schnell es mit dem Kranken aufwärts geht. Wer keine solche Bezugsperson hat, die ihm beisteht, der gehört wirklich zu den Ärmsten der Armen. Man sagt, ältere Schlaganfallpatienten (ca. 70 Jahre) würden nach ihrer Erkrankung vielfach von ihren Ehefrauen verlassen, die sich damit für ein Leben unter der Herrschaft eines Patriarchen rächen wollten. Die Ehefrauen jüngerer Patienten (ca. 50 Jahre) würden vielfach bei ihren Männern bleiben.

Kinder

Sie machen sich Sorgen, genauso wie ich, ob Ihr Schlaganfall die Beziehungen zu Ihren Kindern (Ihrem Kind) trübt. Haben Sie keine Angst, es liegt an Ihnen, alles zum Besten zu wenden. Das Kind soll Sie schon im Krankenhaus oft besuchen und soll erleben, daß die Eltern dem Schicksalsschlag aufgeschlossen gegenüberstehen. Nehmen Sie sich viel Zeit für Ihr Kind, es wird Ihnen dafür dankbar sein. Lassen Sie es an Ihren Erfolgen teilnehmen. Stellen Sie sich positiv zu seinen Freund(inn)en und versuchen Sie zu erreichen, daß einige Ihrer Bekannten mit dem Kind das treiben, was Sie nicht mehr können und was das Kind ein wenig vermißt, zB. Fangen und Rolzen oder auch Bergsteigen. Wesentlichen Einfluß hat die Haltung des gesunden Elternteils. Im Ergebnis finden Sie die Liebe wieder, die Sie investieren.

Nachbarschaft

Nach Ihrer Heimkehr aus dem Krankenhaus sind Sie immer wieder auf Hilfe durch Ihre Nachbarn angewiesen, zum einen deshalb, weil Sie die zarten Kräfte Ihrer Frau schonen müssen und zum anderen, weil viele Aufgaben anfallen, mit denen Sie überfordert sind: Sie brauchen im Haushalt Hilfe für kleine Reparaturen, die Sie zwar immer noch, aber jetzt nur noch sehr zeitraubend erledigen können. Sie brauchen Hilfe für die zahllosen anfallenden Transporte, zur Krankengymnastin, zum Arzt, vielleicht zum Arbeitsplatz, für Ihre Gehübungen, vielleicht für Besorgungen. Pflegen Sie daher, wenn Sie das noch nicht getan haben, die Beziehungen zu Ihrer Nachbarschaft. Eine hilfsbereite Schwiegertochter in Flensburg nützt Ihnen nichts, wenn Sie in München wohnen. Sie brauchen Helfer im Umkreis von 500 Metern.

Vielleicht gibt es in Ihrer Nähe irgendwelche Vereinigungen, in denen Sie tätig sein können oder in denen ein Kopf gesucht wird, der zwar nicht mehr viel werkelt, aber den Überblick behält. Also holen Sie nach, was Sie soviele Jahre versäumt haben und pflegen Sie die Beziehungen in Ihrer Wohnumgebung. Gegebenenfalls versuchen Sie, auf das soziale Netz aufzusteigen, das Sie in Ihrer Pfarrei, in Ihrem Pfarrbezirk vorfinden können.

Krankenbesuch

Wenn Sie Ihren Kranken besuchen wollen, können Sie davon ausgehen, daß er Ihren Besuch oft sehr ersehnt (↗ "Bezugsperson"), daß Sie aber genausooft ungelegen kommen können. Der Kranke sehnt sich danach, daß ihn sein Besucher immer für lange Zeit aufsucht, dabei noch gut gelaunt ist und ihn gut unterhält. Der Patient mag es aber nicht, wenn seine Mittagspause unterbrochen wird, wenn die Besuche halbstundenlang dösend an seinem Bett sitzen oder wenn mehrere Besuche zur gleichen Zeit kommen. Gerade für ausgepichte Junggesellen ergeben sich hier manchmal Probleme, wenn sich etwa alle einander unbekannten Freundinnen gleichzeitig an seinem Bett treffen. Fazit: melden Sie Ihren Besuch an. Fragen Sie den Kranken oder seine Bezugsperson, wann ihm Ihr Besuch willkommen ist, womit Sie ihn unterhalten können und ob Sie nicht in seine Pausen hineinplatzen.

Und was bringen Sie dem Kranken mit? Blumen bekommt er in den ersten zwei Wochen meist in Hülle und Fülle, doch dann stockt oft der Nachschub. Alkoholika darf der Patient nicht trinken, sie sind in manchen Krankenhäusern nicht gern gesehen und werden manchmal konfisziert. Bücher bekommt der Kranke meistens von allen Seiten. Wollen Sie, daß er auf seine vier angefangenen Bücher noch ein fünftes legt. Also sprechen Sie Buchgeschenke mit dem Kranken ab und füllen Sie nicht seinen Nachttisch mit Ramsch. Vielleicht mag er ein paar Zeitschriften durchblättern. Vielleicht hat er Lust, seine Fingerfertigkeit an einem Spiel zu schulen. Am besten aufgehoben sind Sie immer mit Multivitaminsaftflaschen. Damit werden Sie immer Ehre einlegen.

Verhalten

Erstens, Zweitens, Drittens

Wiederholt habe ich meine Frau damit auf die Palme gebracht, daß ich immer wieder anfing: "Also, pass auf, ich habe da noch drei Punkte zu erledigen, erstens, zweitens, drittens." Die

Ursache für dieses Verhalten liegt auf der Hand. Während der Krankheit und der anschließenden Erholungphase hat der Patient, so er noch denken kann, den Kopf voller Ideen und Punkte, die noch erledigt werden müßten. Nur mit viel Zeit- und Kraftaufwand ist er in der Lage, diese Dinge selbst zu tun. Was liegt näher als der Versuch, diese Arbeit seinen Lieben aufzuhängen, sie um Hilfe zu bitten und seinen Wunsch gegebenenfalls renitent zu wiederholen. Wenn man sich dann bemüht, die Punkte, die man für die wichtigsten hält, zum wiederholten Male in Kurzform wiederzugeben, also die eigene Frau, die erschöpft nach Hause kommt, gleich mit drei Wünschen überfällt, dann hat man das Pech, schon wieder in ein seelisches Fettnäpfchen seiner Herzallerliebsten zu treten, die jedes Mal zerspringt, wenn sie hört: "Da wären noch drei Kleinigkeiten."

Helfen, sich helfen lassen

a) Einerseits: Im Lauf der Zeit müssen Sie lernen, sich helfen zu lassen, das heißt Hilfe zu erbitten und Hilfe anzunehmen und dabei noch Ihre Selbständigkeit zu bewahren. Anfänglich sind Sie sehr verunsichert, ob und wen Sie wie oft bitten dürfen. Aber Sie werden soviele positive Erfahrungen machen, daß Sie Ihre Scheu verlieren. Das Gefühl, wem Sie mit welcher Bitte zur Last fallen dürfen, wird sich immer besser entwickeln.

b) Andererseits: Ich bin viel mit dem Rollstuhl unterwegs und benötigt dabei oft einen Begleiter, entweder weil das Gelände schwierig ist, oder weil ich Rolltreppen befahren muß, oder weil sich meine Angehörigen sorgen, meine Kräfte könnten unterwegs erlahmen. Auf der Strecke möchte ich dann meine Kräfte üben, selbst den Rollstuhl vorwärts bewegen und den Begleiter nur im Notfall in Anspruch nehmen. Aber wohlmeinende Helfer lassen es nicht soweit kommen. Sie ergreifen den Rollstuhl, schieben ihn vor sich her und zockeln langsam hinterdrein. Ich habe es längst aufgegeben, zu bitten, man möge mich allein fahren lassen. Wenn ich dann das Tempo beschleunigen will, um mich freizustrampeln, muß ich zusätzlich ein Gewicht von weiteren 50-80 Kilogramm mitziehen.

c) Konsequenz: Viele liebe Helfer werden noch ungebeten an Ihrem Rollstuhl herumschieben und Sie damit unselbständig halten. Sie müssen noch viele ermüdende Bitten hartnäckige wiederholen. Fazit für Außenstehende: Helfen Sie einem Rollstuhlfahrer nur, wenn er Sie darum bittet oder sich ersichtlich anstrengt.

In dieselbe Kategorie gehören die Leute, die im Übereifer schwungvoll die Lifttür aufreißen, die Sie soeben, mühsam um Ihr Gleichgewicht kämpfend, etwas geöffnet haben. Schlußfolgerung: Helfen ist selbstverständlich. Fragen oder sehen Sie aber, ob die Hilfe gebraucht oder gewünscht wird. Und wenn Sie unsicher sind, fragen Sie eben. Kalkulieren Sie dabei auch ein, daß ein Rollstuhlfahrer manches allein machen möchte, nur um sich zu beweisen, daß er selbständig ist. Vielleicht will er auch einmal vor der hübschen Blondine von nebenan etwas angeben. Können Sie ihm das verdenken? Er hat doch so wenig Möglichkeiten dazu.

Nervosität, Freundlichkeit

a) Furcht: Auch wenn Sie früher gute Nerven hatten, werden Sie nun vorübergehend nervös und unleidlich sein. Das ist eine Folge Ihrer Ängste, vor allem Ihrer Furcht vor dem Stürzen. Wenn einmal ein Hund Sie anschnüffelt, geraten Sie in Panik. Wenn Kinder in Ihrer Nähe spielen, fahren Sie sie an. Seien Sie unbesorgt, mit dem Abbau Ihrer Angst verlieren sich das wieder.

Sind Sie sich dieser Erscheinung aber bewußt. Kontrollieren Sie sich aufmerksam. Erklären Sie Ihrer Umgebung Ihre Lage und sind Sie zu kleinen Kindern, vor allem, wenn Sie sie gerade angegrantelt haben, besonders nett. Auch kleine Buzerln haben für Ihre Lage Verständnis, wenn Sie es ihnen richtig erklären. Sie sind nur außerordentlich vergeßlich.

b) Temperament: Niemand bekommt durch den Schlaganfall ein liebenswürdigeres Temperament, als er es schon vorher hatte. Im Gegenteil, man hat sich als manchmal unausgeglichener Patient sehr darum zu bemühen, die Formen zu wahren, um trotz der vielen Bitten, mit denen man seine Umwelt ständig behelligen muß, und trotz etwaiger Stimmungsschwankungen so liebenswürdig zu bleiben, daß die Angehörigen nicht verprellt werden. In diesen Rahmen gehört auch die Selbstkontrolle, das "Bitte" und "Danke"sagen nicht zu vergessen.

Mitmenschen, Rücksicht

Ihre Mitmenschen sind im allgemeinen sehr hilfsbereit. Wenn Sie mit Ihrem Rollstuhl irgendwo sichtbar hängen bleiben, wird Ihnen immer sofort Hilfe angeboten. Wenn Sie sie im Augenblick nicht in Anspruch nehmen wollen, lehnen Sie sie bitte höflich ab, um den Hilfsbereiten nicht zu verprellen. Oft erwarten die Mitmenschen von Ihnen, daß Sie um Hilfe bitten, denn zum Teil sind sie einem Rollstuhlfahrer gegenüber scheu und wissen nicht, wie sie mit ihm umgehen sollen. Also sind Sie nicht schüchtern und machen Sie den Mund auf. Denken Sie daran, daß es Querschnittgelähmte gibt (geben soll), die allein mit dem Rollstuhl um die Welt reisen, bloß mit "Bitte" und "Danke". Und wenn Sie einmal von einem unangenehmen Zeitgenosen eine patzige Antwort bekommen, so schlucken Sie sie hinunter und vergessen Sie sie sofort wieder, ohne sich stundenlang zu ärgern und zu grämen.

Bloß mit einem dürfen Sie nicht rechnen, mit Rücksicht. Die Leute stürzen aus der U-Bahn heraus, ohne links und rechts zu schauen. Sie rennen Sie auf dem Gehweg über den Haufen, ohne die Augen vom Boden zu heben. Sie denken sich nichts Böses dabei. Sie sind bloß schrecklich unaufmerksam. Dieses Verhalten müssen Sie einkalkulieren. Sie müssen sich rechtzeitig bemerkbar machen und sollten im Gedränge besser im Rollstuhl sitzen bleiben. Und derselbe Mensch, der Sie soeben noch beinahe umgerannt hätte, ist bereit, Sie über einige Stufen emporzutragen, wenn Sie ihn darum bitten.

Kontakte

Ein Schlaganfall droht Sie zu Hause zu isolieren. Entgegnen Sie dem durch intensive Pflege Ihrer Kontakte; laden Sie Ihre Freunde ein, gehen Sie aus, gehen Sie in Vorträge, ins Theater, ins

Konzert, aber verlassen Sie Ihre eigenen vier Wände. Anfangs werden Sie zögern, in unbekannte Säle und Räume zu gehen, wo Sie nicht wissen, ob Sie zurecht kommen. Sie werden überrascht sein, wie oft Ihre Bekannten nicht wissen, ob der Konzertsaal, in dem sie seit 10 Jahren ein Abonnement besitzen, Stufen hat, die Sie steigen müssen. Aber von nichts kommt nichts. Überwinden Sie Ihre Scheu. Schicken Sie Ihre Familie zur Vorbesichtigung in den Raum, den Sie demnächst besuchen wollen.

Umwelt

Ich habe mir den Kopf darüber zerbrochen, ob ich etwas über meine Ängste vor der Reaktion der Umwelt auf meine Behinderung schreiben soll und kann. Aber ich kann hier nur voller Dank auf die Liebe und Rücksicht verweisen, die mir stets entgegengebracht wurde, sodaß meine Ängste verflogen sind, wie ein Wassertropfen auf der heißen Ofenplatte verzischt. Nur eines für die Außenstehenden: Wenn Sie die Begleitperson des Rollstuhlfahrers ansprechen, dann beziehen Sie stets den Patienten in Ihr Gespräch mit ein. Reden Sie nicht über dessen Kopf hinweg.

Helfen, soziales Umfeld

Wenn Angehörige Ihren am Schlaganfall erkrankten Patienten selbst pflegen und ihn nicht ins Heim abschieben, können sie dadurch schwere Probleme bekommen, für deren Lösung sie Hilfe brauchen. Am nötigsten kann Entlastung durch Geld für die Bezahlung von Helfern werden. Hilfsmittel, die das Leben erleichtern können, sind wichtig, aber vielfach kaum bezahlbar, zB. eine Waschmaschine, ein Staubsauger, behindertengerechte Einrichtungsgegenstände, dazu eine finanzielle Zuwendung für warme Kleidung, eine Heizdecke, oder das längst fällige "Weißeln" der Wohnung. Ein Ausflug oder ein kleiner Erholungsurlaub können Kraft geben. Wenn Sie helfen wollen, aber kein Geld geben können, stellen Sie sich stundenweise zur Verfügung, für kleine Hausarbeiten, für Körperpflege, eventuell zur Entlastung der Angehörigen.

Teil B: Die Rehabilitation

I) Einleitende Überlegungen zur Rehabilitation

1) Behinderung:
Behindert

Machen Sie sich klar, daß Sie wahrscheinlich für den Rest Ihres Lebens mit Behinderungen leben müssen. Es ist ganz schnell gegangen. Erst ein merkwürdiges Gefühl im Körper, Erscheinungen, die Sie glaubten, ebenso leicht wegstecken zu können wie früher manche Erkrankung, dann die Gewißheit, jetzt einige Termine für die nächsten Wochen absagen zu müssen, dann die völlige Hilflosigkeit und allmählich die Ahnung, daß etwas Furchtbares passiert ist. Im Unterschied zu früher haben Sie jetzt aber kein Bein gebrochen, das nach zwei Monaten wieder gesund ist, sondern Sie haben einen bleibenden Schaden mit dauernden Einschränkungen. Finden Sie sich damit ab. Vor Ihnen liegt ein Weg, der mehrere Stufen durchläuft: ungläubige Auflehnung, Verzweiflung, Techniken des Arrangements, Akzeptieren, Wiedergewinnen eines Teils der Selbständigkeit, Stolz auf kleine Fortschritte, Zufriedenheit mit Ihrer Lage. Als Behinderter neigen Sie vielleicht zu manchen Fehlvorstellungen und Fehlhaltungen, die Sie sich klar machen müssen. Die wichtigsten dieser Fehlhaltungen sind (↗ dazu die Schrift: "Der Schwerbehinderte ", die Sie bei Ihrer Hauptfürsorgestelle bekommen): Zwanghafte Besorgtheit, Leugnung der Zugehörigkeit zu einer Minderheitengruppe, Aggressionen gegen die eigene Gruppe, Kampfbereitschaft, Rückzug und Passivität, verstärkte Strebsamkeit, selbsterfüllende Prophezeiungen. Bauen Sie Spannungen im Zusammenleben ab, stellen Sie Ihre Liebhabereien bewußt für eine Weile zurück, akzeptieren Sie Ihre Lage. Mit der Zeit kommt Hilfe durch langsame Besserung und durch die Kraft Ihrer Fantasie (↗ dort). Kommen Sie durch Ihre innere Einstellung den Gesunden entgegen, vermeiden Sie Aggression und Provokation und drängen Sie sich den Gesunden nicht auf. Wenn Sie über Ihre Lage nachdenken, versuchen Sie, die Begriffe, die jetzt um Sie herumschwirren, langsam mit Fleisch zu umkleiden[30]. Bedenken Sie, auch einer der größten Komponisten, der taube Beethoven, war schwerbehindert und nach heutigen Maßstäben dienstunfähig. Und welches Werk hat er geschaffen!

Rechtliche Erläuterungen zu Ihrem neuen Status finden Sie unter dem Stichwort: "Schwerbehindert". Einen Überblick über Ihre Möglichkeiten und die Kontaktstellen für Behinderte gibt Ihnen das "Handbuch für Behinderte", das vom Sozialamt der Stadt München herausgebracht wurde. Sie finden dort einen Überblick über Ihre Vergünstigungen, über Beratungs- und Selbsthilfemöglichkeiten, über Hilfen zum Wohnen, einschließlich Heimunterbringung, über ambulante Dienste (Pflege, Essen auf Rädern, Nachbarschaftshilfen), über Bildung, Begegnung, Interessenvertretung, über mobilitätsfördernde Angebote und Hilfen, über Freizeit, Sport und Ferienangebote. Abschließend weist das Handbuch auf die für Sie in Frage kommenden Broschüren hin, von denen die meisten in dieser Schrift erwähnt sind. Einen

"Leitfaden für Behinderte" erhalten Sie vom Bundesminister für Arbeit und Sozialordnung, einen Führer "Behinderte Studieren" gibt es beim Deutschen Studentenwerk e.V.

Wenn Sie über sich nachdenken, sollten Sie den Umstand, daß Sie jetzt behindert sind, ohne Bitterkeit sehen. Nehmen Sie den Ausdruck "Behindert" wörtlich. Er heißt und meint nämlich nicht, daß Sie jetzt „blöd" sind und zum Abfall gehören. Er bedeutet vielmehr, daß Ihnen etwas im Wege steht. Vor dem, was Sie wollen, steht ein Hindernis, eine Behinderung. Und was machen Sie, wenn Sie vor einem Hindernis stehen? Sie räumen es weg, Sie überspringen es oder Sie umgehen es. Ich will Ihnen mit dieser Schrift vor allem helfen, zu springen und Umwege zu sehen. Vielleicht finden Sie dadurch die Kraft, die Sie brauchen, um das Hindernis ein wenig beiseite zuräumen. Das gelingt Ihnen vor allem, wenn Sie einen lieben Menschen an Ihrer Seite haben, und wenn Sie sich daran gewöhnen, daß manches von dem, was Sie bisher geschätzt haben, in Zukunft nicht mehr so gut gelingt wie bisher. Und: Der Übergang vom leistungsunwilligen Hauspascha zum leistungsunfähigen Behinderten kann oft fließend sein.

Schwerbehindert
Schwerbehindert sind Sie - normalerweise als Inländer - bei einem Grad der Behinderung (GdB) von wenigstens 50 % oder als Gleichgestellter von über 30 % bis 50 %, wenn Sie ohne diese Gleichstellung infolge Ihrer Behinderung einen geeigneten Arbeitsplatz nicht bekommen oder behalten könnten. 50 % GdB haben Sie nach den derzeitigen Knochentaxen (wie der unschöne Ausdruck lautet) etwa bei einer abstoßend wirkenden Entstellung des Gesichts oder bei Verlust einer Hand.

Mit den genannten Einschränkungen fallen Sie von selbst unter das Schwerbehindertengesetz und damit in die Zuständigkeit des Versorgungsamtes. Über die Gleichstellung entscheidet jedoch das Arbeitsamt. Über Ihre Rechte nach dem Schwerbehindertengesetz informiert Sie ein Heftchen: "Der Schwerbehinderte und seine Rechte", das das Bayerische Staatsministerium für Arbeit und Sozialordnung, Familie, Frauen und Gesundheit herausgegeben hat. Den besten Überblick erhalten Sie im Handbuch für Behinderte der Landeshauptstadt München.

Es gibt insbesondere medizinische Leistungen, berufsfördernde Leistungen, Leistungen zur allgemeinen sozialen Eingliederung und ergänzende Leistungen. Ihre wichtigsten Rechte und Vorteile sind etwa Kündigungsschutz und Zusatzurlaub, eine Beschäftigungspflicht der Arbeitgeber, unentgeltliche Beförderung im öffentlichen Personennahverkehr, unentgeltliche Beförderung Ihrer Begleitperson, Nachteilsausgleiche in der gesetzlichen Sozialversicherung und im Steuerrecht, hier vor allem ein Freibetrag, Wohngeld, Wohnungsbauförderung, Rundfunkgebührenfreiheit, Telefonfreigebühren, Seniorenpass und Platzreservierung bei der Bahn, Parkerleichterungen, KFZ-Prämien- und KFZ-Steuerermäßigung, Vorteile bei Sparförderung und Vermögensbildung, Hilfen im Flugverkehr, sonstige Hilfen, nicht zu vergessen diverse Eintrittsermäßigungen bei Veranstaltungen und öffentlichen Einrichtungen, Recht auf Sitzplatz und bevorzugte Abfertigung, Sozialhilfe.

Am besten informieren Sie sich durch die Schriftenreihe der Hauptfürsorgestellen Bayerns, so über die Themen: Kündigungsschutz, Schwerbehindertenvertretung, Vertrauensmann, begleitende Hilfen, Schwerbehinderte im öffentlichen Dienst, ärztliche Begutachtung (die oben genannten Knochentaxen), KFZ-Hilfen, Schwerbehinderte in Arbeit und Beruf, Wohnungshilfe, Arbeitskrafterhaltung, Schwerbehinderte, Anregungen für das Zusammenleben. Das Bayerische Staatsministerium für Arbeit und Sozialordnung, Familie, Frauen und Gesundheit informiert Unternehmer über Förderungsleistungen zur beruflichen Integration Schwerbehinderter wie Lohnkostenzuschüsse, Investitionskostenzuschüsse, Zuwendungen für Zusatzkosten, Beratung und Betreuung.

2) Orientieren

a) Pausen: Es war ein warmer Frühlingstag, da saß ich mit Kammermusikfreunden dreieinhalb Stunden lang am Cembalo und am fahrbaren Teetischchen, ohne das kranke Bein einmal zu bewegen oder zu strecken. Die Folge war ein furchtbarer Wadlkrampf in dem eigentlich gefühllosen Bein, der mich zum Notarzt trieb und mich tagelang nur mühsam humpeln ließ. Diese Reaktion war mehr wert als vieles Reden der Krankengymnastin. Ergebnis: Machen Sie von Zeit zu Zeit, gleichgültig, was Sie gerade tun, eine Pause. Marschieren Sie durch den Raum, bewegen Sie Ihren Arm, machen Sie die gymnastischen Übungen, die schon wieder seit Stunden überfällig sind.

Erholen Sie sich nach jeder körperlichen Anstrengung. Wenn Sie im Freien eine Stunde Gehübungen gemacht haben, haben Sie durch Konzentration und Verkrampfung soviel geleistet, wie ein gesunder Mensch bei einer vierstündigen Bergtour. Also legen Sie sich daheim auf das Kanapee, dösen Sie und kommen Sie wieder zu Kräften. Und wenn Sie vormittags und nachmittags herumlaufen, legen Sie sich zweimal hin. Bedenken Sie, wie oft von Ärzten empfohlen wird, jedermann in Ihrem Alter solle eine Mittagspause machen, und bei Ihnen kommt hinzu, daß Sie krank sind. Nur beachten Sie: Es heißt allgemein, eine Ruhepause sollte eineinhalb Stunden nicht übersteigen, weil sonst der Blutdruck zu sehr abfällt.

Auch Ihre Arbeit müssen Sie regelmäßig unterbrechen. Sie werden im Büro nicht ständig eine Liege benützen können. Aber Sie bleiben bei Kräften, wenn Sie sich daran gewöhnen, im Büro auf das schläfrig machende Mittagessen zu verzichten. Sie schaffen das mit einer Semmel und einem Müsliriegel im Schreibtisch. Wichtig in Büro sind regelmäßige Pausen zum Herumlaufen und für einen kleinen Ratsch mit Kollegen. Sie müssen spüren, wie in diesen Pausen die Anstrengung und die Konzentration von Ihnen abfällt.

Am wichtigsten aber: Arbeiten Sie nicht länger, als Ihnen der Arzt erlaubt hat. Meinen Sie nicht auch, daß ein einziger Schlaganfall genügt hat, und an dem Ihren war sicherlich, wie meistens, Überarbeitung beteiligt. Wenn es Ihnen schwerfällt, die Einschränkungen des Arztes anzunehmen, so lesen Sie das Stichwort: "Zeit" und unterscheiden Sie zwischen der inneren Muse des Zeitlassens und der regelmäßigen Unterbrechung durch die Pause.

b) Haftpflichtversicherung: Es ist nicht auszuschließen, daß Sie eines Tages einem Radfahrer vor die Räder fahren oder fallen und ihn zu Sturz bringen. Wenn Sie Pech haben, müssen Sie dann ein Leben lang Schadensersatz zahlen. Tun Sie also schleunigst das, was jeder vernünftige Mensch schon längst getan hat. Schließen Sie eine private Haftpflichtversicherung ab. Wegen Prämienermäßigung für Ihre KFZ-Versicherung ↗ "Führerschein" Ende.

c) Bankkonto: Beihilfeberechtigte vermeiden finanzielle Engpässe, wenn sie sich als zusätzliches Polster ein zweites Bankkonto einrichten, auf das sie einige tausend DM einzahlen. Dorthin lassen sie sich alle Zahlungen von Beihilfe und Krankenkasse überweisen und von dort aus bezahlen sie alle Arztrechnungen (Zur Bankunterschrift ↗ Schreiben Buchst a)).

d) Ordnung: Wenn Sie nach dem Krankenhausaufenthalt wieder zu Hause sind, machen Sie in Ihrem Bücherschrank eine Ecke frei, wo Sie die ungezählten Schriften ablegen können, die Sie sammeln werden. Besorgen Sie sich auch einen Leitzordner, wo Sie wenigstens die zahllosen Bescheide abheften können, die Sie im Lauf der Zeit bekommen werden. Für den übrigen Schriftwechsel, Rechnungen, Beihilfebelege etc. genügt ohnehin eine große Schachtel.

e) Messen und Ausstellungen: Behinderte können sich auf folgenden Messen und Ausstellungen über speziell für sie konzipierte Produkte informieren: Heim und Handwerk, jährlich in München, dort eine Abteilung für Behinderte; REHA - Rehabilitations-Hilfen für behinderte Menschen – in zweijährigem Turnus in Düsseldorf.

f) Gelände. Langsam können Sie wieder notdürftig gehen und das Gleichgewicht halten. Aber wo gehen Sie? Auf betonierten und asphaltierten Wegen. Machen Sie es einmal anders. Gehen Sie ins Gelände, überqueren Sie Wiesen, gewöhnen Sie sich an einfachen Rasen, gehen Sie steinige Wege und vor allem, fahren Sie in den nächsten Wald und laufen Sie dort einige 100 Meter durch die Bäume. Sie können sich dort von Baum zu Baum vorwärts hanteln und werden zum Schluß stolz darüber sein, was Sie wieder geleistet haben. Und gelernt haben Sie eine Menge.

3) Literatur:

Die wesentlichen Broschüren und die Bezugsquellen für die wichtigen Prospekte sind jeweils im Text genannt. An Büchern könnte für Sie von Interesse sein:

a) Das Kapitel über den Schlaganfall in "Praxis der Psychischen Altenpflege", E. Grond, Werk-Verlag München-Gräfelfing.

b) Eine interessante Information für Laien, "Leben nach dem Schlaganfall, ein Ratgeber für Kranke, Ihre Familien und Betreuer", Huemer-Drobil u. a., Kiepenheuer & Witsch-Verlag.

c) "Hemiplegie, Anleitung zu einer umfassenden Behandlung von Patienten mit Hemiplegie", P. M. Davies, Springer-Verlag, ein ausgezeichnetes Fachbuch zum Trainieren der verloren gegangenen Bewegungen mit Abschnitten über das Leben zu Hause.

d) Für Patienten mit geistigen Beeinträchtigungen:

aa) "Neurologische Therapie nach Hirnschädigungen", G. Caprez, Springer-Verlag.

bb) "Ergotherapie bei Hemiplegie", Eggers, Springer-Verlag.

cc) "Neurotraining", Verena Schweizer, Springer-Verlag.

dd) "Optimales Denken", Ernst Ott, Deutsche Verlagsanstalt Stuttgart, enthält Trainingsprogramme, um das Knobeln wieder zu trainieren.

e) "Geänderte Tage, Leben nach einem Schlaganfall", Herbert Sommerfeldt, Bläschke-Verlag, als Beispiel für die von Patienten geschriebenen Bücher.

f) Wenn Sie medizinische Fremdworte nachschlagen wollen, fragen Sie Ihren Arzt, Ihre Station oder eine gute Bücherei nach dem „Pschyrembel".

g) Duden, Band 3, Bildwörterbuch, enthält Zeichnungen mit Benennung verschiedenster thematisch geordneter Gegenstände des Alltags und von Fachbereichen, ist vielleicht zum Training bei Wortfindungsproblemen geeignet.

h) Studieren Sie gelegentlich in einer Buchhandlung im Verzeichnis lieferbarer Bücher die Titel unter dem Stichwort Rehabilitation. Vielleicht ist etwas dabei, das Sie anspricht.

i) "Praxis der Altenpflege", Schiefele/ Staudt/ Dach, Urban & Schwarzenberg-Verlag, eine Hilfe für ältere Patienten.

j) Die Reihe "Kommunikation zwischen Partnern", Bundesarbeitsgemeinschaft Hilfe für Behinderte (↗ bei Organisationen) informiert über eine Reihe einschlägiger Erkrankungen. Dort finden Sie auch eine Einzelveröffentlichung: "Die Rechte behinderter Menschen und Ihrer Angehörigen"

k) Die verschiedenen Bücher von Viktor E. Frankl (meist Serie Piper) über den Sinn des Daseins.

l) "Sozialfibel für den Bürger", ein Lexikon über soziale Hilfen, Leistungen und Rechte, herausgegeben vom Bayerische Staatsministerium für Arbeit und Sozialordnung, Familie, Frauen und Gesundheit

m) Behindertenratgeber geben außer der Stadt München auch andere Städte heraus. Verwiesen sei z. B. auf den "Ratgeber für Behinderte der Hansestadt Hamburg". Besorgen Sie sich diese Informationen.

n) Ergänzende Hinweise in Grenzfällen: "Ärztlicher Rat für Querschnittgelähmte", Ilse Pampus, Thieme Verlag 1987.

o) Praktischer Ratgeber Schlaganfall über aktivierende häusliche Pflege durch Angehörige und Hilfsmittelversorgung für den Alltag, Herausgeber Bundesministerium für Gesundheit.

p) Werner Stecher: "Mit engeren Grenzen leben" Lutherisches Verlagshaus, Hannover 1993, 239 S. 19,80 DM – Autobiografie eines behinderten Pastors mit Ausführungen über Behinderung, Unglück und Rollstuhltypen.

q) Behandlung von Schlaganfallpatienten und Schädel-Hirn-Verletzten – 1994. Herausgeber: Bayerisches Arbeitsministerium u.a. Spezial- und Rehabilitationseinrichtungen in Bayern, Selbsthilfeorganisationen.

r) Ratgeber für behinderte Menschen des Bundesministeriums für Arbeit und Sozialordnung, Nr. A 712, im wesentlichen wie hier Teil B II, aber dazu ausführlicher.

s) Zu Hause pflegen – Zu Hause gepflegt werden, ein Ratgeber des Bayerische Staatsministerium für Arbeit und Sozialordnung, Familie, Frauen und Gesundheit

t) Merkblatt zum Antrag nach § 4 Schwerbehindertengesetz mit Hinweisen auf Nachteilsausgleiche für Schwerbehinderte (in Form eines Heftchens erschienen).

4) Hilfe

a) Ambulante Dienste: Informieren Sie sich darüber, wo es in Ihrer Umgebung ambulante Dienste (oder auch mobile soziale Dienste) gibt, auf deren Hilfe Sie zurückgreifen können. Benützen Sie dazu in München den "Stadtführer für Behinderte" und das "Handbuch für Behinderte" (Sozialamt). Gibt es in Ihrer Nähe eine Sozialstation, ein Altersheim mit Altenservice? Fragen Sie beim Roten Kreuz, beim Malteserhilfsdienst, bei der Caritas, bei der Evangelischen Diakonie, bei der Arbeiterwohlfahrt, bei privaten Organisationen (etwa Hauspflegevereinen, Krankenpflege des Dritten Ordens) und vor allem: nehmen Sie Kontakt mit dem für Sie zuständigen Pfarramt auf. Sie erhalten dort mehr Informationen, als Sie vielleicht für möglich halten (Verbände der freien Wohlfahrtspflege, ↗ Nachbarschaft,↗ Zivi, ↗ Literatur Buchst. r).

Ein guter Hilfsdienst hat ein reichhaltiges Angebot an pflegerischer Betreuung und sozialen Dienstleistungen, zB. Krankenpflege, Haushaltshilfen, Besorgungsdienste, Begleitdienste, Besuchsdienste, Vermittlung von Umweltkontakten, sonstige Vermittlungsdienste, Entlastung von Angehörigen. Die Kosten belaufen sich idR. (1990) auf 12.-DM pro Stunde zuzüglich 4.-DM für die Anfahrt.

b) Zivi: Zivis sind Zivildienstleistende. Wenn es in der Nähe Ihrer Wohnung eine Stelle gibt, die einen Zivi beschäftigt, so nehmen Sie mit ihr Kontakt auf, ob der Zivi gelegentlich bei Ihnen vorbeikommen und eine Stunde mit Ihnen gehen oder bei Regen mit Ihnen Ihre Übungen machen kann. Fragen Sie auch in der nächstgelegenen Pfarrei nach, wenn Sie dazu noch einen Draht haben. Es gibt Stellen, die ganz froh sind, wenn sie Ihren Zivi sinnvoller beschäftigen können.

c) Bauliche Beratung: Zur Beratung in baulichen und bautechnischen Fragen hat die Bayerische Architektenkammer in München (Bauzentrum) und Nürnberg (Baumeisterhaus der Stadt) eine Beratungsstelle: "Planen und Bauen für alte und behinderte Menschen" eingerichtet, wo alle am Bau Beteiligten kostenlos beraten werden.

d) Beraten: Wenn Sie wegen Ihrer Erkrankung Sorgen haben oder nicht mehr wissen, wie es weitergehen soll, dann lesen Sie als erste Information die vorliegende Schrift. Wenden Sie sich an die Sozialarbeiterin, die über jede größere Schlaganfallstation zu erreichen ist, und nehmen Sie Kontakt auf mit dem für Sie zuständigen Sozialamt. Prägen Sie sich hier einen Punkt ein: In allen Fällen sozialer Not erhalten Sie Hilfe erst von der Antragstellung ab, für Schulden, die Sie freiwillig eingegangen sind, kommt kein Sozialamt auf. Ein Buch (↗ Literatur Buchst. b)) empfiehlt, sich in folgender Reihenfolge beraten zu lassen:

Sozialarbeiter und sonstiges Krankenhauspersonal, Krankenkassen, Rentenversicherungen und Arbeitsgemeinschaften für Behinderte, Sozial- und Arbeitsamt, Berufsvertretungen der verschiedenen Therapeutengruppen, private Wohlfahrtsorganisationen und Selbsthilfegruppen.

e) Hilfsmittel: Die wichtigsten Hilfsmittel können Sie den Katalogen der Rollstuhlfirmen entnehmen, ferner den Katalogen und Büchern, die erwähnt sind bei den Stichworten: "Kochen", "Büro", "Literatur", "Wohnen". Wenn Sie Anfänger mit nur einer Hand sind, lesen Sie das Stichwort: "Hand". In der Datenbank "Handicap II" sind zur Zeit mehrere 1000 Hilfsmittel für Behinderte und Senioren gespeichert. Näheres dazu sagt Ihnen der VDK.

Weitere praktische Hilfsmittel sind die zahlreichen Sorten von Verbandpflaster, von Servietten zum Aufreißen, von Wischtüchern, Papiervliesdecken und Einweghandschuhen, die Ihnen die persönliche Pflege sehr erleichtern können, auch dort, wo sie die Grenzen zum Unappetitlichen berührt. Was es hier alles gibt, erfahren Sie in jeder gut ausgestatteten Krankenhausstation oder größeren Apotheke.

f) Sozialtherapie: Die Maßnahmen der Sozialtherapie beziehen sich auf Familie, Beruf, Freizeit, Finanzielles, Wohnen. Wesentlich ist die individuelle Förderung des Patienten und seines sozialen Umfeldes in einem gegenseitigen Anpassungsprozeß. Der Schlaganfall führt in der Regel zu einer einschneidenden Veränderung im Lebensgefüge des Betroffenen. Die weitere berufliche Tätigkeit ist in Frage gestellt, alternative Beschäftigungen müssen gesucht werden. Es muß berücksichtigt werden, daß die Angehörigen stark belastet sind und daß die einzelnen Familienmitglieder neue Rollen übernehmen müssen. Schließlich muß es dem Patienten ermöglicht werden, finanzielle Engpässe zu bewältigen.

5) Alltag

(↗ Pause)

a) Überfordern: Unter diesem Stichwort sind große Mißverständnisse denkbar. Ich habe Sie wiederholt darauf hingewiesen, daß Sie dem Risiko eines Schlaganfalles oft aus dem Weg gehen können, wenn Sie die Anforderungen herabsetzen, die Sie an sich selbst stellen. Gleichzeitig habe ich Sie darauf hingewiesen, daß Sie nach einem Schlaganfall vorgeschädigt sind und daß daher Rückfallgefahr besteht, wenn Sie Ihr Lebenstempo nicht auf Dauer entschieden drosseln (↗ ergänzend: Alltag, Überversorgung).

Aber mit einer anderen Art von Überforderung habe ich gute Erfahrungen gemacht, weil sie immer wieder zu einer Leistungsverbesserung führt. Setzen Sie sich gelegentlich einer Situation aus, die an Ihre körperliche Beweglichkeit höhere Anforderungen stellt, als Sie es bisher gewohnt waren. Machen Sie eine Reise, wobei Sie Flugzeug und Hotel benützen müssen, wo Sie sich durch eine holperige Altstadt durchschlagen müssen, nehmen Sie eine Ferienwohnung in einem nicht ganz einfachen Gelände. Sie werden heimkommen und bemerken, daß Sie mehr können als vor 14 Tagen und daß Ihnen dieses Können erhalten bleibt. Selbstverständlich dürfen Sie den Schwierigkeitsgrad nur jeweils in kleinen Schritten steigern. Aber diese Art der Überforderung wird Ihnen sehr gut tun.

b) Überversorgung: Viele Patienten, die nicht aufgepaßt haben, sind schon Opfer der Überversorgung durch ihre ängstlichen Angehörigen geworden. Die Therapeuten in der Klinik haben monatelang trainiert, um den Patienten selbständig zu machen. Er kann aufstehen, sich waschen, sich anziehen, die ganze Wohnung benützen und sie zur Not auch verlassen. Und was geschieht? Der Patient bekommt in sein Schlafzimmer ein "vollmotorisiertes" Bett gestellt. Er darf keinen Handgriff mehr allein tun, alles wird ihm abgenommen. Er verlernt, was er gekonnt hat und ist binnen kurzem völlig hilflos. Ersparen Sie Ihrem Patienten eine solche Lage. Veranlassen Sie Ihn dazu, selbständig zu werden. Machen Sie es wie meine Ehefrau, die mir nach meiner Rückkehr aus der Klinik eine Eingewöhnungsphase von zwei Wochen einräumte und danach langsam die Zügel anzog, sodaß ich es binnen sechs Wochen nicht mehr wagte, nach dem Telefonbuch zu rufen, sondern allein schon um des lieben Friedens willen durch die Wohnung hatschte, um mir selbst die Telefonnummer zu besorgen. Dieses Vorgehen war völlig richtig. Es hat dazu beigetragen, daß ich ziemlich bald recht selbständig wurde. Man muß nur den Mut haben, einige saure Wochen durchzustehen, bis sich der Patient wohl oder übel daran gewöhnt hat, daß er in Zukunft nicht im Schlaraffenland lebt, sondern seine Fähigkeiten einsetzen muß. Überversorgung gehört neben Überforderung, Auflehnung und Depression zu den vier großen Belastungen, denen Sie nach einem Schlaganfall aus dem Weg gehen sollten.

c) Beobachten: Dieses Stichwort richtet sich an die Angehörigen des Patienten. Dieser wird bei seinen Gehübungen lange Zeit viel falsch machen und nicht in der Lage sein, sich selbst zu kontrollieren. Nehmen Sie ihm diese Aufgabe ab.

Er wird Ihnen dankbar sein. Gehen Sie mit ihm gelegentlich in die Therapiestunde, fragen Sie, worauf Sie achten sollen, merken Sie sich die Ermahnungen und schulen Sie Ihre Beobachtungsgabe. Es soll nicht vorkommen, daß Sie monatelang neben dem Patienten herlaufen und nicht bemerken, daß seine Ferse immer ohne Bodenkontakt in der Luft schwebt und die Beine stets falsch belastet werden. Diese Dinge müssen Sie dem Patienten sagen. Wenn sein Geduldsfaden nicht reißt, machen Sie mit ihm zehn Minuten lang Intensiv-Gehübungen. Sagen Sie ihm bei jedem Schritt, was er falsch gemacht hat, verlangen Sie korrekte Wiederholung.

d) Einsamkeit: Bedenken Sie als Angehörige bitte, daß der Patient, wieder zu Hause eingetroffen, von Zeit zu Zeit gerne einige Stunden allein sein möchte. Erfüllen Sie ihm diesen Wunsch. Gehen Sie einmal einen Abend weg ins Kino oder ins Theater, machen Sie einen Stadtbummel und lassen Sie den Patienten dort allein zwei Stunden an den Schaufenstern vorbeitrödeln.

e) Normales Leben: Nehmen Sie möglichst bald wieder am normalen Alltagsleben teil, soweit es Ihre Beeinträchtigungen erlauben. Versuchen Sie, sich wenigstens stundenweise in Ihrer Wohnung aufzuhalten oder über Nacht zu Hause zu bleiben, sobald dies Ihr Genesungsprozeß ermöglicht. Machen Sie mit Taxi, Auto oder öffentlichen Verkehrsmitteln Ausflüge in die Stadt oder gehen Sie mit Ihrer Familie zu einem guten Essen. Behalten Sie dabei aber stets die Toilettenprobleme im Auge. Diese gelegentliche Teilnahme am Alltagsleben bewahrt Sie vor dem Koller und vor der Krankenhausmentalität, die Sie glauben läßt, Sie könnten sich künftig nur im Krankenhaus wohlfühlen.

f) Tägliches Leben: Hinweise für die Bewältigung der Probleme des täglichen Lebens finden Sie in den im Literaturverzeichnis (Buchstabe b) und c)) genannten Werken (Davies, Huemer-Drobil). Der Inhalt der hier vorliegenden Stichworte ist nicht einfach aus den genannten Werken kompiliert, sondern er enthält Fertigkeiten und Kniffe, die ich mir selbst erarbeiten mußte und die Sie in der Literatur nicht finden werden.

g) Tiere: Wenn Sie in Ihrem Wohnzimmer sitzen und vor sich die viele Monate sehen, in denen Sie hier bewegungslos festgehalten sind – keine Angst, diese Schreckensvisionen gehen nicht in Erfüllung –, dann hätten Sie gerne ein Tier um sich. Welches Geschöpflein wollen Sie wählen? Katzen sind in der richtigen Umgebung recht leicht zu halten. Sie wissen aber selbst am besten, ob Ihre Wohnung für Katzen geeignet ist (in der Großstadt meist nicht): Mit einem kleinen Hund einer nicht zu wilden Rasse können Sie zusammenleben, wenn er nicht zu sehr an der Leine reißt. Aber Sie können es Ihrer Frau nicht zumuten, daß Sie nun neben einem Rollstuhlfahrer auch noch einen Hund ausführen muß. Ein Aquarium verlangt viel Pflege und Aufwendungen, damit die Fische gedeihen. Auch ein Meerschweinchen erwartet viel Pflege. Am leichtesten tun Sie sich erfahrungsgemäß mit einem Wellensittich, der jeden Tag nur ein paar Körner und etwas Wasser braucht, außerdem einen lieben Nachbarn, wenn Sie in Urlaub fahren. Einmal in der Woche will er frischen Sand, und Sie haben den ganzen Tag einen munteren Spielgefährten neben sich sitzen. Allerdings empfehlen Ärzte abwehrgeschwächten Patienten, keine Stubenvögel zu halten.

h) Wege: Im Lauf der Zeit wird Ihnen Ihre Familie Vorwürfe machen, Sie hätten keine Ahnung mehr, wie anstrengend die vielen Wege des Alltags seien. Sie würden von Ihrer Hausfrau stets Marschleistungen erwarten, von deren Anstrengung Sie sich als Rollstuhlfahrer keine Vorstellung mehr machen würden. Behalten Sie diesen Gedanken im Kopf und denken Sie daran, wie sehr Sie früher oft unter dem Einkaufsnetz auf den Weg vom Kaufmann nach Hause gestöhnt haben.

i) Wind: Bei Wind, wenn die Hauptäste der Bäume bewegt werden, stehe ich sehr unsicher auf den Beinen. Dann verzichte ich notgedrungen auf meine Gehübungen, marschiere allenfalls rechts von einem Zaun, damit ich bei einer Bö rasch zugreifen kann und denke wehmütig an Segelbootausflüge auf dem Starnberger See zurück.

j) Winter: Der Umgang mit dem Winter will gelernt sein. Sie können keinem Helfer zumuten, Ihren Rollstuhl durch tiefen Schnee zu schieben. Morgens finden Sie vielleicht ein Taxi, das Sie in die Stadt hineinbringt. Aber dann warten Sie wieder stundenlang auf eine Gelegenheit heimzufahren. Sicher, bei den Taxidiensten haben Behindertenfahrten oft Vorrang. Aber bei heftigem Schneefall bleibt Ihnen nichts anderes übrig, als bedauernd hinter den anderen herzuschauen, wie sie mit Ihren Stiefeln durch den hohen Schnee stapfen. Und selbst müssen Sie zu Hause bleiben. Die Richtlinien für Schwerbehinderte gestatten Ihnen das auch. Begleiten Sie in Gedanken Jack London auf einer seiner Schlittenhundtouren. Vielleicht können Sie sich Ihre Arbeit so einrichten, daß man sie Ihnen ins Haus bringt.

Bei Eis und Schnee sollten Sie den Rollstuhl nicht verlassen. Die Gefahr zu stürzen ist zu groß. Und wenn Sie über das holprige Eis der Gehwege geschoben werden, dann wird Ihr krankes Bein angeregt, spastisch zu zittern und andauernd von seiner Fußstütze herunterzuhüpfen. Sie sind dann ständig damit beschäftigt, es wieder zurechtzustellen. Sie können dem Winter begegnen, wenn Sie sich einen zweiten Stock mit einem anderen Gummikopf besorgen, der ausfahrbare Stacheln hat, und wenn Sie sich unter Ihre Schuhe Gröteln unterschnallen, die das Rutschen verhindern, und die Sie schon oft bei älteren Herrschaften in Wintersportorten gesehen haben. Marschieren Sie nie mit Schneeresten unter den Schuhsohlen. Treffen Sie Vorsorge, daß Ihnen bei Eis und Schnee jemand Ihre Einkäufe erledigt.

II) Rechtsgrundlagen zur Rehabilitation

1) Schwerbehindertenrecht

Gesetz: Begriffe

Schwerbehindertengesetz

Eine Textausgabe des Schwerbehindertengesetzes bekommen Sie bei der Hauptfürsorgestelle oder beim Versorgungsamt, ebenso ein schmales Heftchen, Merkblatt zum Antrag nach § 4 Schwerbehindertengesetz mit Hinweisen auf Nachteilsausgleiche für Schwerbehinderte.

Inhaltsübersicht des Heftchens

Einführung– Wer ist Schwerbehinderter? – Wer kann einem Schwerbehinderten gleichgestellt werden? – Wie wird die Eigenschaft als Schwerbehinderter festgestellt? – Wozu dient der Ausweis nach § 4 Abs. 5 SchwbG? – Hinweise zur Antragstellung beim Versorgungsamt – Übersicht über Nachteilsausgleiche für Schwerbehinderte – Rechte nach dem Schwerbehindertengesetz – Unentgeltliche Beförderung im öffentl. Personenverkehr – Nachteilsausgleiche in der gesetzl. Sozialversicherung – Steuerrechtliche Nachteilsausgleiche – Wohnungsbauförderung – Wohngeld – Befreiung von der Rundfunkgebührenpflicht – Nachteilsausgleiche bei den Telefongebühren – BahnCard für Senioren – Platzreservierungsverfahren der Deutschen Bahn AG – Parkerleichterungen – Beitragsnachlaß in der Kraftfahrtversicherung – Bausparförderung und Vermögensbildung – Flugverkehr – Fahrerlaubnis bei erhöhter Ozonkonzentration – Sonstige Nachteilsausgleiche – Blindenpflegegeld –

Hilfen für Behinderte nach dem BSHG – Versorgungsämter

GdB

GdB ist die Abkürzung für Grad der Behinderung. Die Abkürzung gibt in Prozent an, wie stark Sie nach dem Schwerbehindertenrecht behindert sind.

Merkzeichen

Merkzeichen sind die einzelnen Buchstaben, die das Versorgungsamt in Ihren Schwerbehindertenausweis einträgt. Welche Merkzeichen es gibt, unter welchen Voraussetzungen Sie verliehen werden, und welche Rechte damit verbunden sind, ergibt sich aus dem Merkblatt des Versorgungsamtes.

Für einen Schlaganfallpatienten kommen als wichtigste Merkzeichen in Frage:

"G": erhebliche Beeinträchtigung im Straßenverkehr,

"a G": außergewöhnlich gehbehindert,

"B": Notwendigkeit ständiger Begleitung.

Die wichtigsten mit den Merkzeichen verbundenen Rechte sind:

Merkzeichen "G": Freifahrt im Nahverkehr (Wertmarke erforderlich), gilt nicht in allen Zügen, wahlweise Ermäßigung der KFZ-Steuer.

Merkzeichen "a G": wie "G", jedoch beide Möglichkeiten nebeneinander.

Merkzeichen "B": unentgeltliche Beförderung der Begleitperson im Nah- und Fernverkehr, auch wenn der Ausweisinhaber keine Wertmarke besitzt. Der Rollstuhl wird in allen Fällen unentgeltlich befördert, soweit die Beschaffenheit des benützten Verkehrsmittels dies zuläßt. Bei der Bundesbahn erhalten Sie den Seniorenpaß und gebührenfreie Platzreservierung. Wegen Details lesen Sie bitte das angegebene Merkblatt (vgl- Literatur t).

Organisationen

Einschlägige Organisationen bei denen Sie Hilfe finden können, sind etwa:

a) Bundesarbeitsgemeinschaft Hilfe für Behinderte e. V. Kirchfeldstr. 149, 40215 Düsseldorf

b) Bundesverband für die Rehabilitation der Aphasiker e. V. Straßburger Weg 23, 53114 Bonn

c) Die Adressen der Landesverbände der freien Wohlfahrtspflege entnehmen Sie dem Telefonbuch

d) Wegen örtlicher Verbände für Schlaganfallpatienten fragen Sie Ihr Krankenhaus

e) Der Verband der Kriegs- und Wehrdienstopfer, Behinderten und Sozialrentner Deutschlands (VDK) vertritt die Interessen der genannten Personenkreise

f) Zu denken wäre auch an die jeweiligen Clubs der Behinderten und ihrer Freunde, sowie an die Stiftung: "Rehabilitation" in Heidelberg

Hauptfürsorgestelle

Den Hauptfürsorgestellen bei den Regierungen ist die Erfüllung folgender Aufgaben übertragen:

a) die Erhebung und Verwendung der Ausgleichsabgabe, die erhoben wird für nicht besetzte Schwerbehindertenpflichtplätze;

b) der Kündigungsschutz für schwerbehinderte Arbeitnehmer;

c) die begleitende Hilfe im Arbeits- und Berufsleben Schwerbehinderter;

d) die Durchführung und Förderung von Aufklärung, Schulung und Bildungsmaßnahmen.

Welche Schriften Sie bei der Hauptfürsorgestelle erhalten, ↗ Schwerbehindert.

Versorgungsamt

Vielleicht fallen Sie als Schlaganfallpatient unter das Schwerbehindertengesetz (↗ Schwerbehindert). Beantragen Sie daher beim Versorgungsamt einen Schwerbehindertenausweis. Den Antrag stellen Sie, sobald sich die Auswirkungen Ihrer Erkrankung übersehen lassen, also etwa nach einem halben Jahr. Die Antragsformblätter bekommen Sie im Krankenhaus. Bedenken Sie, Steuervorteile haben Sie erst, wenn der Antrag beim Versorgungsamt vorliegt, aber dann rückwirkend für das ganze Jahr. Rechnen Sie damit, daß die Bearbeitung des Antrags einige Monate dauert.

Der Ausweis vermittelt Ihnen die Vorteile, die im Stichwort: "Schwerbehindert" genannt sind. Der Umfang der Vorteile ist von bestimmten Buchstaben abhängig, die der Ausweis enthält (↗ "Merkzeichen"). Zur Vermeidung von Mißverständnissen: Die orthopädische Versorgungsstelle beim Versorgungsamt ist ausschließlich für Kriegsopfer bestimmt.

Ausgleichsabgabe

Nach dem Schwerbehindertengesetz ist jeder Arbeitgeber verpflichtet, eine von der Zahl seiner Arbeitnehmer abhängige Zahl von Schwerbehinderten einzustellen bzw. wenn es das nicht tut, eine Ausgleichsabgabe zu zahlen. Den Wortlaut der Ausgleichsabgabeverordnung erhalten Sie bei der Hauptfürsorgestelle (↗ dort).

Details zum Schwerbehindertengesetz

a) Beurteilung: Bei der Beurteilung am Arbeitsplatz verlangt die Rechtsprechung von Schwerbehinderten die gleiche Arbeitsqualität wie von Gesunden. Schwerbehinderte dürfen nur länger dazu brauchen. So muß etwa bei der Beurteilung Schwerbehinderter nach der Bundeslaufbahnverordnung in Erwägung gezogen werden, daß eine "etwaige" quantitative Minderung der Leistungsfähigkeit des Behinderten aufgrund seiner Schwerbehinderung diesem nicht zum Nachteil angerechnet werden darf, daß der Behinderte (ggf.) nur einen Teil des Arbeitspensums eines Gesunden bewältigen kann, daß dieses (ggf.) geminderte Arbeitspensum der Beurteilung als Norm zugrundegelegt wird und daß schließlich an die Qualität der Bewältigung dieses Arbeitspensums die allgemeinen Maßstäbe anzulegen sind. Für Sie selbst ergibt sich daraus: Zeit lassen, nicht hudeln, gründlich arbeiten.

b) Kündigung: Schwerbehinderte haben nach sechsmonatiger Beschäftigungsdauer einen besonderen Kündigungsschutz. Jede Kündigung, auch jede Änderungskündigung, bedarf der vorherigen Zustimmung der Hauptfürsorgestelle, welche nach dem Prinzip der Zumutbarkeit zwischen dem Interesse des Schwerbehinderten an der Erhaltung seines Arbeitsplatzes und den Interessen des Arbeitgebers abwägt. Die Hauptfürsorgestelle wird in der Regel zustimmen, wenn zwischen der Schwerbehinderung und dem Kündigungsgrund kein Zusammenhang besteht. Über den gegen die Entscheidung eingelegten Widerspruch entscheidet ein Widerspruchsausschuß. Vergleichen Sie wegen Details Heft 1: "Kündigungsschutz für Schwerbehinderte", herausgegeben vom Bayerischen Staatsministerium für Arbeit und Sozialordnung, Familie, Frauen und Gesundheit.

c) : Ein Pflegefall (↗ "Gehirn" a.E.) ist ein Patient, der rund um die Uhr weitgehend betreut werden muß, bei dem aber in absehbarer Zeit keine Besserung zu erwarten ist und dessen Krankenhausaufenthalt daher beendet ist oder beendet werden soll, mit anderen Worten, ein Mensch, der die zu den Stichworten: "Selbständigkeit" und "Pflegefall" (↗ dort) herausgearbeiteten Kriterien infolge einer voraussichtlich dauerhaften Schwäche seiner körperlichen oder geistigen Kräfte in schwerwiegendem Umfang nicht erfüllt und in absehbarer Zeit nicht erfüllen kann. Zu den Voraussetzungen der Pflegebedürftigkeit ↗ Pflegeversicherung. Wenn für einen Pflegefall die Leistungspflicht der Kassen aufgehört hat, das Einkommen aus Rente oder Pension nicht ausreicht, und die eigenen Mittel aufgebraucht sind, kommt dafür die Sozialhilfe auf, die dann bei den Angehörigen Regreß nehmen kann. Hinweise über die Bestellung einer Betreuers finden Sie im Stichwort: "Entmündigung".

d) Rechte Als Inhaber eines Schwerbehindertenausweises haben Sie bestimmte Rechte und Ansprüche auf Leistungen zum Ausgleich von Nachteilen. Die wichtigsten dieser Vergünstigungen sind im Merkblatt des Versorgungsamtes genannt.

e) Urlaub: Schwerbehinderte bekommen einheitlich fünf Tage Zusatzurlaub. Hinweise für die Möglichkeiten Ihres eigenen Urlaubs finden Sie unter den Stichworten: "Reisen" und "mißglückte Urlaubsformen", sowie bei den einzelnen Verkehrsarten und Tätigkeiten, an die im Urlaub zu denken ist (↗ Reisen).

f) Steuern: Eine Broschüre: "Steuertips für Behinderte" erhalten Sie beim Bayerischen Staatsministerium der Finanzen in München oder bei Ihrem Finanzamt. Einige Hinweise aus dem Inhalt: Bei der Ermittlung Ihres Einkommens wird auf Antrag ein Pauschbetrag abgezogen (zB. bei einem GdB von 85 - 90 % 2400.-DM, Erhöhung bei Hilflosigkeit auf 7200.- DM). Daneben können Sie typische Mehraufwendungen geltend machen wie zB. Pflegekosten und bei einem GdB von 70 % (und Merkzeichen "G") oder von 8o % jährlich 3000 km mit dem eigenen Wagen und bei Merkzeichen "a. G." alle PKW-Kosten. Abziehen können Sie die Kosten einer Haushaltshilfe (bis 1200.- DM), Kinderbetreuungskosten und bei einem GdB von mindestens 70 % oder von mindestens 50 % (und erheblicher Gehbehinderung) die Fahrten zur und von der Arbeit und Familienheimfahrten und zwar nach tatsächlichen Kosten und Pauschsatz. Über Sparbeiträge aller Art können Sie in der Regel vorzeitig verfügen. Bei der Vermögenssteuer kommen Freibeträge von 10 000.-, 50 000.- und 100 000.- DM in Frage. Auf Ermäßigungen bei Grundsteuer und Umsatzsteuer sei hingewiesen. Auf die Ermäßigung der KFZ-Steuer wurde bei der Erläuterung der Merkzeichen hingewiesen. Beachten Sie, daß sich die Steuergesetzgebung u. U. sehr rasch ändert.

g) Wohnungsbauförderung: Schwerbehinderte (GdB über 50 %) haben einige Vorteile bei der Wohnungsbauförderung. So sind die Schwerbehinderten beim Einsatz der öffentlichen Mittel bevorzugt zu fördern. Bei der Neubauförderung ist das öffentliche Baudarlehen mit Rücksicht auf die besonderen baulichen Maßnahmen erhöht. Für die Anpassung vorhandenen Wohnraums sind bis zu 20.000.- DM vorgesehen. Für die fehlende Eigenleistung ist ein Zuschuß bis zu 8.000.-

DM vorgesehen. Der Erwerb vorhandenen Wohnraumes kann gefördert werden. Beim sozialen Wohnungsbau gehören Behinderte zu den bevorzugten Bewerbergruppen. Für sie gelten höhere Einkommensgrenzen und etwas niedrigere Mietpreise.

2) Versorgung

Arbeitslosengeld

Arbeitslosengeld erhalten Sie unter anderem nur dann, wenn Sie eine nicht nur kurzzeitig zumutbare Beschäftigung ausüben können und dürfen. Und daran wird es bei Ihnen fehlen.

Krankenkassen

Die gesetzlichen Krankenkassen zahlen die Kosten der medizinischen Behandlung und auf die Dauer von 78 Wochen (= eineinhalb Jahren) das gesetzliche Krankengeld. Wenn zu erwarten ist, daß Sie nach Ablauf dieser Zeit nicht mehr zur Arbeit gehen können, so beantragen Sie rechtzeitig, also nach etwa einem Jahr Ihre Rente bei Ihrem Rentenversicherungträger. Wenn Sie dann zeitlich schlecht kalkuliert haben und auf dem Trockenen sitzen, dann hilft nur noch ein Überbrückungskredit der Bank oder der rechtzeitige (!) Gang zum Sozialamt.

Überprüfen Sie, ob Sie alle Ihnen zustehenden Leistungen der gesetzlichen Krankenkassen in Anspruch nehmen: Maßnahmen zur Früherkennung von Krankheiten; Arznei-, Verband-, Heilmittel und Brillen; Körperersatzstücke, orthopädische und andere Hilfsmittel; Zuschüsse zu zahntechnischen Leistungen (Zahnersatz und Zahnkronen: derzeit 60 % ohne Edelmetalle); Belastungserprobung und Arbeitstherapie; Sterbegeld (Voller Satz 2100.- DM); Mutterschaftshilfe (u. U. plus Erziehungsgeld); Kuren und sonstige Maßnahmen der Gesundheitsfürsorge (laufen zum Teil über Krankenkasse und Rentenversicherungträger; Kuren vor Antritt genehmigen lassen, Beamte auch von der Beihilfestelle; Kuren i. d. R. nur alle paar Jahre); ärztliche und zahnärztliche Behandlung; häusliche Krankenpflege (auch Leistungen für Schwerpflegebedürftige); Haushaltshilfe (vor allem, wenn Kinder vorhanden); Krankenhauspflege; Krankengeld: Grenze w. o. 78 Wochen einschließlich der Leistungen des Arbeitgebers, Arbeitsversuch muß innerhalb dieser Frist beendet sein, u. U. Mehraufwandsvergütungen; sonstige Hilfen.

Lebensversicherung

Wenn Sie nach einem Schlaganfall in Rente oder in Pension gehen müssen oder erwerbsunfähig werden, reduziert sich Ihr Einkommen. Sie sind dann nicht mehr ohne weiteres in der Lage, die hohen Prämien der von Ihnen abgeschlossenen Lebensversicherung weiter zu bezahlen. Schließen Sie Ihre Lebensversicherung daher so ab, oder stellen Sie sie so um, daß Sie für den Fall einer vorzeitigen Erwerbsunfähigkeit keine Prämien mehr zahlen müssen. Solche Versicherungen gibt es. Sie sind allerdings etwas teurer. Nehmen Sie diese Empfehlung nicht auf die leichte Schulter. Ich habe auch geglaubt, mir könne gesundheitlich nichts passieren, und schlimmstenfalls sei ich gleich tot, und nun bin ich springlebendig, aber in Rente und muß jeden Monat ein paar hundert Mark für die Lebensversicherung ausschwitzen.

Sozialhilfe

a) Leistungen: Wenn Sie infolge Ihrer Erkrankung in finanzielle Bedrängnis geraten, dann nehmen Sie Kontakt mit der Sozialarbeiterin Ihres Krankenhauses auf und dann gegebenenfalls mit dem für Sie zuständigen Sozialamt und fragen Sie nach den Möglichkeiten, Leistungen der Sozialhilfe zu bekommen. Im Bundessozialhilfegesetz ist Hilfe zum Lebensunterhalt und Hilfe in besonderen Lebenslagen vorgesehen, darunter etwa Eingliederungshilfe für Behinderte, Hilfe zur Weiterführung des Haushalts und Hilfe zur Pflege (Voraussetzungen wie bei der ↗ Pflegeversicherung). Behinderte etwa können denken an medizinische Betreuung, orthopädische Hilfsmittel, Schul-, Aus- und Fortbildung, Umschulung, Wohnungserhaltungshilfe, nachgehende Hilfe zur Sicherung der getroffenen Maßnahmen und Hilfe zur Teilnahme am Gemeinschaftsleben. Dazu kommen häusliche Wartung und Pflege durch Personen, die ihnen nahestehen oder durch Nachbarn (die können also eventuell eine Beihilfe vom Sozialamt bekommen). Dazu kann kommen persönliche Betreuung und Pflegegeld (↗ Pflegefall).

b) Vorleistung: Wichtig ist folgender Punkt: Es ist nicht Aufgabe der Sozialhilfe, Ihre Schulden zu bezahlen. Gehen Sie also rechtzeitig zum Sozialamt, noch bevor Sie sich in Schulden stürzen. An den Leistungen des Sozialhilfe müssen Sie sich mit Ihrem eigenen Einkommen und Vermögen beteiligen. Sie müssen also im Sozialamt, wie man so sagt, "die Hosen herunterlassen". Unter anderem dürfen Sie behalten ein kleines Hausgrundstück und kleinere Barbeträge.

c) Regreß: Wegen der an Sie gezahlten Sozialhilfe kann das Sozialamt andere Personen zum Ersatz heranziehen, nämlich Familienangehörige des Patienten in auf- und absteigender Linie, seine Eltern, Großeltern, Kinder und Enkel, jedoch nur, soweit dem Patienten gegen diese ein Unterhaltsanspruch nach dem Bürgerlichen Gesetzbuch zusteht. Ferner werden die Erben des Patienten herangezogen.

Nach dem Gesagten ist es wahrscheinlich billiger, wenn sich in Notlagen die Verwandtschaft untereinander hilft, als wenn man erst zum Sozialamt marschiert. Beachten Sie zum Schluß: Auf die Leistungen der Sozialhilfe haben Sie einen Rechtsanspruch. Sie kommen nicht als Bittsteller, der ein Almosen erhält. Und: Sozialhilfe für die Vergangenheit erhalten Sie nicht.

Sozialversicherung

Schwerbehinderte können unter gewissen Voraussetzungen innerhalb von drei Monaten, nachdem sie den Bescheid des Versorgungsamtes erhalten haben, freiwillig der gesetzlichen Krankenversicherung beitreten. Für behinderte Kinder besteht nach näherer Regelung Anspruch auf Familienhilfe. Altersruhegeld wird unter Umständen schon vom vollendeten 60. Lebensjahr an gezahlt. Unter bestimmten Voraussetzungen besteht für Behinderte, die beschäftigt sind in Werkstätten für Behinderte oder Blindenwerkstätten, in Anstalten, Heimen und gleichartigen Einrichtungen, oder die in Berufsbildungswerkstätten ausgebildet werden, eine Pflichtversicherung ohne Rücksicht auf die Höhe des Lohnes. Wenn Sie sich über Ihre eigenen

Rentenversicherungsansprüche informieren wollen, beantragen Sie bei Ihrem Rentenversicherungsträger "Kontenklärung".

Tagegeld

Eine Krankenhaustagegeldversicherung ist überflüssig, solange Sie noch gesund sind. Aber ein Tagegeld erlaubt Ihnen, sich im Krankenhaus ins Einzelzimmer zu legen. Gleichzeitig ist es ein Polster für die Taxifahrten Ihrer Frau und für die Krimis, die sie Ihnen immer mitbringt. Denn die Krankenhausbücherei ist meist nur am Mittwoch von 10 - 11 Uhr geöffnet, gerade während der Chefarztvisite.

Verdienstausfallversicherung

Informieren Sie sich, solange Sie noch gesund sind, bei einem Fachmann darüber, welches Einkommen Sie hätten, wenn Sie heute, oder in 5, 10, 15 Jahren dienstunfähig würden. Als Beamter auf Lebenszeit bekommen Sie nach 5 Jahren ein Ruhegehalt von 1,875 % Ihrer Bezüge pro Jahr der ruhegehaltsfähigen Dienstzeit (maximal 75 %), bei vorzeitiger Dienstunfähigkeit jedenfalls 35 % Bei Angestellten ist es ähnlich. Wieviele % Ihres Einkommens benötigen Sie, um davon geruhsam leben und Ihr Häuschen abzahlen zu können? Schließen Sie die bestehende Lücke durch eine geeignete Versicherung.

Wer zahlt was

Eine Darstellung, wer was zahlt, finden Sie in der Broschüre ⬀ Literatur Buchst. r).

3) Pflegeversicherung

Das Nachstehende ist z. T. entnommen aus "Anhaltspunkte für die ärztliche Begutachtung Behinderter (Ausgabe 1995)"

Ein Pflegegeld von 400.- DM in der Pflegestufe I oder anderes oder mehr erhalten Sie von der Pflegeversicherung, wenn Sie – etwa infolge Ihres Schlaganfalles – für mindestens sechs Monate in erheblichem Maße fremder Hilfe bedürfen für die gewöhnlichen und regelmäßig wiederkehrenden Verrichtungen im Ablauf des täglichen Lebens.

Unter diesen Verrichtungen versteht das Gesetz

im Bereich der Körperpflege das Waschen, Duschen, Baden, die Zahnpflege, das Kämmen, Rasieren, die Darm- oder Blasenentleerung,

im Bereich der Ernährung das mundgerechte Zubereiten oder die Aufnahme der Nahrung.

im Bereich der Mobilität das selbständige Aufstehen und Zu-Bett-Gehen, An- und Auskleiden, Gehen, Stehen, Treppensteigen oder das Verlassen und Wiederaufsuchen der Wohnung,

im Bereich der hauswirtschaftlichen Versorgung das Einkaufen, Kochen, Reinigen der Wohnung, Spülen, Wechseln und Waschen der Wäsche und Kleidung oder das Beheizen. Außerdem sind notwendige körperliche Bewegung und geistige Anregung zu berücksichtigen. Unabhängig davon ist Hilflosigkeit auch dann gegeben, wenn Hilfe zwar nicht ständig geleistet wird, jedoch in dauernder Bereitschaft sein muß (wenn z. B. Hilfe häufig und plötzlich wegen akuter Lebensgefahr notwendig ist).

Der Umfang der notwendigen Hilfe bei den gewöhnlichen und regelmäßig wiederkehrenden Verrichtungen muß erheblich sein. Dies ist dann der Fall, wenn die Hilfe dauernd für zahlreiche Verrichtungen, die häufig und regelmäßig wiederkehren, benötigt wird. Einzelne Verrichtungen, selbst wenn sie lebensnotwendig sind und im täglichen Lebensablauf wiederholt vorgenommen werden, genügen nicht (z. B. Hilfe beim Anziehen einzelner Bekleidungsstücke, notwendige Begleitung bei Reisen und Spaziergängen, Hilfe im Straßenverkehr, einfache Wund- oder Heilbehandlung).

Bei einer Reihe schwerer Behinderungen, die aufgrund ihrer Art und besonderen Auswirkungen regelmäßig Hilfeleistungen in erheblichem Umfang erfordern, kann im allgemeinen ohne nähere Prüfung angenommen werden, daß die Voraussetzungen für das Vorliegen von Hilflosigkeit erfülit sind. Dies gilt stets bei

Blindheit und hochgradiger Sehbehinderung (siehe Nummer 23)

Querschnittslähmung, in der Regel auch bei

- Hirnschäden, Anfallsleiden, geistiger Behinderung und Psychosen, wenn diese Behinderungen allein eine MdE um 100 v. H. bedingen,

- Verlust von zwei oder mehr Gliedmaßen, ausgenommen Unterschenkelamputation beiderseits, bei der immer eine individuelle Prüfung erforderlich ist. (Als Verlust einer Gliedmaße gilt der Verlust mindestens der ganzen Hand oder des ganzen Fußes. Ob Halbseitenlähmung als Verlust zweier Gliedmaßen anzusehen ist, ist in der zitierten Regelung nicht enthalten).

Führt eine Behinderung zu dauerndem Krankenlager, so sind stets auch die Voraussetzungen für die Annahme von Hilflosigkeit erfüllt. Dauerndes Krankenlager setzt nicht voraus, daß der Behinderte das Bett überhaupt nicht verlassen kann.

Sie gehören zur Pflegestufe I, wenn Sie bei der Körperpflege, der Ernährung oder der Mobilität für wenigstens zwei Verrichtungen aus einem oder mehreren Bereichen mindestens einmal täglich der Hilfe bedürfen und zusätzlich mehrfach in der Woche Hilfen bei der hauswirtschaftlichen Versorgung benötigen.

4) Zusammenfassung:

Einem Artikel der Süddeutschen Zeitungvom 10/11.4. 1999 ist die folgende Zusammenfassung der Situation Schwerbehinderter entnommen (gekürzt), wobei die eben gemachten Ausführungen zum Teil wieder auftauchen:

Welche Vergünstigungen Behörden und Institutionen Menschen mit einem Handikap gewähren:

a) Als Behinderung gelten alle fehlenden oder eingeschränkten körperlichen, geistigen oder seelischen Funktionen, die über das - für das Lebensalter - typische Ausmaß hinausgehen.

b) Bei einem *Grad der Behinderung* (GdB) von 50 Prozent an gelten die Betroffenen als schwerbehindert. Das ist zum Beispiel beim Verlust einer Hand oder eines Unterschenkels der Fall. Andere Dauerleiden - auch jene, die von dem Verlust oder der Beschädigung der inneren Organe herrühren - müssen mit den Auswirkungen dieser Amputationen gleichzusetzen sein, wenn sie den Behinderungsgrad von 50 Prozent und damit die Schwerbehinderten-Eigenschaft rechtfertigen sollen. Mehrere Behinderungen dürfen nicht addiert werden. Vielmehr sind sie in ihrer gesamten Auswirkung zu beurteilen. Hier ein Beispiel: Das Fehlen eines Daumens = 30 Prozent Behinderungsgrad; der Verlust beider Daumen bedeutet einen gesamten Behinderungsgrad von 40 Prozent. Bei Beeinträchtigungen, die sich nach wissenschaftlicher Einschätzung nach einer gewissen Zeit bessern, kann der Behinderungsgrad nach dieser "Heilungsbewährung" herabgesetzt werden.

c) Berufliche Beeinträchtigung hat auf den GdB keinen Einfluß. *Die Begriffe* GdB, Berufs-, Dienst- oder Erwerbsunfähigkeit haben miteinander nichts gemein.

d) Schwerbehinderte haben nach sechs Monaten Probezeit einen besonderen *Kündigungsschutz* am Arbeitsplatz, es kann ihnen also nur mit Zustimmung der Hauptfürsorgestelle gekündigt werden. Außerdem wird ihnen eine Woche zusätzlichen Erholungsurlaubs pro Jahr gewährt.

e) Die privaten und öffentlichen Arbeitgeber mit mindestens sechzehn Arbeitsplätzen sind verpflichtet,. wenigstens sechs Prozent davon mit Schwer- und Schwerstbehinderten zu besetzen. Solange sie diese Quote nicht erreichen, müssen sie für jede nicht besetzte Stelle eine *Ausgleichsabgabe* an die Hauptfürsorgestellen zahlen.

f) Schwerbehinderte Arbeitnehmer erhalten aus den Mitteln der Ausgleichsabgabe Gelder zum Kauf von *Hilfsmitteln* für den Beruf und von behindertengerechten Autos zum Erreichen des Arbeitsplatzes. Dazu zählt auch eine finanzielle Hilfe für eine Wohnung, die der Behinderung angepaßt worden ist.

g) Auch auf die Beschäftigung von *Schwerstbehinderten*, also Menschen, die nach Art und Schwere ihres Handikaps besonders auf Assistenz angewiesen sind, kann das Arbeitsamt den Arbeitgebern jeweils bis zu drei Pflichtplätze anrechnen. Schwerbehinderte, die 35 Versicherungsjahre nachweisen - darunter müssen 180 Monate mit Beiträgen oder Ersatzzeiten belegt sein -, können mit 60 Jahren in Rente gehen oder pensioniert werden. Frauen und Männer mit einem Behinderungsgrad von 30 oder 40 Prozent, die wegen ihrer Behinderung keinen geeigneten Arbeitsplatz finden oder ihre angestammte Arbeitsstelle verlieren, dürfen beim Arbeitsamt einen *Antrag auf Gleichstellung* mit Schwerbehinderten stellen. Das Amt kann die Gleichstellung auf Dauer oder befristet aussprechen. Die gleichgestellten Arbeitnehmer genießen alle Schutz- und Förderungsmaßnahmen wie Schwerbehinderte. Sie haben nur keinen Anspruch auf den Zusatzurlaub und die Frührente mit 60 Jahren.

h) Der Staat gewährt Behinderten und den Eltern von schwerbehinderten Kindern als Nachteilausgleich eine Reihe von Zuwendungen und Steuererleichterungen. So erhalten Behinderte von einem GdB von 30 Prozent an Lohn- und Einkommensteuer-*Freibeträge*, die mit der Schwere der Behinderung wie folgt steigen und bei einem GdB von 100 einen Jahresfreibetrag von 2760.- DM ergeben. Bei blinden oder völlig hilflosen Menschen, die praktisch bei jedem Handgriff auf Hilfe angewiesen sind, erhöht sich der Freibetrag auf 7200 DM im Jahr. Die Eltern können die schwerbehinderten Kindern zustehenden Steuer- und Freibeträge auf sich übertragen lassen.

i) Bei der Ermittlung des für die *Wohngeldberechtigung* maßgeblichen Jahreseinkommens wird zugunsten der Bewohner mit einem Behinderungsgrad von hundert – oder von achtzig Prozent bei häuslicher Pflegebedürftigkeit – ein Freibetrag von 3000 DM eingeräumt. Er vermindert sich auf 2400 DM für nicht pflegebedürftige, schwerbehinderte Haushaltsangehörige mit einem GdB von 80 oder 90 Prozent. Diesen Freibetrag können auch Menschen mit einem GdB von unter achtzig Prozent beanspruchen, wenn – so die bürokratische Definition - gleichzeitig eine häusliche Pflegebedürftigkeit zu registrieren ist.

j) *Freifahrt und KFZ-Steuer*: Schwerbehinderte, die erheblich gehbeeinträchtigt oder gehörlos sind, können öffentliche Nahverkehrsmittel gegen eine Eigenbeteiligung von jährlich 120 DM ohne Fahrschein, u. U. mit Begleitperson, benutzen oder eine um 50 Prozent ermäßigte KFZ-Steuer in Anspruch nehmen. Als erheblich gehbehindert gelten Menschen, die durch medizinische Befunde nachweisbar nicht imstande sind, einen Weg von zwei Kilometern zu Fuß zurückzulegen. Schwerbehinderte (GdB ab 80 Prozent) können die Bahn-Card zum halben Preis erwerben. Schwer gehbehinderte Sozialhilfeempfänger brauchen die 120 DM Eigenbeteiligung im Jahr für die Benutzung der Autobusse, U-, S-, und Straßenbahnen nicht zu bezahlen. Blinde oder Hilflose haben sowohl das Recht zur Freifahrt mit öffentlichen Nahverkehrsmitteln, als auch Anspruch auf Kfz-Steuerbefreiung.

k) *Straßenverkehr*: Ungewöhnlich stark Gehbehinderte – dazu gehören beispielsweise Mehrfach-Amputierte oder unter schwerster Herz-Lungen-Funktionsstörung leidende Personen, oder Menschen, denen ein Bein von der Hüfte aus abgenommen worden ist und die keine Prothese tragen können, dürfen mit einem besonderen Ausweis der Straßenverkehrsbehörde ihr Auto in Parkverbotszonen bis zu drei Stunden stehen lassen, Behinderten-Parkplätze benutzen oder bei öffentlichen Parkuhren ohne Gebühr parken.

l) Personen, bei denen eine Hörbehinderung von 50 Prozent oder eine Sehbehinderung von 60 Prozent festgestellt worden ist, brauchen keine *Rundfunkgebühr* zu bezahlen. Andere Schwerbehinderte, die mit einem Behinderungsgrad von 80 Prozent und mehr entweder ständig an die Wohnung gebunden sind oder an öffentlichen Veranstaltungen überhaupt nicht teilnehmen können, werden ebenfalls von der Rundfunkgebühr befreit. Zudem wird die Grundgebühr für den analogen *Telephonanschluß* auf monatlich neun DM ermäßigt. Für Hör- und Sprachbehinderte mit einem GdB von 90 Prozent sowie für Blinde ermäßigt sich diese Gebühr sogar auf fünf DM im Monat. Seit dem 1. August 1998 gewährt die Deutsche Telekom AG auch für ihren Euro-ISDN-Dienst einen Sozialtarif. Menschen, die von der Rundfunkgebührenpflicht befreit sind, können den Sozialtarif entweder für einen Analog- oder ISDN-Anschluß in Anspruch nehmen. Beides ist jedoch nicht möglich. Ermäßigungen gewähren Schwerbehinderten auch verschiedene Mobilfunkanbieter.

II) Medizinische Rehabilitation

1) Rollstuhl

Dieser Abschnitt enthält Informationen für Benützer eines Faltrollstuhls. Vor- und Nachteile aller Rollstuhltypen vergleicht ausführlich das in Literatur Buchst. p) genannte Buch von W. Stecher.

Rollstuhl

Wenn Sie im Rollstuhl sitzen und sich klar machen, daß Sie nun für Jahre damit leben müssen (ausgenommen die Fälle, wo sich die Lähmung in einigen Monaten wieder bessert, ↗ "Besserung"), wird Ihnen sicher ganz komisch zumute. Vor sich sehen Sie den armen Hund, der auf das Mitleid seiner Umgebung angewiesen ist, der dreißig Jahre lang immer Bitte und Danke sagen muß (obwohl das letztlich auch nicht weh tut). Sie haben es in der Hand, das zu ändern:

a) Mit intensivem Training können Sie es – bei leichteren Schlaganfallformen – sicher soweit bringen, daß Sie einige Stufen in beiden Richtungen steigen und mühsam einige zik Meter gehen können. Und damit gehört Ihnen die Welt. Lesen Sie dazu das Nachstehende.

b) Sie sitzen wahrscheinlich in einem alten, ausgedienten Krankenhausrollstuhl, der dreißig Kilo wiegt und schon seit Jahren nicht mehr geölt wurde. Schicken Sie einen Angehörigen in das nächste große Orthopädiefachgeschäft, er soll dort einen neuen, höchstens 19 Kilo schweren Rollstuhl für ca. 25.- DM auf eine Woche ausleihen. Dann werden Sie sehen, wie elegant Rollstuhlfahren sein kann.

c) Als nächstes lassen Sie sich sagen, daß es Querschnittgelähmte gibt, die also in gewisser Beziehung noch schlechter dran sind als Sie, die mit dem Rollstuhl allein Weltreisen machen. Ich habe zwar noch keinen solchen Reisenden kennengelernt, aber immer wieder davon gehört.

d) Beteiligen Sie sich aufrecht und möglichst stehend an allen Gesprächen, damit Sie für voll genommen werden.

e) Und lassen Sie sich von mir sagen, daß ich mich mittlerweile gut an meinen Rollstuhl gewöhnt habe, daß ich mich nicht mehr ausgeschlossen fühle und daß der Stuhl zu meiner zweiten Natur geworden ist. Bloß Bergtouren und Geländemärsche kann ich heute nicht mehr machen. Aber das Leben hat noch anderes zu bieten als Schroffen und Filzen.

Rollstuhlanschaffung

a) Grundsätze:

Gerade haben Sie erfahren, daß Sie in zwei Wochen nach Hause entlassen werden und daß das Krankenhaus seinen Rollstuhl zurückhaben will. Aber wenn Sie daheim aus dem Taxi steigen, soll dort schon ein anderer Rollstuhl stehen. Leihen Sie sich doch zuerst einen aus. Sie erhalten ihn in jedem großen Orthopädiefachgeschäft. Wenn der Arzt meint, daß sich Ihre Lähmung im Lauf des ersten halben Jahres zurückbilden könnte, dann warten Sie mit dem Kauf eines neuen Rollstuhles. Andernfalls besorgen Sie sich Prospekte zum häuslichen Studium. In der Bundesrepublik gibt es neben einigen kleineren drei große Rollstuhlfirmen, die den Markt beherrschen: Meyra, Orthopedia und Sopur, die alle bis auf Einzelheiten die gleiche

Produktpalette haben. Die Anschaffung eines neuen Rollstuhles ist dem Ausleihen eines alten ausgedienten Gerätes vorzuziehen, weil die neueren Modelle alle verbesserte, leichtergängige Lager haben, und daher leichter laufen. Bedenken Sie, daß jeder Rollstuhlkonstrukteur Kompromisse aus mehreren einander widersprechenden Prinzipien eingehen und nach allen Seiten Zugeständnisse machen muß.

b) Preis:

Ein neuer Rollstuhl kostet, stark abhängig von dem verwendeten Material (Aluminium - Titan) zwischen 1500.- und 5000.- DM, wobei ein realistischer Preis bei 3200.-DM liegt. Die Ausführungen für 1500.-DM gleichen nach Aussehen und Komfort den Nickelbrillen, die die Krankenkassen bezahlen.

c) Gewicht:

Bei jedem Hersteller gibt es leichte und schwere Modelle, deren Gewicht zwischen 16 und 25 Kilogramm schwankt, wobei sich die leichteren Modelle natürlich auch leichter fahren und schieben lassen und das Kreuz Ihrer Frau besser schonen. Achten Sie darauf, daß das von Ihnen ausgesuchte Modell Ihrem Körpergewicht gewachsen ist.

d) Rollstuhltypen:

Sie fragen danach, welche Möglichkeiten der Fortbewegung mit dem Rollstuhl es gibt. Beginnen Sie zuerst mit dem Stichwort: "Straßenverkehr". Am einfachsten ist es, wenn Sie jemanden zur Verfügung haben, der Sie schiebt, und wenn Sie sich außerdem selbst mit Arm und Bein fortbewegen können, wie im Stichwort: "Rollstuhlfahren" beschrieben.

Wenn das ausscheidet, werden Sie an einen Elektrorollstuhl denken (Rollstühle mit Mopedmotor habe ich noch nie gesehen, aber die Hersteller warten zum Teil schon auf den ausgereiften Brennzellenantrieb): Ein "elektrischer Stuhl" kommt aber wohl nur als Zweitfahrzeug in Frage. Er kostet ab etwa 7500.-DM, wiegt bis zu 50 Kilogramm und läßt sich zur Gewichtsersparnis teilweise demontieren. Trotzdem müssen Sie aber jeden Abend den Batteriekasten von 25 Kilogramm Gewicht zur nächsten Steckdose schleppen (lassen). Lenken und Fahren können Sie einen solchen Stuhl leicht mit einer Hand. Sie können ihn aber in kein Taxi verladen (Spezialtaxen ausgenommen), und damit keine Rolltreppe und kaum Randsteine hinauffahren. Wegen der Unterstellprobleme kommt er wohl nur für Eigenheimbesitzer zu Fahrten in Wohnungsnähe in Frage. Ein elektrischer Rollstuhl fährt heute eine Strecke von ca. 50 km und bewältigt Steigungen von 22 %. Er kann überraschend plötzlich stehenbleiben und auf dem Radweg rasche Haken schlagen, weil seine Steuerung schnell anspricht. Es heißt, daß er für winterliche Straßen ungeeignet ist, weil er nicht Spur hält.

Der Einhebelrollstuhl wird vorwärts bewegt und gesteuert durch Drücken, Ziehen und Drehen eines Hebels mit der gesunden Hand. Der Doppelgreifradrollstuhl hat an der gesunden Seite zwei Greifräder übereinander. Das sind die auf dem Hinterrad befestigten zusätzlichen Räder, die Sie mit der Hand drehen können. Diese zwei Greifräder drückt man zusammen, schließt damit eine Sperre und dreht sie nach vorne. Beide Hinterräder sind durch ein Scherengelenk verbunden.

Diese beiden Rollstuhltypen sind mit ca. 34 Kilogramm relativ schwer, auch schwer transportabel. Sie haben einen großen Wendekreis und erlauben nur geringes Tempo. Das weit zur gesunden Seite hinausstehende Gestänge erschwert das Durchfahren von Türen und das Rolltreppenfahren. Beachten Sie auch, daß sich die bisher genannten Rollstuhltypen oft nicht oder nur mit Mühe zusammenfalten lassen. Was Sie also wohl zuerst brauchen, ist ein Faltrollstuhl ohne gesonderten Antrieb.

Es werden immer wieder Versuche mit Freiläufen angestellt, wie man sie vom Fahrrad her kennt. Diese klemmen aber leicht, wenn ihre Achsen nicht beidseitig gelagert werden, und müßten am Rollstuhl sehr groß dimensioniert werden. Wenn Sie selbst mit Rollstuhlantrieben herumexperimentieren, werden Sie schnell feststellen, daß Sie von Ihren zwei gesunden Extremitäten eine, das Bein, zum Steuern brauchen, und daß die andere, der Arm, in der Regel mit so wenig Muskulatur ausgestattet ist, daß Sie langsamer sind, als wenn Sie sich mit Stock und gesundem Arm vorwärts schieben. Der beste, soweit ich erfahren konnte, Rollstuhl (Gewicht ca. 18 Kilogramm) wurde vor Jahren von den Maschinenbauern der Fachhochschule Kassel entwickelt. Sie haben aber außer mir noch keinen Interessenten gefunden und ich bekomme das Musterstück nicht. Die Industrie dagegen scheut die Millionenaufwendungen für die Einführung eines neuen Rollstuhltyps.

e) Ausstattung:

Lassen Sie sich Breite und Höhe Ihres Rollstuhles von dem Spezialgeschäft ausmessen, von dem Sie Ihre Prospekte bezogen haben. Bei den <u>Maßen</u> sollten Sie auf folgende Details achten: Die beiden <u>Oberschenkel</u> sollen, wenn die Füße auf den Stützen stehen, in voller Länge ganz flach auf der Sitzfläche aufliegen. Das Knie des auf der Fußraste stehenden Beines soll tiefer liegen als das dazugehörige Hüftgelenk. Um das zu erreichen, sollten die Achsen der Hinterräder und die Fußstützen in der Höhe verstellbar sein oder Sie müssen die Höhendifferenz mit Kissen ausgleichen. Liegt der kranke Oberschenkel nicht ausreichend auf, so wird das Bein stets spastisch zittern. Bedenken Sie auch, daß Ihre <u>Fußstützen,</u> die festgeschraubt sein müssen, ausreichend Bodenfreiheit brauchen, damit Sie Rolltreppen befahren können, ohne vorne hängen zu bleiben, und damit Sie Randsteine vorwärts hinunterfahren können. Die <u>Rückenlehne</u> des Rollstuhls soll so hoch sein, daß die Schulterblätter beim Sitzen frei bleiben. Sie soll stramm ("hart") sein und das Kreuz etwas nach vorne schieben. Faustregel: Rückenlehne so niedrig wie möglich. Die Höhe der möglichst höhenverstellbaren <u>Schiebegriffe</u> soll der Körpergröße der Person angepaßt sein, die Sie ständig schieben wird. Der Rollstuhl hat vier <u>Räder</u>, zwei große und zwei kleine. Die großen Räder sollte er hinten haben. Wenn Sie es umgekehrt machen, so können Sie keinen Randstein hinauffahren und Ihre Armkraft nicht voll einsetzen. Mit gleich großen Rädern haben Sie ebenfalls Probleme beim Bewältigen von Hindernissen. <u>Sportrollstühle</u> haben schräg nach innen gekippte Hinterräder, um die Stabilität gegen seitliches Kippen zu vergrößern. Sie brauchen das nicht. Die Hinterräder sollten <u>Steckachsen</u> haben. Dann kann man sie mit einem Daumendruck abnehmen. Dadurch wird Ihr Rollstuhl leichter. Sie können ihn besser verladen und leichter Reifen flicken. Dabei haben Sie die Wahl zwischen <u>Luftreifen</u> und Vollgummireifen (diese besser nur bei Benützung ausschließlich auf ebenem, festem Boden). Vollgummireifen erfordern mehr Kraft als Luftreifen – besonders auf winterlichem Straßensplitt – und Sie kommen damit nur langsamer vorwärts, ersparen sich aber jede Reifenpanne, gegen die ich bisher kein zuverlässiges Mittel gefunden habe. Mein persönlicher Rekord waren 12 Platten in einem Jahr. Luftreifen haben Autoventile, dann können Sie als Einhänder die Schläuche an jeder Tankstelle selbst aufpumpen. Ein <u>Greifrad</u>, das Sie mit der Hand vorwärts drehen können, und das auf dem Hinterrad montiert ist, brauchen Sie auf beiden Seiten. Wenn Sie auf ihrer lahmen Seite auf das Greifrad verzichten, leidet die Stabilität des Hinterrades, es bekommt leichter Achter. Das Greifrad sollte nicht mit Folie überzogen oder lackiert sein, denn Sie werden es an verschiedenen Randsteinen sehr rasch abstoßen. Bei manchen Rollstühlen sehen Sie über den Speichen große <u>Plastikscheiben</u> angebracht. Diese verhindern, daß Sie Ihre Finger in die Speichen bringen und sich dadurch verletzen. Außerdem können Sie an diesen Scheiben gelbe <u>Rückstrahler</u> anbringen. <u>Sitzen</u> sollten sie auf einem Schaumgummikeil, das dünne Ende vorne, das schont ihr Kreuz.

Jeder Rollstuhl braucht zwei <u>Feststellbremsen</u>. Prüfen Sie, ob Sie die Griffe erreichen können oder auf der lahmen Seite einen verlängerten Handgriff benötigen. Diese Bremsen bestehen aus einem Metallsteg, der gegen den Reifen des Hinterrades gedrückt wird. Im Freien genügt die Bremskraft ihrem Zweck, dem Feststellen. Aber: ein Platten im Luftreifen macht die Bremse wirkungslos. Ihr Fahrzeug dreht sich seitlich, wenn Sie nur die Bremse einer Seite anziehen. Die Bremskraft läßt sich verstärken, wenn Sie über den Metallsteg eine Hülse aus Gummi stülpen oder Ihren Luftreifen stramm aufpumpen.

Sie benötigen zwei <u>Fußpedale</u>, worauf das kranke Bein leicht stehen bleiben sollte. Gelingt das, so nehmen Sie geteilte Pedale, sonst haben Sie das gesunde Bein nicht frei zum Anschieben. Ein Fersenband, das die beiden Pedalstützen verbindet, brauchen Sie nicht, wenn Ihr krankes Bein nicht abrutscht. Die <u>Fußstützen</u> dürfen keinesfalls leicht abfallen. Wenn Sie vorsichtig sein wollen, können Sie einem <u>Überrollschutz</u> nehmen. Das sind zwei hinten aufgesteckte Stangen, deren Hauptvorteil die beruhigende Wirkung ist. Sie sollen und wollen das Hintenüberkippen verhindern, sind aber nicht immer so wirksam, wie Sie das erhoffen. Deshalb empfehlen Fachleute erwachsenen Patienten, darauf zu verzichten.

Zum Rolltreppenfahren ist es günstig, wenn Sie Ihren Schwerpunkt deutlich vor die Hinterachse verlegen können. Der <u>Bezug</u> sollte nach Regen bald wieder trocken werden. Verzichten Sie auf Kunststoffbezüge. Dann vermeiden Sie Schweißflecken dort, wo Sie aufsitzen. Nehmen Sie zwei gepolsterte <u>Seitenstützen</u> für Ihre Ellenbogen. Testen Sie, ob der kranke Ellenbogen von seiner Stütze abrutscht. Ist das der Fall, so lassen Sie das <u>Armpolster</u> auf der kranken Seite verlängern. Beachten Sie in diesem Fall die Hebelwirkung der verlängerten Seite, die gerne bricht. Wenn Sie Probleme haben, allein aufzustehen, sollten die Armpolster abnehmbar sein. Prüfen Sie auch, ob Ihr Mantel oder Ihre Jacke, meistens auf der gesunden Seite, am Reifen wetzen und dort schmutzig werden können. Wenn ja, benötigen Sie dort eine Abdeckung. Achten Sie darauf, daß der Rollstuhl an seiner Rückseite einen oder zwei Tritte hat, auf die man beim Schieben treten kann, um den Stuhl über eine Randsteinkante hochzukippen.

Wenn er jetzt glänzend vor Ihnen steht, prüfen Sie, ob alle Schrauben und Muttern fest sind und dann kann's los gehen.

f) Zubehör:

Halt, nicht so schnell. Erst brauchen wir noch einige Kleinigkeiten. Das erste wäre (nur bei Luftreifen) eine Fahrradpumpe, die Sie an einer der unteren Längsstreben befestigen. Dazu gehört ein Ventilaufsatz, damit Sie auch Autoventile aufpumpen können. Aber: Was wollen Sie als Einarmiger mit einer Fahrradpumpe. Das schon, aber einen netten Menschen, der Ihnen hilft, werden Sie immer finden. Pumpe und Ventilaufsatz führen Sie immer bei sich. Dann besorgen Sie sich noch eine Fahrradtasche, die Sie immer mitführen und die Sie, gefüllt mit Flickzeug und Schlüsseln (einschließlich Imbusschlüssel) immer bei sich haben. Im Ernstfall telefonieren Sie einem Taxifahrer, der seine Uhr laufen läßt, bis er Ihren Reifen geflickt hat. Wenn Sie Ihren Stock nicht dauernd unter den Arm klemmen wollen, lassen Sie sich einen Stockhalter anbringen. In den Zubehörseiten der Rollstuhlprospekte können Sie noch manches interessante Zubehör entdecken.

Das wichtigste davon ist ein Netz, das es auch in jedem Fachgeschäft für Säuglingszubehör gibt, und das Sie mit zwei Schlaufen hinten an den Rollstuhl hängen. Dieses Netz ist nur für Ihr Regenzeug und evtl Ihr Flickzeug bestimmt und nicht für die Mäntel und Teddybären der mitwandernden Familie. Das Regenzeug ($\nearrow$ Regen) besteht aus einem längeren, allseits geschlossenen Radfahrerumhang in einer leuchtenden Farbe, damit Sie nicht übersehen werden. Sie müssen mit einer Hand darunter heraus langen können. Dazu kommt ein Hütchen aus Baumwollstoff, das Sie zusammennudeln können, und das Sie vor Regen und Sonne schützt. Als letztes kaufen Sie sich ein Paar Gummiüberschuhe für Ihre Halbschuhe (Galoschen) als Regenschutz, die es neuerdings wieder zu kaufen gibt. Sie können bei Regen auch Gore-Texschuhe mit Klettverschlüssen tragen.

Und wenn Sie jetzt über die Gehsteige der Großstadt flitzen wollen, laufen Ihnen immer schlafmützige Fußgänger vor die Räder. Dann besorgen Sie sich noch eine Fahrradklingel. Im Winter tragen Sie einen hüftlangen wattierten Mantel. Ist er zu lang, so haben Sie beim Niedersetzen Orientierungsprobleme.

Besorgen Sie sich jetzt noch je einen Schlauch und einen Mantel für Ihre Vorder- und Hinterräder als Reservestücke (oder je ein zusätzliches Vorder- und Hinterrad). Denn die meisten Schläuche platzen am Gründonnerstag und am heiligen Abend nach Geschäftsschluß. In Ihre vier (Luft-)Schläuche können Sie Pannen-Gel einfüllen lassen, das sich bei mir nicht bewährt hat. Verwenden Sie keine Pannen-Einlagen, weil die Ihre Schläuche in einem Vierteljahr durchscheuern.

Und jetzt überlegen Sie auf Ihren häuslichen Spaziergängen, wo es in der Nähe ein Altersheim gibt, das Ihnen bei einer größeren Rollstuhlpanne sofort mit einem Leihstuhl aushelfen würde. Unter diesem Gesichtspunkt empfiehlt sich auf lange Sicht auch ein Reserverollstuhl (Gegebenenfalls Sport- oder Leichtgewichtsrollstuhl).

Und jetzt kann es losgehen.

g) Höchstmaße.

Die Höchstmaße eines Rollstuhls dürfen nach der einschlägigen ISO-DIN-Norm, die die Bundesbahn zugrundelegt, betragen: Länge 1200 mm, Breite 700 mm, Höhe 1090 mm, Brutto-Gesamtgewicht maximal 250 kg.

Rollstuhlfahren

Die folgenden Ausführungen beziehen sich auf Faltrollstühle ohne Zusatzantrieb (Elektromotor, Handhebel, Doppelgreifrad), die der einseitig Gelähmte allein und ohne Hilfsperson benützen möchte (↗ Literatur, Buchst. a))

Für Rollstuhlfahrer mit zwei gesunden Armen gibt es Trainingsmöglichkeiten, wo diese ihren Stuhl in allen Feinheiten zu beherrschen lernen. Sie sehen diese Leute oft durch die Straßen flitzen, über die Randsteine hobbeln, die Rolltreppen hinunter und hinauffahren und zum Schluß auf zwei Rädern balanzieren. All dies sind Möglichkeiten, die einem halbseitig Gelähmten verschlossen erscheinen und die er sich trotzdem erobern kann, wenn er Geduld und Zeit hat. Im folgenden ein paar Hinweise für den, der allein im Rollstuhl unterwegs sein möchte. Manche Firmen, etwa Meyra, legen ihren Rollstühlen, ausführliche Gebrauchsanweisungen mit Fahrtips bei.

Vor jedem Fahrtbeginn sollten Sie die Funktionsfähigkeit Ihrer Bremsen und den Luftdruck Ihrer Bereifung kontrollieren.

a) Aufklappen des Faltrollstuhls:

Kippen Sie den Rollstuhl schräg nach links, sodaß sich die beiden rechten Räder in der Luft befinden, also die Bodenreibung der rechten Rollstuhlseite aufgehoben wird. Jetzt drücken Sie auf die linke Längsstrebe, an der die Sitzfläche befestigt ist. Der Stuhl geht nun leicht auseinander. Wenn nicht, dann werfen Sie einen scheuen Blick unter die Sitzfläche, vielleicht ist hier etwas auseinandergegangen oder das hinten dort hängende Netz klemmt. Reißen Sie nicht an einer der beiden seitlichen Armstützen. Dieses Manöver gelingt auch seitenverkehrt. Entscheidend ist, daß sich die Räder einer Längsseite in der Luft befinden. Sie werden sich wundern, wieviel gesunde Menschen, die keinen Schlaganfall hatten, diesen technischen Vorgang nicht durchschauen.

b) Öffnen einer Glasschwingtür:

Fahren Sie mit etwas Tempo an die Glastür heran. Setzen Sie die Sohle des im Knie gebeugten Beines flach auf die Glasscheibe. Strecken Sie nun das Bein kräftig im Knie. Sie rollen etwas zurück und die Tür geht auf. Fahren Sie an und schlüpfen Sie durch die Tür, die schnell wieder zufällt. Das Manöver gelingt aber nur, wenn auf Ihrer Seite der Glastür "Drücken" steht.

Andernfalls stemmen Sie das Glas aus der Füllung. Für das Türöffnen von der Seite "Ziehen" kenne ich keinen Trick, höchstens einen bequemen Handgriff.

c) Ausfahren:

Als einseitig Gelähmter können Sie mit Ihrem Rollstuhl auch allein ausfahren, vorausgesetzt, Sie haben ein Modell, das leicht läuft. Nehmen Sie Ihren Stock mit Schlaufe in die gesunde Hand und nun schieben Sie mit dem Stock und dem gesunden Bein, das Sie abwechselnd strecken, auf den Boden stellen und wieder anziehen, kräftig an. Das geht schneller, als mit nur einer Hand am Greifrad zu drehen, und ist nach meinen Versuchen bei der dürftigen Ausstattung des Armes mit Muskulatur die schnellste Fortbewegungsmöglichkeit. Pro Stockschub können Sie bis zu 2,5 Meter zurücklegen (mit Vollgummireifen höchstens etwas über 1 Meter, aber das ohne Reifenpannen). Das Bein brauchen Sie auch, um damit geradeaus zu steuern. Wenn Sie die Richtung noch nicht auf Anhieb halten können, üben Sie, zwischen aufgestellten Bierflaschen durchzufahren. Wenn Sie gute Kondition haben, schaffen Sie mit der beschriebenen Technik in elf Minuten einen Kilometer in der Ebene einschließlich Verkehrsampeln und aller Hindernisse. Wenn Sie eine Pause einlegen, schaffen Sie leicht zweimal zwei Kilometer hin und her. Innerhalb von etwa drei Jahren läßt sich die Kraft Ihrer gesunden Seite erstaunlich steigern. Heute mache ich im flachen Gelände problemlos Rollstuhlausflüge von über zwölf Kilometern Länge, wobei ich einen Begleiter nur bei gelegentlichen Problemstellen benötige (kleine Steigungen, schlechter Straßenbelag). Zum Vergleich: ein gesunder Erwachsener macht in der Sekunde zwei Schritte mit je 60 - 70 Zentimetern Spannweite. Bei Regenwetter funktioniert jedoch die geschilderte Methode nicht besonders gut, weil Ihr Stock auf regennassem Asphalt rutscht. Wenn Sie dann nicht auf Rauhasphalt fahren können, schauen Sie, ob Sie am Straßenrand eine aufgerauhte Oberfläche, etwa einen grob zubehauenen Randstein finden, wo der Stock besser haftet. Unbefestigte oder gekieste bzw. gesandete Wege vermeiden Sie, weil Sie sich da sehr anstrengen müssen. Wenn Sie über rauhen Boden oder leicht bergauf fahren wollen, fahren Sie mit stark seitlich gedrehtem Kopf rückwärts und schieben mit dem gesunden Bein an. Aber übersehen Sie kein Hindernis, das hinter Ihnen steht und quälen Sie sich auf keinen Berg hinauf, von dem Sie sich dann mangels guter Bremsen nicht mehr heruntertrauen.

d) Randstein hinunter:

Setzt ein gesundes Bein voraus. Fahrtrichtung: besser vorwärts. a) Rückwärts: Fahren Sie rückwärts (vgl. dazu am Ende von d)), also die großen Hinterräder voraus, an die Randsteinkante heran. Aber Vorsicht, wenn der Stuhl schräg an der Kante steht, kann er kippen. Beugen Sie sich wegen des Schwerpunkts weit nach vorne und lassen Sie sich über die Kante hinunterrollen, möglichst nicht in eine offene Baugrube hinein. Wenn Ihr Rollstuhl bei diesem Manöver an einem Hindernis (z. B. einem hervorstehenden Pflasterstein) hängen bleibt - wie einmal der meine -, können Sie nach hinten umkippen. b) Vorwärts: Trotzdem raten erfahrene Experten davon ab, Randsteine vorwärts hinabzufahren, weil Sie mit der Fußstütze hängen bleiben und nach vorne aus dem Stuhl stürzen können, wenn Ihr Gleichgewicht gestört ist. Doch wenn Sie wenigstens ein gesundes Bein haben, müßten Sie Randsteine gefahrlos vorwärts hinunterfahren können.

e) Randstein hinauf:

Fahren Sie rückwärts an den Randstein heran, bis ihn die beiden großen Hinterräder berühren, beugen Sie dann das gesunde Bein im Knie rechtwinkelig ab und stellen Sie es etwa zehn Zentimeter weiter als sonst zur kranken Seite hinüber auf den Boden. Dann packen Sie mit der Hand das Greifrad Ihres Rollstuhls auf der gesunden Seite vorne in der Mitte, ziehen es kräftig nach oben und strecken gleichzeitig das gesunde Bein und Ihren Körper in der Hüfte. So bezwingen Sie mit den Hinterrädern bis zu fünfzehn Zentimeter hohe Randsteine. Nun schieben Sie sich mit dem Bein etwas zurück und die Vorderräder krabbeln ebenfalls auf den Randstein. Mit dieser Technik können Sie sogar mehrere Stufen steigen, wenn die Trittflächen genügend breit sind.

f) Lenkung:

Ein einseitig angetriebener Rollstuhl dreht sich immer zur nicht angetriebenen, gelähmten Seite hin, auf der er nicht angetrieben wird. Sie können das verhindern, wenn Sie sich eine Straßenoberfläche aussuchen, die entgegen dem Drehmoment, also von der kranken zur gesunden Seite hin abfällt. An einem Beispiel: Ein rechts Gelähmter, der also links anschiebt, wird immer Rechtskurven fahren. Das kann er vermeiden, wenn er dort fährt, wo der Boden nach links hängt. Nun haben aber alle Gehwege ein Gefälle zum Randstein, und alle Straßen haben in der Mitte eine Wölbung. Also fährt ein rechts Gelähmter stets auf dem in Fahrtrichtung rechten Gehweg – der nach links hängt – oder, wo der Gehweg fehlt, auf der linken Straßenseite. Dann geht es immer mühelos geradeaus. Für linksseitig Gelähmte gilt das alles seitenverkehrt. Halten Sie sich immer an diese Regel: "Rechts gelähmt, rechter Gehweg, linke Straßenseite! Links gelähmt, linker Gehweg, rechte Straßenseite!" oder einfacher: ein rechts Gelähmter sollte den Randstein des Gehwegs immer links von sich haben und umgekehrt. Ein rechts Gelähmter fährt also immer im Uhrzeigersinn um den Häuserblock herum. Manchmal können Sie die erwünschte Schräglage mit der Höhendifferenz zwischen Geh- und Radweg erzielen. Halten Sie diese Regeln konsequent ein. Überqueren Sie lieber ein paarmal öfter die Straße. Es zahlt sich aus – natürlich nicht, wenn Sie jemanden gefunden haben, der Sie schiebt.

g) Sandstrand pp.:

Sand, Kies, Morast, Schneematsch usw. können Sie im Rollstuhl, selbst wenn Sie einen Helfer haben, kaum überqueren, weil Sie selbst rutschen und stecken bleiben und weil der an den Griffen geschobene Rollstuhl vom Helfer nach den Regeln des Kräfteparallellogramms in den Boden hineingedrückt wird. Sie müssen sich also ziehen lassen. Jedoch die Abhilfe ist einfach, wenn Ihnen jemand hilft.

Kaufen Sie sich im nächsten Sportgeschäft eine dünne, etwa acht Meter lange Reepschnur aus Perlon und einen Schnappkarabiner. Knoten Sie in die beiden Enden der Reepschnur je eine einfache Schlaufe (einfacher Sackstich). Ziehen Sie die Reepschnur um die beiden

Vorderradstützen des Rollstuhls, wenn möglich, ziemlich weit unten. Hängen Sie die beiden Schlaufen in den Karabiner und lassen Sie sich ziehen. Nun drücken die Kräfte nicht mehr in den Boden, sondern wirken nach oben und der Rollstuhl läßt sich leicht bewegen. Damit die Reepschnur nicht in die Finger einschneidet, besorgen Sie sich im nächsten Schreibwarengeschäft einen Paketgriff oder im Sportgeschäft ein Ende einer dicken, weichen Reepschnur, aus der Sie eine Handschlaufe knoten, mit der Sie sich ziehen lassen können.

h) Aufstehen:

Bei jedem Verlassen des Rollstuhls oder, wenn Sie aufstehen, ziehen Sie immer beide Bremsen fest. Sie werden es eines Tages noch erleben, daß Sie sich setzen wollen, der Stuhl hinter Ihnen davon rollt und Sie ihm eilig auf einem Bein rückwärts nachhüpfen.

i) Kreislauftraining:

Bedenken Sie, daß das Selbstfahren im Rollstuhl ein gutes Kreislauftraining ist, sozusagen einen Ersatz für das Joggen darstellt. Fahren Sie daher regelmäßig ein paar Runden.

j) Hindernisse:

Hindernisse fahren Sie nicht schräg, sondern rechtwinkelig an, damit Sie nicht kippen oder aus der Richtung gerissen werden.

k) Gefälle:

Beugen Sie beim Befahren von Steigungen und beim Wenden an Steigungen und im Gefälle den Oberkörper immer stark bergauf, damit Sie nicht nach hinten oder unten kippen. Auf einem Steilstück drehen Sie den Rollstuhl quer zum Gefälle (und ziehen die Bremsen an), dann kann er nicht weiter rollen. Weiter fahren Sie dann - sofern Platz vorhanden ist - in ganz flachen Zickzack-Serpentinen, wie Sie sie von den Spitzkehren der Schifahrer her kennen. Bloß wenn auf der Fahrbahn Kies gestreut ist, werden Sie mit dem Fuß wegrutschen. An Gefällstrecken können die Antriebsräder Ihres Stuhles durchdrehen. Dann kann dieser unter Umständen nicht mehr gelenkt oder gebremst werden.

l) Luftdruck:

Pumpen Sie die Rollstuhlreifen immer so hart auf, wie es auf den Mantel steht (i. d. R. hinten 5 atü, vorne 2,5-3 atü), dann wird Ihr Fahrzeug ganz leicht rollen. Vor Flugzeugreisen lassen sie Luft aus (Dünne Luft erhöht relativ den Innendruck).

m) Boden:

Wenn Sie im Rollstuhl sitzen und ein Blatt Papier vom Boden aufheben wollen, dürfen Sie sich nicht zu weit nach vorne beugen. Sonst kann es passieren, daß Ihnen der Rollstuhl unter Ihrer Sitzfläche nach hinten wegkippt und Sie unsanft auf dem Boden landen.

n) Treppen:

Im Stichwort: "Treppensteigen" sind Techniken und Hilfsmittel geschildert, mit deren Hilfe Sie im Rollstuhl und meist mit Begleiter Treppen bewältigen können (Rolltreppen ↗ U-Bahn).

o) Sicherheit:

Machen Sie alle eventuell riskanten Fahrmanöver nur in ausreichendem Abstand von anderen Verkehrsteilnehmern, damit diese Sie sehen und anhalten können, wenn Ihr Rollstuhl hängen bleiben oder "umschmeißen" sollte.

p) Rückwärtsfahren:

Wenn Sie beim Rückwärtsfahren plötzlich abgebremst werden, etwa weil die Räder auf Hindernisse stoßen, dann kippen Sie nach hinten. Wenn Sie also das Rückwärtsfahren nicht vermeiden können, so beugen Sie sich weit nach vorne und versuchen Sie ein Hindernis mit den Hinterrädern nur ganz sanft zu berühren.

q) Zenmeister:

Etwa drei Jahre nach der Erkrankung und viele Monate nach Beginn des Rollstuhltrainings fiel es mir plötzlich leicht, mit dem Rollstuhl große Strecken auf nicht besonders guten Wegen mühelos zu fahren, ohne mich dabei anzustrengen. Begleiter brauche ich nur noch für Steigungen, Treppen und als Helfer bei Pannen. Mir wurde erklärt, die Beuger- und Streckermuskeln meines linken Armes hätten sich durch bessere Koordinierung im Kleinhirn so gut aufeinander eingespielt, daß sie wie bei einem japanischen Zen-Meister keinerlei Widerstand mehr leisteten und dadurch Kraft sparten.

r) Zwei Räder:

Auf zwei Rädern können Sie mit einem gelähmten Arm ohne Helfer nicht balanzieren.

s) Am Wasser entlang:

Wenn Sie am Wasser entlangfahren, so sollten Sie wegen des Längs- und Quergefälles der meisten Uferwege so fahren, daß das Wasser neben Ihrer gesunden Seite in Ihrer Fahrrichtung strömt.

t) ↗ Stichwort: Urlaub, mißglückter

Und nun legen Sie los. Üben Sie Geradeausfahren und durch enge Türen Hindurchzuzielen. Und wenn dann bei der Ausfahrt der Rollstuhl blockiert, Sie ein Prickeln in der lahmen Hand verspüren und dann sehen, daß sich deren Finger in den Speichen verheddert haben, dann wissen Sie, daß sie beim nächsten Mal auf exakte Lagerung der lahmen Hand achten müssen.

Details zum Rollstuhl

a) Rollstuhlfahrer: Es gibt mehrere Arten von Rollstuhlfahrern und danach richten sich die verschiedenen Fortbewegungsmöglichkeiten.

aa) Das erste sind die Rollstuhlfahrer mit zwei gesunden Armen ohne Kraft in den Beinen, also meist Querschnittgelähmte und beiderseits Beinamputierte. Diese Personen haben durch ihre sitzende Lebensweise oft große Probleme mit ihrem Kreislauf, mit Blase und Darm und sitzen sich wund, wenn sie nicht aufmerksam sind (Informationen ↗ Literatur Buchstabe n)).

bb) Die nächste Gruppe, die davon nach ihren Möglichkeiten streng zu scheiden ist, sind die einseitig Gelähmten, die also nur einen Arm und ein Bein, meist der gleichen Körperseite benützen können. Meist sind das Schlaganfallpatienten, überwiegend mit rechtsseitiger Lähmung, manchmal mit geringen Gehresten. Zu dieser Gruppe gehöre ich. Angehörige dieser beiden Gruppen kommen auf nicht zu langen und einfachen Strecken oft ohne Rollstuhlhelfer zurecht.

Die Gruppen aa) und bb) werden oft gedankenlos gleich behandelt. So finden Sie immer wieder die Empfehlung, daß Rollstuhlfahrer mit einer Regelanpassung auch Basketball spielen können. Aber wie man mit einem lahmen Arm Rollstuhl fährt und Ball spielt, hat mir noch niemand erklärt.

cc) Das nächste sind Menschen, die infolge einer Erkrankung nicht mehr laufen können.

dd) Das letzte sind die Unglücklichen mit einem verwachsenen oder unvollständigen Körperbau. Angehörige dieser beiden Gruppen brauchen immer einen Helfer oder einen Rollstuhl mit Elektromotor.

b) Rollstuhlrallye: Veranstalten Sie beim nächsten Kindergeburtstag eine Rollstuhlrallye. Ein Rollstuhl wird auf einem hindernisreichen Parcours, der wegen seiner Drehungen ans Karussellfahren erinnert, auf Zeit gefahren. Ein Kind schiebt, eines sitzt im Stuhl. Oder ein Kind sitzt im Stuhl und fährt mit den Beinen rückwärts auf Zeit um verschiedene Hindernisse. Sie werden zu Ihrem Wagerl eine ganz andere Einstellung bekommen, wenn die Kinder zunächst maulen: "Ich soll behindert spielen", und wenn sie dann nach einiger Zeit alle schreien: "Ich will als nächster reinsitzen".

c) Rollstuhlschieben: Hinweise für den Begleiter: Alles, was Sie zum Rollstuhlschieben wissen müssen, steht in einem Faltblatt des Roten Kreuzes, das Sie studieren sollten. Erschrecken Sie Ihren Schützling nicht durch Kapriolen im Straßenverkehr, biegen Sie auf Radwegen nicht unüberlegt ab, und fahren Sie nicht schräg, immer nur rechtwinkelig über kleine Randsteinschwellen, weil sonst der Rollstuhl wie ein scheues Pferd seitlich ausbricht. Schimpfen Sie nicht andauernd auf die anderen Verkehrsteilnehmer. Es ist lästig, wenn Ihr Patient weiß, daß Sie an der nächsten Ampel wieder – wie jeden Tag – den nächsten Autofahrer einen blöden Hund heißen werden, und dabei im Straßenverkehr durchaus nicht regelfest sind. Auf die eine Minute kommt es Ihrem Patienten jetzt nicht mehr an. Er hat gelernt, Zeit zu haben.

d) Hoppla: "Ufer!" schreie ich aus Leibeskräften, wenn Sie mich in der Mitte einer unübersichtlichen Straße schieben, und ich nicht weiß, wie lange Sie mich noch am Leben lassen. Ich werde auch sauer, wenn Sie den Rollstuhl vermeidbarer Weise über unebenes Pflaster holpern lassen, mich so aus meiner beschaulichen Ruhe aufschrecken und mich zwingen, schon wieder das "Fahrwerk" auszufahren. Ich mag es auch nicht, wenn Sie anderen Passanten gegen die Fersen fahren. Dann muß ich mich nämlich wortgewandt entschuldigen, um nicht als bescheuert angesehen zu werden. Schieben Sie mich auch nicht mit Tempo schräg über den Radweg und hart an den Straßenrand, sodaß nur noch quietschende Bremsen und schon wieder das ausgefahrene Fahrgestell Schlimmstes verhindern. Wie soll man eigentlich nachdenken, wenn man immer so jäh aufgeweckt wird?

e) Regen. Wenn es regnet, während Sie im Rollstuhl geschoben werden, können Sie mit einer Hand keinen Schirm halten. Denn Sie müssen ihn sehr hoch heben, damit Ihr "Schieber" drunter durchsieht, und in Kürze haben Sie einen "lahmen" Arm. Außerdem können Sie nicht vermeiden, daß das Oberleder Ihrer Schuhe feucht wird. Sie können also den Schirm getrost zu Hause lassen. 1 km im leichten Nieselregen ist noch keine Katastrophe. Besorgen Sie für sich und Ihren Begleiter statt dessen eine Regenausrüstung, bestehend aus Umhang und Galoschen (↗ Rollstuhlanschaffung Buchstabe f)) oder Goretexschuhe (↗ Ankleiden). Die Rollstuhlprospekte bieten Regencapes, die Sie wie eine ägyptische Mumie vom Kopf bis zu den Zehenspitzen einhüllen.

f) Diebstahl: Es scheint einen Kodex für Ganoven zu geben, daß man Rollstühle nicht klaut. Seien Sie also nicht besorgt. Aber machen Sie mich nicht haftbar, wenn Sie an einen Kavalier geraten, der diesen Kodex nicht kennt.

g) Hosentürl: Überlegen Sie doch mal. Ein Rollstuhlfahrer fährt mit seinen Kollegen im Lift. Dann hat er seine Nase genau in der Höhe, in der seine Kollegen das Hosentürl tragen, und das tagaus, tagein. Ersparen Sie dem Ärmsten diese Perspektive, ermuntern Sie Ihn, das Aufstehen zu lernen, lassen Sie ihn stehen, wenn er gerne möchte, und wenn Sie mit ihm sprechen, setzen Sie sich auf einen Stuhl.

Denken Sie daran, daß ein Rollstuhlfahrer vor allem im dichten Menschengedränge das Leben stets aus dem Blickwinkel eines siebenjährigen Kindes sieht.

2) Therapie

Dieser Abschnitt enthält Informationen, die Sie im Rahmen ihrer Therapie benötigen. Mit Ausnahmen enthält er keine krankengymnastischen Übungen.

Therapie: Einstieg

Therapie-Überblick

a) Ursachen: Sie interessieren sich dafür, was im Krankenhaus geschieht und wie lange Ihr Aufenthalt dauert (↗ dazu einleitend: Tagklinik). Stellen Sie sich für jeden Fall auf ein wochen- und monatelanges Krankenlager ein. Die Ärzte behandeln zunächst, soweit möglich, die Ursachen und Folgen des Schlaganfalles. Also versuchen sie, Ursache und Umfang der Erkrankung und der durch sie verursachten Zerstörung zu erkennen. Dem dienen langwierige Untersuchungen etwa mit dem Computertomographen, der wie eine Trockenhaube beim Friseur aussieht und von Ihrem Gehirn Röntgenschichtaufnahmen macht. Eine verfeinerte Methode ist die Kernspintomatographie, die meist mit Ihrem ersten, mühsamen Ausflug im Krankenwagen verbunden ist, und wo Sie wie eine Martinsgans in der Backröhre stecken und sich halbestundenlang nicht bewegen dürfen (↗ auch Glossar Buchstabe e)). Dazu werden etwaige Bluthochdruckerkrankungen und weitere Risikofaktoren behandelt (↗ Tagklinik Ende). Seltsamerweise beseitigt der Schlaganfall durch seine Zerstörungen oft die Ursachen, die etwa den Bluthochdruck herbeigeführt haben. Eine etwas kostspielige Form der Selbsthilfe Ihrer Körpers.

b) Rehabilitation: Neben dieser Behandlung läuft die Rehabilitation, um Sie langsam wieder auf die Beine zu bekommen. Außer vom Arzt und eventuell dem Psychologen werden Sie von drei hübschen Damen betreut: bei der Krankengymnastin lernen Sie das Gehen und das Gleichgewicht. Deren Übungen beginnen damit, Sie langsam in den Vierfüßlerstand (auf Händen und Knien) zu bekommen. Die Logopädin macht mit Ihrer lädierten Stimme Sprachübungen und läßt sie so komplizierte Sätze sprechen wie: "Maxl, mog'st a' Haxl". Die Ergotherapeutin bringt Ihnen die nötigen technischen Handgriffe bei, damit Sie wieder selbständig werden, und macht Übungen mit Ihrem kranken Arm. Und Sie liegen derweilen ganz erschlagen in Ihrem Bett und denken, vor 14 Tagen noch hätten Sie jede der Damen ohne weiteres einen Stock höher getragen und jetzt krabbeln Sie wie ein armer Wurm herum. Keine Angst, das ist ein rasches Durchgangsstadium.

Zu dieser Zeit rutschte mir gelegentlich der Satz über die Lippen: "Ich hatte noch nie so viel Gelegenheit zu Annäherungsversuchen, und habe noch nie so wenig davon gespürt." Es ist schön, wenn solche Sätze allmählich vergessen werden. Sie werden wieder relativ selbständig werden, wenn Sie sich jetzt nicht hängen lassen. Aber es ist nicht so einfach: das ungeheure Schlafbedürfnis nach Ihrer Erkrankung zu bewältigen und in den kurzen Zeiten, wo Sie wieder einigermaßen hell sind, gleich wieder Optimist sein zu müssen. Trotzdem, es geht nicht anders. So üben Sie täglich das Aufsitzen, das Aufstehen, machen Gehübungen, daneben laufen Sprachübungen, das Erlernen alltäglicher Fertigkeiten und Übungen mit Ihrer Hand. An Ihnen liegt es in dieser Zeit, Ihre Aktivität wieder anzuleiern. Ziel der ganzen Behandlung ist es, Sie möglichst bald wieder, soweit es Ihr Zustand erlaubt, in das normale Leben einzugliedern. Wenn hier ein gewisser Abschluß erreicht ist, sobald Sie also mit Angehörigenhilfe zuhause leben können, werden Sie entlassen.

c) Zu Hause: Über die Probleme, die nach der Entlassung zuhause auf Sie zukommen können, sprechen Sie rechtzeitig mit dem Sozialdienst des Krankenhauses (pflegerische Versorgung, Haushaltshilfen, Essen auf Rädern, Telefonnotruf etc.). Sie können versuchen, die ersten Fortschritte auszubauen, indem Sie mehrere Monate lang eine Rehabilitationsklinik besuchen, wo Sie täglich mehrere Stunden lang beübt werden. Oder Sie versuchen, in einer Tagklinik unterzukommen. Anschließend werden Sie noch jahrelang zur Krankengymnastin oder zu Spezialtherapeuten gehen. Ärztlich betreut Sie Ihr Hausarzt, der Sie gelegentlich zu einer neurologischen Nachuntersuchung schicken wird. Medikamente nehmen Sie nur zur Behandlung Ihrer Risikofaktoren ein.

Manche Krankenhäuser bieten regelmäßige Gesprächskreise für Patienten und Angehörige an. Unterscheiden Sie hierbei Gesprächsgemeinschaften, informierende Selbsthilfegruppen und Selbsthilfeorganisationen.

Tagklinik

a) Begriff: Wenn ein Schlaganfallpatient wieder so selbständig geworden ist, daß er notdürftig zu Hause leben kann, braucht er noch auf Monate hinaus täglich mehrere Stunden lang eine intensive Behandlung. Das kann man dem Patienten aber nicht zumuten, weil er durch den langen Krankenhausaufenthalt wahnsinnig wird und weil seine Behandlungskosten ins Uferlose steigen. Hier springen die Tagkliniken ein. Dies sind Kliniken – oder deren Abteilungen – ohne Krankenbetten mit einem weitgefächerten Stab von Therapeuten, in denen die Patienten von Montag bis Freitag täglich etwa einen halben Tag lang beübt werden. Unterscheiden Sie hier: Rehabilitationskliniken bauen also die im Krankenhaus der Erstversorgung erzielten Fortschritte aus. Tagkliniken vertiefen die erreichten Fortschritte. Die Auswahl trifft der Fachmann. Die Patienten erreichen die Tagklinik aus eigener Kraft oder mit Angehörigenhilfe oder sie werden auf einer längeren Rundtour im Kombibus eingesammelt und absolvieren dann einige Stunden lang ihr Übungsprogramm. Den Rest des Tages und am Wochenende leben sie zuhause in ihren eigenen vier Wänden und fühlen sich im allgemeinen sehr wohl. In der Bundesrepublik gibt es aber nur zwei oder drei Stellen, an denen eine Tagklinik existiert. Für Patienten mit Schlaganfall gibt es andere gute Behandlungsmöglichkeiten (Adressen in Bayern ↗ Literatur Buchst. q).

b) Ablauf: Die Aufnahme in die Tagklinik beginnt mit einer gründlichen Bestandsaufnahme, wo alle Fähigkeiten des Patienten, die durch seine Erkrankung betroffen sein können, geprüft und getestet werden. Die noch verbliebenen neurologischen und neuropsychiatrischen Defizite werden einer gezielten intensiven Rehabilitationsbehandlung zugeführt. Es kann sich hierbei handeln um Krankengymnastik, Ergotherapie (Training des Armes, Beschäftigungstherapie, Training von Alltagsproblemen, Haushalt, Kochen und Esstraining), um eine Sprach- und Gedächtnistherapie, um Musiktherapie, um Schulung aller Ihrer angegriffenen Fähigkeiten, um medikamentöse, psychotherapeutische und nervenärztliche Behandlung sowie um die Betreuung während Ihres Arbeitsversuches. Die Erfolgsaussichten dieser Rehabilitationsbehandlung sind dabei erfahrungsgemäß umso größer, je früher die entsprechenden Maßnahmen einsetzen. Gelegentlich werden die Risikofaktoren, die bei Ihnen festgestellt wurden, kontrolliert: richtige Einstellung ihrer Blutdruck-, Blutzucker-, Blutfett-, und Harnsäurewerte durch Diät oder Medikamente. Dazu kommen Kontrolle von Gewicht und Rauchen, Abbau von körperlicher und seelischer Überbelastung.

Therapien, ungewöhnliche

So sehr Sie suchen, Sie finden keine ungewöhnlichen Therapien, die Sie wieder auf die Beine bringen. Was Ihnen bleibt, ist Krankengymnastik über Jahre hinweg und zuhause eifrige Wiederholung Ihres Übungsprogrammes. Lassen Sie sich warnen vor allen Methoden, die schnelle Hilfe versprechen, und beraten Sie sich immer mit Ihrer Krankengymnastin, bevor Sie sich auf ein Wundermittel einlassen.

Trotzdem ist es empfehlenswert, wenn Sie gelegentlich in eine ungewöhnliche Therapieform "hineinschmecken", aber nur zum Kennenlernen, machen Sie auf keinen Fall Hals über Kopf größere Anschaffungen. So erscheinen mir einige Stunden Bewegungstherapie im Wasser sinnvoll, wenn Sie wieder anfangen wollen zu schwimmmen. Oder Sie machen einige Stunden Musiktherapie, damit Sie Ihren gestörten Rhythmus wieder unter Kontrolle bringen. Weiter ist auch an die Feldenkraisgymnastik zu denken, die von den Kassen nicht immer bezahlt wird und die mit ihren zarten Berührungen und Bewegungen sehr geeignet ist, Ihre verloren gegangene

Sensibilität wieder zu trainieren. Schließlich sei noch die akupressurähnliche "Vojta-Therapie" genannt. Die Hildegardmedizin empfiehlt Diamantenwasser.

Therapeuten

Ergotherapeutin

Die Ergotherapeutin bringt Ihnen die Kniffe und Fertigkeiten bei, die Sie für das Leben im Alltag benötigen. Sie macht die nötigen Bewegungsübungen mit Ihrem kranken Arm. In manchen Fällen bringt Sie Ihren verlangsamten Intellekt wieder auf Trab. Ihre Tätigkeit kann in die einer Beschäftigungstherapeutin übergehen. Wenn Sie Glück haben, zeigt sie Ihnen, daß Sie mit einer Hand wunderschön Töpfern, Batiken und Seidenmalen können.

Krankengymnastin

Die Krankengymnastin ist von allen Therapeut(inn)en im Krankenhaus für Sie die wichtigste. Sie macht mit Ihnen Gleichgewichtsübungen und versucht, Sie zum Sitzen, Stehen, Gehen und Treppensteigen zu bringen. Sie befaßt sich hauptsächlich mit Ihrem lahmen Bein (den lahmen Arm übernimmt die Ergotherapeutin) und erschreckt Sie oft mit Anforderungen, denen Sie sich nicht gewachsen fühlen, und wenn es nur um das unbeschwerte Liegen auf einer Bank oder um das Zurücklegen einer Wegstrecke von ein bis zwei Metern ohne Unterstützung geht. Ihre Krankengymnstin hat eine Spezialausbildung in der für die Schlaganfallbehandlung wichtigen und heute führenden Bobath-Methode.

Logopädin

Die Logopädin befaßt sich mit Ihrer Sprachstörung. Sie macht mit Ihnen schwierige zungenbrecherische Übungen und hilft Ihnen, daß Sie eines Tages Ihre frühere Beredsamkeit wieder zurückgewinnen (↗ Sprachstörungen). Die Logopädin (logos = Wort) dürfen Sie nicht mit der Logotherapeutin (logos = Sinn) verwechseln, die mit dem Wiener Psychiater Viktor E. Frankl nach dem Sinn des Lebens frägt.

Übungen

Generelles

In dieser Schrift möchte ich Ihnen bewußt keine Übungen oder Programme empfehlen. Das Üben nach Beendigung Ihres Krankenhausaufenthaltes müssen Sie noch jahrelang fortsetzen. Es empfehlen sich etwa zwei Stunden wöchentlich bei einer Krankengymnastin, die die Bobathmethode beherrscht. Dieses Pensum kann später auf eine Stunde alle zwei Wochen herabgesetzt werden. Dazu kommen je nach Notwendigkeit Übungen bei einer Logopädin oder einer Ergotherapeutin. Diese Übungen verfolgen drei Ziele:

a) Zum einen sollen sie die Spastik hintanhalten und zurückdrängen, die jeden Tag stärker werden kann, wenn Sie nichts dagegen unternehmen. Gegen die Zunahme der Spastik müssen Sie täglich ankämpfen.

b) Zum anderen sollen Ihnen die Übungen helfen, die Folgen und Risiken Ihrer Erkrankung zu reduzieren und Sie körperlich und geistig wieder auf die Beine zu bringen.

c) Zum letzten müssen weitere Folgeschäden vermieden werden, die Ihre Erkrankung nach sich ziehen kann.

Die Übungen gegen die Zunahme der Spastik sollen vor allem erreichen, daß Ihnen die nachstehenden Bewegungsmöglichkeiten erhalten bleiben. Die Schulter sollte voll beweglich sein und Sie nicht schmerzen (mit einer schmerzfreien Schulter haben Sie beinahe das große Los unter den Schlaganfallpatienten gezogen). Sie müssen die kranke Hand ebensoweit wie die gesunde in Richtung Handrücken zurückbiegen und dabei die Finger gestreckt halten können. Achten Sie hierbei auf die Streckung des Daumens, dessen Sehnen mit den Fingersehnen gekoppelt sind. Öffnen Sie den Daumen und die Hand geht auf. Sie müssen beide Arme gleich gut bewegen können: heben, senken, vorwärts, rückwärts, gestreckt über den Kopf heben, unter dem Kopf verschränken. Das Knie muß sich lockern lassen. Beim Stehen müssen beide Fersen den Boden berühren. Die Vorderfußspitze muß sich rechts und links gleich weit heben lassen. Die Zehen müssen gestreckt bleiben. Verstehen Sie das alles richtig, Ihre Muskulatur ist durch die Schädigung im Gehirn weitgehend lahmgelegt und wird sich nur langsam regenerieren, aber die Gelenke sollen ihren früheren Spielraum behalten.

In manchen Krankenhäusern bekommen Sie ein hektographiertes Heimprogramm mit Übungen, nach denen Sie zu Hause arbeiten können. Solche Programme gibt es auch für Ihre Gesichtsübungen. Erhalten Sie kein solches Programm, so passen Sie in den Übungsstunden auf und machen Notizen. Ein vollständiges Übungsprogramm finden Sie auch in den Büchern von Davies und Huemer-Drobil (↗ "Literatur" Buchstabe b) und c)).

Arbeiten Sie Ihr Übungsprogramm täglich mehrmals durch. Aber tun Sie's wirklich, sonst nimmt Ihre Spastik zu. Ich versuche heute noch, täglich je nach Wetter eine halbe oder ganze Stunde spazieren zu gehen oder Rollstuhl zu fahren. Diesen letzten Vorsatz habe ich eisern durchgehalten und ihm verdanke ich, was ich gelernt habe. Zu Beginn habe ich aus Trainingsgründen versucht, lange Strecken zurückzulegen, nach denen ich regelmäßig erschöpft war. Heute bin ich zufrieden, täglich etwa 250 Meter langsam in gutem Stil hinter mich zu bringen. Außerdem versuche ich, möglichst oft im Freien eine halbe Stunde Tischtennis zu spielen. Im übrigen kommt man heute immer mehr von Übungen ab, mit denen Einzelheiten beübt werden, wie zB. Biegen einzelner Finger. Im Vordergrund stehen vielmehr Ganzkörperübungen, wie zB. Krabbeln auf dem Boden. Denken Sie auch an Ballspiele mit Arm und Bein, im Stehen und Sitzen oder an Luftballonspiele mit Federballschlägern. Vergessen Sie nicht, Ihren Stock in die Übungen einzubeziehen und Ihre kranke Ferse auf den Boden zu drücken.

Fehler

Als Fehler, die besonders häufig gemacht werden und die Sie vermeiden sollten, werden genannt (↗ Literatur Buchstabe b)): Unselbständigkeit, Überversorgung, Vernachlässigung der eigenen kranken Seite, schlampige Haltungen, Hochstellen des Beines, Gefahrenstellen in der Wohnung, nachschleifende Bekleidung, Pantoffeln oder hohe Absätze, Gehen auf nassen und glatten Böden, Training mit Tennisbällen zum Kneten, Übergewicht, vermeidbare

Psychopharmaka und Antidepressiva, Aufgeben, Wundermittel und Spezialkuren, persönliche Überforderung.

Atmen

"Atmen! Atmen!! Atmen!!!" wurde ich ständig von meinen Therapeutinnen ermahnt, und lag inzwischen mit langsam blaurot anlaufendem Kopf auf meiner Übungsbank und war stolz darauf, daß ich vom Unterwasserschwimmen her gewohnt war, die Luft anzuhalten. Die Krankengymnastinnen legen auf einen ununterbrochen strömenden Atemfluß ebensoviel Wert wie die Fahrschullehrer auf das heftige Drehen des Kopfes. Also unterstützen Sie Ihre Therapeutinnen und atmen Sie gleichmäßig. Sie vermeiden dadurch die Zunahme Ihrer Spastik und können viele Übungen viel leichter durchführen.

Aufstehen

Obwohl ich mir vorgenommen habe, den Therapeuten nicht ins Handwerk zu pfuschen, möchte ich ein paar Worte über das Aufstehen schreiben, weil es ja viele ältere Menschen gibt, die aus einem Stuhl nicht mehr ohne weiteres hochkommen. So geht es: Stellen Sie Ihre Füße senkrecht unter Ihre Knie, die Zehenspitzen eine Idee hinter den Kniescheiben. Beugen Sie sich soweit vor, daß sich Ihre Schultern über den Knien befinden, eventuell rücken Sie zu diesem Zweck auf dem Stuhl ein Stück nach vorn, wenn die Sitzgelegenheit es erlaubt. Schieben Sie das Brustbein nach vorn. Nun geben Sie sich einen Ruck, straffen beide Beine (Rollstuhlfahrer besonders das kranke Bein) und schon stehen Sie. Achten Sie darauf, daß Ihre Nase in einer geraden Linie zwischen den Beinen hochkommt. Rollstuhlfahrer müssen beachten: Alles geschieht ohne Einhalten am Rollstuhl. Der Stock soll möglichst den Boden nicht berühren. Der lahme Arm hängt nicht zwischen den Knien, sondern außerhalb des Schenkels. Der Trick des Aufstehens vom Stuhl ist also: Die Schultern über den Knien, diese über den Zehen. Ihre Krankengymnastin sagt Ihnen, daß Sie zum Aufstehen, bis Sie sicher sind, stets beide gefalteten Hände gerade vor den Körper strecken sollen.

Vom Boden stehen Sie auf über Seitenlage, Vierfüßlerstand und Aufstellen des schwächeren Beines. Zu Boden gehen Sie mit einem Ausfallschritt des schwächeren Beines und dann lassen Sie sich über den Arm in den Vierfüßlerstand sinken. Es wird auch die Meinung vertreten, daß man beides - auf und ab - mit dem gesunden Bein macht.

Bewegungen

Nach einem Schlaganfall wissen Sie nicht mehr, wie die einfachsten Bewegungen ablaufen. Sie können nicht mehr vom Boden, vom Stuhl aufstehen, sich niedersetzen. Und warum? Doch deshalb, weil Sie als Gesunder nie darauf geachtet haben, wie Sie die automatisch ablaufende Bewegung ausführen. Deshalb bitten Sie andere Leute, Ihnen die Bewegung vorzumachen, und schauen Sie gut zu. Im übrigen ist der genaue Ablauf und Aufbau aller Bewegungen für Schlaganfallpatienten exakt festgehalten in dem Fachbuch von Davies (↗ Literatur, Buchst. c)).

Blickhöhe

Die Krankengymnastin schärft Ihnen andauernd ein, Sie sollen beim Gehen geradeaus schauen und nicht immer auf den Boden starren. Sie hat sicher Recht. Aber wie wollen Sie geradeaus schauen, wenn Sie dauernd Ihre Schuhspitzen beobachten "müssen", ob Sie die auch vom Boden wegbringen, oder ob Sie über jeden Pflasterstein stolpern, der einen Millimeter aus dem Boden ragt. Versuchen wir`s mit einem Kompromiß: Immer, wenn Sie eine Bodenstrecke vor sich haben, die einige Meter absolut eben ist, dann heben Sie für einige Meter Fußweg die Augen.

Heimprogramm

Heimprogramm nennt man die Übungen, die Sie mehrmals täglich eine Viertelstunde lang machen sollen und die Sie in der Klinik und von Ihrer Krankengymnastin gezeigt bekommen.

Bobath

Die Methode von Bobath fußt auf neurophysiologischen Grundlagen. Sie ist eine der führenden Methoden in der krankengymnastischen Behandlung von Schlaganfallpatienten. Die Methode wurde vor einigen zik Jahren von einem Londoner Ärztehepaar entwickelt, das aus der Tschechoslowakei stammte, und wurde in der Folgezeit von P. Davies aus Bad Ragaz in der Schweiz (↗ Literatur Buchst. c)) weiter entwickelt.

Hände falten

Immer wieder werden Sie aufgefordert, die Hände zu falten, zu verschränken, und Sie wissen nicht, wie das geht. Die Regel lautet: Die kranke Hand darf nicht auf dem Tisch liegen, weil sie Unebenheiten oder Hitze der Unterlage nicht ohne weiteres verspürt. Daraus ergibt sich, Sie legen den kleinen Finger der lahmen Hand zwischen kleinen Finger und Ringfinger der gesunden Hand. Oder den kranken Mittelfinger zwischen Zeige- und Mittelfinger der gesunden Hand und alle anderen Finger entsprechend daneben. Der kranke Daumen ist der oberste Finger. Prägen Sie sich das ein. Ihre Hände müssen Sie falten, damit Sie die Hand nicht nach innen, also den Daumen unten herum drehen, weil das Ihre Spastik erhöht

Hausbesuche

Es ist so angenehm, wenn die Krankengymnnastin zu Ihnen ins Haus kommt. Die Kasse zahlt es ja schließlich. Aber dies darf und soll nur ein Durchgangsstadium sein. Versuchen Sie Ihre Therapeuten in deren Praxisräumen aufzusuchen. Die Praxis ist zweckmäßiger eingerichtet als Ihre Wohnung. Oder haben Sie eine Liege, einen Gehbarren und Bälle in allen Größen und ein leeres Zimmer, um sich auf den Boden zu legen? Außerdem ist die Fahrt zur Praxis eine Schulung Ihrer Selbständigkeit. Und Sie kommen mit der Zeit immer besser zurecht.

Therapietips

a) Gähnen: Irgendwann in der ersten Zeit bemerken Sie, daß sich Ihr liegender Unterarm für einen Moment hebt. Sie freuen sich und meinen, das sei nun endlich der ersehnte Durchbruch. Aber Vorsicht, Sie haben nur gegähnt! Wie bitte? Gegähnt haben Sie! ??? Gähnen löst Spastik (↗ dort) aus, die Armmuskulatur zieht sich zusammen, die Finger krümmen sich. Die ganze

Arbeit, die Ihre Therapeutin in den letzten Minuten beim Strecken Ihrer Finger geleistet hat, ist für die Katz'. Denken Sie an diesen Zusammenhang und ärgern Sie die Ärmste nicht.

b) Herausfallen: Solange Ihre lahme Seite noch völlig gefühllos und Ihr Gleichgewicht noch stark gestört ist, können Sie aus dem Bett oder vom Sofa herunter fallen, weil Sie bei Drehungen das Übergewicht bekommen. Verhindern Sie das durch sorgfältige Bewegungen auf der gegen die Wand gestellten Liege und durch Stühle, die Sie auf der freien Seite davor stellen. Auf ein Bettgitter sollten Sie möglichst bald verzichten können.

Außerdem werden Sie anfangs bei der Krankengymnastin Angst haben, wenn Sie sich dort flach legen müssen und mit Ihrer gefühllosen Seite den Rand der Liege nicht spüren. Auch hier gilt: Haben Sie Vertrauen zur Therapeutin, zu deren Beruf es gehört, Sie nicht fallen zu lassen.

c) Kneten: Oft und oft empfehlen Ihnen gut meinende Bekannte für Ihre kranke Hand allerlei Knetübungen. Wenn Sie Ihre Krankengymnastin danach fragen, wird sie Ihnen die Übung verbieten, weil Kneten keinen Defekt überbrücken kann, der an zentraler Stelle sitzt, und weil Kneten vielfach die Spastik fördert. Also gehen Sie auf die Ratschläge nicht ein (↗ Spastik)

d) Kniekehle: Fassen Sie mit der gesunden Hand nie in die Kniekehle der lahmen Seite, auch wenn das sehr bequem erscheint, um das Bein zurechtzustellen. Hüten Sie sich vor diesem Griff, Sie lösen dadurch nur Spastik aus und schaden langfristig Ihrem Bein, das Sie korrekt hinstellen, indem Sie es mit gefalteten Händen umgreifen und hochheben.

e) Kollision: Sicher haben Sie es schon oft erlebt: Ihre Krankengymnastin steht Ihnen auf Armeslänge gegenüber und fordert Sie auf: "Und jetzt der linke Fuß!". Doch dort, wo der landen soll, steht der rechte Fuß der Therapeutin. Sie machen einen zaghaften Schritt, und siehe da, der störende Fuß ist weg. Haben Sie also Zutrauen. Es ist der Beruf der Damen, sich nicht auf die Füße treten zu lassen, nicht mit Ihnen zusammenzustoßen und Sie nicht stürzen zu lassen. Also marschieren Sie kräftig und unbesorgt geradeaus. Es geht immer gut.

f) Koordinierte Bewegungen: Wenn Sie sich nach einiger Zeit mit der vollständigen oder teilweisen Lähmung Ihrer einen Körperhälfte abgefunden haben, werden Sie sich darum bemühen, mit Ihren verbliebenen Restfunktionen das zu ersetzen und auszugleichen, was Ihnen fehlt. Die Folge ist, Sie werden Ihre lahmen Glieder völlig außer acht lassen und sie mit der Zeit ganz vergessen. Sie werden somit das Minimum an Bewegung und Training versäumen, das Ihnen möglich ist, und jede Gelegenheit zum Fortschritt außer acht lassen. Das sollte nicht sein.

Sie müssen Ihre lahmen Glieder bei jeder Bewegung mit einbeziehen und dürfen Sie vor allem nicht abschreiben. Machen Sie koordinierte Bewegungen, das heißt, versuchen Sie, jede Bewegung mit beiden Körperhälften durchzuführen oder, wenn dies nicht möglich ist, sich vorzustellen, Sie führten die Bewegung mit beiden Körperhälften aus. Versuchen Sie also, Ihren lahmen Arm, Ihr lahmes Bein in Gedanken genauso zu bewegen wie die Glieder Ihrer gesunden Seite. Der Vorteil ist, auf diese Weise nützen Sie selbst minimale Trainingsmöglichkeiten aus. Vor allem gibt es erfahrene Persönlichkeiten, die der festen Ansicht sind, durch koordinierte (vorgestellte oder tatsächliche) Bewegungen würde im Gehirn der Aufbau der entsprechenden

Nervenverbindungen trainiert und wieder angebahnt. Koordinierte Bewegungen sind eines der Grundprinzipien der Feldenkraisgymnastik (↗ Ungewöhnliche Therapien). Sie verhindern dadurch unter Umständen eine typische Erscheinungsform des Schlaganfalles, nämlich eine hängende Schulter.

g) Short: Kaufen Sie sich eine bequeme Bermuda-Short und benützen Sie sie. Dann können Sie beim Gehen leichter kontrollieren, ob Ihre gefühllose Ferse Bodenkontakt hat.

h) Kur: Wenn Sie zu Beginn Ihrer Erkrankung eine gründliche Schulung hatten (Krankenhaus, Rehabilitationsklinik, Tagklinik) und von einer qualifizierten Krankenymnastin betreut werden, dann brauchen Sie nicht öfter eine Kur als ein gesunder Mensch Ihres Alters. Eine "landesübliche" Kur bringt zur Behandlung Ihres Schlaganfalles nicht viel, außer es handelt sich um eine Behandlung in einer Rehabilitationsklinik, die auf Schlaganfallbehandlung spezialisiert ist. Über Näheres sprechen Sie mit Ihrem Hausarzt und Ihrer Krankenkasse. Ihre Beihilfestelle muß vor Kurantritt zustimmen. Beachten Sie: viele Rehakliniken liegen am Hang, so daß Sie Probleme haben, das Gelände mit dem Rollstuhl zu verlassen.

i) Gewicht: Wenn Sie einige Zeit nach Ihrer Entlassung aus dem Krankenhaus einmal auf die Waage steigen, werden Sie mit Schrecken feststellen, daß Sie unaufhaltsam schwerer werden.

Die Ursachen dafür sind klar:

aa) Sie haben vielleicht Wasser im Gewebe eingelagert, das Sie nur durch Bewegung und durch Diuretika (wasserentziehende Mittel) wieder los werden.

bb) Ihr Rollstuhldasein gibt Ihnen keine Möglichkeit mehr, den angefressenen Kummerspeck abzuarbeiten. Sie können nicht mehr wandern, sich nicht mehr anstrengen, und schwitzen werden Sie nur noch, wenn Sie Angst haben.

cc) Auch Ihre Antidepressiva lassen Sie zunehmen.

Also kämpfen Sie gegen Ihr Übergewicht an. Prüfen Sie, ob Sie kein kalorienärmeres Bier trinken können. Sie sollten doch ohnehin alkoholfrei leben. Machen Sie sich Notizen, was Sie so den Tag über essen. Machen Sie Ihrer Familie klar, daß Sie nicht der Resteesser vom Dienst sind. Lassen Sie gelegentlich eine Mahlzeit ausfallen, wenn Sie sich nicht hungrig fühlen. Und vor allem, legen Sie gelegentlich einmal einen richtigen altmodischen Fasttag ein. In der Frühe beginnen Sie mit einem einfachen Müsli aus geschroteten Körnern mit Flüssigkeit und den ganzen Tag über gibt es nur noch Mineralwasser oder Tee und dazu trockenes Brot, alle Sorten Brot, am besten Vollkornbrot mit ganzen Körnern drinnen. Die Hildegardmedizin schwört in diesem Zusammenhang vor allem auf die Heilkraft der Getreidesorte Dinkel. Ein solcher Fasttag wird Ihnen gut tun. Befürchten Sie keinen Vitaminmangel. Das können Sie alles am nächsten Tag wieder ausgleichen. Vor allem gewinnen Sie durch den Fasttag wieder ein Gefühl für den eigenen Magen und seine Bedürfnisse. Sie lernen wieder, entbehrliche Nahrungsmittel rechtzeitig als überflüssig zu erkennen und abzulehnen. Und mit der Zeit bekommen Sie Ihr Gewicht wieder unter Kontrolle.

j) Lagerung: In der ersten Zeit werden Sie abends immer sorgfältig gelagert, wie eine chinesische Vase vor dem Versand. Das Bein wird hochgelagert, Kniekehle und Schultern werden unterstützt (↗ Literaturverzeichnis, Buchstabe a) und i)). Später, wenn Sie sich wieder besser drehen können, wird das alles wieder ein wenig vernachlässigt. Sie achten nur noch darauf, daß Ihr lahmer Arm in einem weiten Abwärtsbogen im Bett liegt, so wie wenn Sie einen schlafenden Säugling umfassen würden. Mit der Zeit gewöhnen Sie sich an, nachts seitlich mit der gesunden Seite nach unten zu schlafen. Eventuell liegen Sie zeitweise mit dem Ohr auf den gestreckten Fingern der kranken Hand (Spastikvorbeugung). Später, wenn Ihr Gleichgewicht wieder besser geworden ist, drehen Sie sich auch auf die kranke Seite.

Im folgenden ein paar Hinweise für die Lagerung zu Hause: Unter das Fußende Ihrer Matratze legen Sie ein Keilkissen. Sie erreichen damit, daß die Beine erhöht liegen und das Wasser aus dem Gewebe in den Körper zurückfließt. Unter die lahme Schulter legen Sie ein langes gerolltes Kissen. Wenn Sie auf dem Rücken liegen, halten Sie die Beine gestreckt und leicht gespreizt. Das fördert die Entspannung. Wenn Sie im Bett auf der lahmen Seite liegen, so halten Sie das lahme Bein gestreckt und beugen das gesunde, wobei Sie zwischen die Knie ein Kissen legen können. Kranker Arm und kranke Schulter müssen gelöst sein und sollen nach vorne gezogen werden. Der Kopf soll auf einem Kissen liegen. Unter das Gesäß können Sie ein Kissen stopfen, damit Sie in der Seitenlage nicht nach hinten umkippen. Wenn Sie auf der gesunden Seite liegen, ist im wesentlichen alles seitenverkehrt. Nur der lahme Arm soll nach oben gezogen vor dem Gesicht auf einem Kissen liegen.

k) Leiter: aa) Ich erinnere mich noch daran, daß ich neun Monate nach meiner Erkrankung mit Grausen ein Theaterstück sah, in dem die Schauspieler viel auf Leitern steigen mußten, und daß ich dasselbe Stück nach weiteren 27 Monaten, nachdem sich mein Gleichgewichtsgefühl sehr gebessert hatte, ganz ruhig nochmals ansehen konnte.

bb) Mit einer Halbseitenlähmung ist er Ihnen strengstens verboten, Leitern, Trittleitern und Schemel irgendwelcher Art zu besteigen. Die Gefahr eines Sturzes ist zu groß. Dieses Verbot gilt solange, bis Ihre Krankengymnastin Sie davon entbindet. Aber auf andere Weise sind Leitern für Sie interessant. Befestigen Sie an einer Wand Ihrer Wohnung eine Leiter etwa von einem Kinderstockbett. Sie können daran wunderbare Gleichgewichtsübungen machen.

l) Noch nie gehört: Eines Tages gibt Ihnen Ihre Krankengymnastin beim Üben wieder einmal einen guten Ratschlag, der Ihnen neu ist, und Sie antworten darauf: "Das sagen Sie aber heute zum ersten Mal, das habe ich noch nie gehört", worauf die Dame antwortet: "Das sage ich schon seit einem halben Jahr. Sie haben heute bloß zum ersten Mal zugehört." Mir ging es einige Male genauso.

Daraus ergibt sich, Ihre Aufmerksamkeit ist durch Ihre Erkrankung so beansprucht, daß Sie wichtige Dinge gerne überhören oder Dinge, die Sie beim ersten Hören für unwichtig halten, sofort verdrängen und vergessen. Machen Sie sich klar, daß so etwas auch bei Ihnen vorkommen kann. Sie müssen damit rechnen, daß Sie einige Zeit nicht in der Lage sind, größere

Informationsmengen, die Ihnen plötzlich offeriert werden, gleich zu verarbeiten. Es geht Ihnen wie einem kalten Automotor, der beim ersten Gasgeben stottert. Versuchen Sie Ihre Aufmerksamkeit im Gespräch zu schulen und machen Sie das Problem des Überhörens auch Ihrer Umgebung klar, damit Sie nicht etwas versäumen, was für Sie wichtig gewesen wäre.

m) Schonhaltung, Nierensteine : Wenn Sie infolge Ihres Schlaganfalles zu lange liegen oder eine Schonhaltung einnehmen, also es vermeiden, die betroffenen Gelenke richtig zu belasten, dann sind damit zwei Gefahren verbunden: Zum einen können die betroffenen Gelenkknorpel verkümmern. Denn sie werden allein durch ständige Bewegung des jeweiligen Gelenks ernährt. Zum anderen verliert ein Knochen, der nicht mehr in gewohnter Weise belastet wird, seinen Kalkgehalt, sein Calzium und neigt leicht zu brüchen. Abhilfe: viel stehen. Wenn Sie außerdem nicht viel trinken, kann das ausgeschiedene Calzium Nierensteine bilden[31]. Schlaganfallpatienten sind daher die künftigen Nierensteinträger.

n) Sprunggelenk : Wenn Sie sich bei Halbseitenlähmung in einem stark stampfenden Gang vorwärtsbewegen, bekommen Sie eines Tages Schmerzen im Sprunggelenk (= Knöchelbereich) des gesunden Beines. Diese sind auf altersbedingte Abnutzung des Sprunggelenkes zurückzuführen, ausgelöst durch ihren stampfenden Gang. Vorbeugung wäre möglich durch Tragen einer Sprunggelenksbandage oder Auftreten nur mit den Zehen.

IV) Berufliche Rehabilitation
1) Im Büro
↗ Zeit, Computer, Schreiben.

Arbeitsbeginn
Wie eine dunkle Gewitterwolke hängt eine peinigende Sorge an Ihrem Horizont und rückt jeden Tag näher, die Frage nach dem Arbeitsbeginn. Dahinter verbergen sich mehrere Probleme:

a) Müssen Sie wieder beginnen zu arbeiten? Stellen Sie sich darauf ein, daß ein schwerer Schlaganfall fast immer zur Erwerbsunfähigkeit, und sei es auch nur auf Zeit, führt. Gewöhnen Sie sich an den Gedanken des Ruhestandes, auch wenn Sie freiberuflich tätig sind. Überlegen Sie, ob Sie sich nicht jetzt pensionieren lassen wollen, um dann vielleicht in einigen Jahren umso bessere Chancen für einen Neubeginn zu haben. Ich fühle mich seit meiner Pensionierung heute viel entspannter als zur Zeit meines Arbeitsversuches. Werden Sie sich darüber klar, daß noch jeder Mensch in Ihrer Position bisher eine Einkommensreduzierung von einigen hundert Mark überlebt hat. Überweisen Sie zur Kontrolle alles, was Sie jetzt mehr verdienen, als Ihre künftige Rente oder Pension beträgt, auf das Sparbuch und versuchen Sie, mit dem Rest auszukommen. Machen Sie sich klar, daß schon viele Patienten einen zweiten Schlaganfall erlitten haben, und das nur, weil Sie zu früh damit begonnen haben, wieder hart, ernsthaft und ehrgeizig zu arbeiten. Wollen Sie zu dieser Gruppe gehören?

b) Wann beginnen Sie wieder zu arbeiten? Wenn Sie diese Frage stellen, stoßen Sie bei Ärzten und Therapeuten vielfach auf Unsicherheit. Sie müssen diese Frage für Ihren persönlichen Fall mit einem erstklassigen Fachmann, meist einem Neurologen besprechen, der Ihnen klipp und klar sagt, ab wann Sie wieder wieviel arbeiten dürfen. Ein zu früher Arbeitsbeginn kann für Sie, abgesehen vom Rückfallrisiko, einen Fehlschlag bedeuten. Warten Sie also ab, solange es geht. Der Arbeitsbeginn erfordert mehr als Ihre Fähigkeit, sich anziehen und wieder ins Taxi steigen zu können. Dafür sind Sie – jetzt einmal abgesehen von leichten Schlaganfällen – zu weit unten. Sie können zur Arbeit gehen, wenn Sie in der Lage sind, sich einige Tage lang allein zu versorgen (↗ Selbständigkeit), wenn Sie in Ihrem Büro die notwendigsten Wege allein zurücklegen können, wenn Sie den Verlust einer Hand in etwa ausgeglichen haben (Linksschreiben), wenn Sie wieder einige Stunden durchhalten, wenn Sie Ihr anfänglich großes Schlafbedürfnis wieder im Griff haben und wenn Sie keine geistigen Defekte haben. Sind diese Punkte zu bejahen, so prüfen Sie, ob Sie Lust haben, wieder zu arbeiten, oder ob Ihnen bei dem Gedanken an Ihre Akten graust. Nehmen Sie diesen Gedanken zur Leitschnur für einen Arbeitsbeginn: erst wenn Ihnen vor der Arbeit nicht mehr graust, dann dürfen Sie wieder zur Arbeit gehen.

c) Wie kommen Sie ins Büro? Dieser Gedanke hat mir seinerzeit viel Kopfzerbrechen bereitet. Es hat sich aber eine einfache Lösung gefunden. Überlegen Sie, ob ein Arbeitskollege in Ihrer Nähe wohnt, der Sie begleiten kann. Eventuell versuchen Sie es mit einem Inserat. Wichtig ist, daß Sie solange Zeit überbrücken, bis Sie wieder Autofahren können und wollen. Bedenken Sie vor allem: wenn Sie keine zumutbaren Wege finden, Ihren Arbeitsplatz zu erreichen, dann sind Sie dienstunfähig.

d) Wenn feststeht, daß Sie wieder ins Büro gehen werden, dann versuchen Sie mit ärztlicher Hilfe, egal, ob Sie eingearbeitet sind oder nicht, neue Kollegen und einen neuen Vorgesetzten zu erhalten. Denn die alte Umgebung war es womöglich, die Sie krank gemacht hat.

e) Und jetzt machen Sie sich bitte keine Sorgen, lassen Sie sich überraschen, wie gut die Dinge oft laufen. Für die Anforderungen, die man an Sie stellt, gilt der Satz eines Mitpatienten: "Die nehmen dich her, solange du nicht mit dem Kopf unter dem Arm daher kommst." Das heißt: An einen äußerlich Gesunden, dem man seine Konzentrationsschwäche nicht ansieht, werden schon nach kurzer Zeit wieder hohe Anforderungen gestellt. Ihnen verleiht der Rollstuhl den Nimbus der Schonungsbedürftigkeit.

Arbeitsversuch

a) Begriff:Wenn Sie nun allmählich wieder beginnen wollen zu arbeiten, dann fangen Sie mit einem ärztlich überwachten Arbeitsversuch an. Das heißt, Sie gehen an Ihren Arbeitsplatz und sind dort einige Zeit probeweise tätig. Der Zweck des Arbeitsversuches besteht darin, daß Sie Ihre Leistungsfähigkeit testen und erfahren, was Sie noch können, was Sie verlernt haben und wieder üben müssen, wie lange Sie durchhalten, ob Sie die neuen Arbeitstechniken schon beherrschen, (zB. Schreiben mit der linken Hand). Für die Dauer des Arbeitsversuches haben Sie sozusagen Narrenfreiheit. Während der Versuch läuft, wird Ihre Arbeitszeit vom Arzt entsprechend Ihrer Leistungszunahme in Abständen von etwa ein bis zwei Monaten langsam heraufgesetzt, bis Sie das Arbeitsquantum erreicht haben, das Ihnen der Arzt auf Dauer zutraut. Zwischenzeitlich finden Kritikgespräche mit Ihrem Arbeitgeber statt, aufgrund deren dann Ihre Arbeitsbedingungen verändert werden können. Ein Arbeitsversuch sollte auf die Dauer von etwa einem halben Jahr angesetzt werden. Er wird mit einer Kritik abgeschlossen, der der letzte von Ihnen erreichte Leistungsstand zugrundeliegen sollte und die die Grundlage für die Beurteilung Ihrer Arbeitsfähigkeit bildet. Beantragen Sie Ihre Verrentung rechtzeitig vor Ihrem Ausscheiden aus dem Arbeitsleben.

b) Ablauf: Beginnen Sie den Arbeitsversuch nicht zu früh. Sie sind wahrscheinlich noch schwächer und klappriger als Sie denken. Bei Beamten gibt es keine Rechtsgrundlage für einen Arbeitsversuch, das heißt, eine Arbeitsleistung zu reduzierten Anforderungen. Beamte brauchen einen Chef, der versteht, daß eine Wiedereingliederung in den Arbeitsprozeß ohne einen langsam einschleifenden Anlauf nicht möglich ist, und der deshalb alle Möglichkeiten des Entgegenkommens ausnützt. Versuchen Sie an Bedingungen auszuhandeln, daß das erste Vierteljahr Ihres Arbeitsversuches nicht zählt, sondern sozusagen neutralisiert wird. Sie werden diese Zeit brauchen, um sich langsam an die veränderten Bedingungen zu gewöhnen und Ihre Leistungsfähigkeit schrittweise zu steigern. Versuchen Sie, für die Zeit des Arbeitsversuches einen neuen Vorgesetzten zu bekommen. Während des Versuches führen Sie von Zeit zu Zeit ein Kritikgespräch herbei, damit Sie wissen, wie es um Sie steht. Stecken Sie den Kopf nicht in den Sand, sehen Sie den Schwierigkeiten voll ins Auge, lügen Sie sich nichts in die eigene Tasche. Bedenken Sie: wenn Ihre Leistungsfähigkeit als Folge Ihrer Erkrankung gesunken ist, so kann und wird Ihnen das niemand vorwerfen. Machen Sie nicht den Fehler, den ich begangen habe. Mir kam die Arbeit gegenüber früher deutlich leichter vor und ich mußte mir dann sagen lassen, ich würde mehr Flüchtigkeitsfehler als früher machen. Wenn die Arbeit also leichter geworden ist, dann können Sie davon ausgehen, daß bei Ihnen etwas nicht stimmt. Fangen Sie dann bei Ihrem Arzt laut an zu zetern, was Sie ändern sollen. Denken Sie daran, daß Sie es sich nach der Rechtslage als Behinderter leisten können, langsam zu arbeiten, daß aber die Qualität stimmen muß. Also setzen Sie gegebenenfalls das Arbeitstempo herab, wenn Sie dadurch die Qualität steigern können.

c) Ergebnis: Nach Ablauf des Arbeitsversuches werden Sie wahrscheinlich für eine Untersuchung zum Amts- oder zum Vertrauensarzt geschickt, um ein Gutachten über Ihre Arbeitsfähigkeit einzuholen. Gehen Sie davon aus, daß diese Ärzte ziemlich viel Routine haben, solche Leute wie Sie zu beurteilen, und gehen Sie andererseits davon aus, daß Sie das Gutachten, das erstellt wird, nicht mehr umstoßen können. Was im Gutachten des Amtsarztes steht, hat dadurch eo ipso bei den meisten Arbeitgebern den Charakter einer Offenbarung. Je eher Sie das anerkennen, umso weniger Ärger haben Sie hernach. Und noch ein Punkt: Gleichgültig, wie das Ergebnis ist, nicht streiten und nicht prozessieren. Ihre Nerven sind den gesundheitlichen Risiken eines arbeitsgerichtlichen Prozesses nicht gewachsen. Ferner: Wenn das amtsärztliche Gutachten in Verbindung mit der Meinung Ihres Chefs einer Offenbarung gleichsteht? Haben Sie schon einmal gegen das Evangelium prozessiert?

Berufsunfähigkeit

a) Allgemein: Sich den "Luxus eines Schlaganfalles" geleistet zu haben, gilt in den Augen vieler Arbeitgeber als beinahe ebenso ehrenrührig wie ein Griff in die Ladenkasse (etwas übertrieben). Sie können also davon ausgehen, daß ein Schlaganfall zur Pensionierung führt. Stellen Sie sich auf diesen Gang der Dinge jetzt schon ein. Sie werden innerlich protestieren und sich dagegen auflehnen: Das kann doch nicht sein, ein paar Kubikzentimeter Blut im Gehirn und damit aus dem Berufsleben geflogen für alle Zeit. – Überlegen Sie, daß Ihr Arbeitgeber mit seinen Bedenken vielleicht doch recht hat. Ihre tägliche Arbeitszeit ist zurückgegangen. Ihr Arbeitstempo hat nachgelassen. Ihre geistige Spannkraft ist zurückgegangen. Es mag sich um Punkte handeln, die Sie nicht sehen wollen oder nicht sehen können, weil Sie sie verdrängen (↗ Verdrängung). Dazu kommt, daß auf der Hühnerleiter Ihrer Vorgesetzten sicher einer sitzt, der Ihnen schon seit Jahren nicht grün ist, und dessen Stimme gibt den Ausschlag.

Versuchen Sie in dieser Lage drei Dinge: Unternehmen Sie alles, damit Sie wenigstens einen Arbeitsversuch (↗ Arbeitsversuch) starten können. Er zeigt Ihnen, wieweit Sie die nötige Umstellung auf ein anderes Leben schaffen können. Versuchen Sie, Ihr Ausscheiden hinauszuzögern, damit sich Ihre Rentenansprüche noch etwas verbessern und lassen Sie sich diese Ansprüche von der zuständigen Stelle berechnen, damit Ihnen nicht am Ende einige Tage zur Abrundung irgendeines Anspruchs fehlen.

b) Berufsgruppen: Von dieser Ausgangslage her gilt für die einzelnen Berufsfelder folgendes: Wenn Sie freiberuflich tätig sind, können Sie nicht gegen Ihren Willen pensioniert werden. Aber Sie laufen Gefahr, viel zu früh viel zu viel und viel zu schlecht zu arbeiten. Warten Sie ab, rationalisieren Sie Ihr Büro, nehmen Sie sich einen Vertreter, egal, wie schmerzlich das für Sie ist, aber bauen Sie ab und treten Sie leise.

Ein Angestellter sollte seinen Vertrag ändern, damit er künftig nur noch eine geringere Arbeitsmenge erbringen muß, die dem entspricht, was er leisten kann und darf. Am schlechtesten war bisher ein Beamter dran. Wenn er seine volle Arbeitszeit vom Arzt aus nicht mehr erbringen konnte oder durfte, dann war er nicht mehr in der Lage, seinen Dienst voll zu versehen und das bedeutete das Aus. Welche Übergangsregelung der Gesetzgeber mit der Einrichtung der Teildienstfähigkeit geschaffen hat, finden Sie etwas weiter unten unter dem Stichwort ↗ Wegwerfgesellschaft. Wenn Sie den Brocken einmal geschluckt haben, werden Sie sich in Ihrem neuen Status erstaunlich wohl fühlen. Suchen Sie sich eine Nebentätigkeit, aber fragen Sie jeden der Ungezählten, der Ihnen eine handwerkliche Nebentätigkeit nahelegt, wie Sie als Rollstuhlfahrer einen Hausmeister oder Gärtner machen sollen. Trotzdem: Hin und wieder gibt es auch für Rollstuhlfahrer etwas passendes. Vor allem: Strapazieren Sie Ihre Nerven nicht mit einem Prozeß. Vielleicht gelingt Ihnen in einigen Jahren ein neuer Start, wenn Sie dann noch Lust dazu haben. Aber selbst wenn Sie sehr reduziert sind: Lesen (in den meisten Fällen), Musik hören, Computer-Spiele üben und Reisen (mit Einschränkungen) können Sie immer noch. Das genügt für den Start in einen neuen Lebensabschnitt. Und dazu wünsche ich Ihnen gutes Gelingen.

Büroarbeit

Mit Halbseitenlähmung können Sie grundsätzlich alle anfallenden Büroarbeiten erledigen. Allerdings werden Sie einen geduldigen Vorgesetzten brauchen, der Sie nicht von vornherein als "meschugge" ansieht. Gliedern Sie vielleicht die einzelnen Arbeitsabläufe nach Nummern auf, wie bei einem guten Computerprogramm. Diese Nummern können Sie dann bei der Arbeit jeweils abhaken.

Lesen Sie das Stichwort: ↗ Schreiben. Sie werden etwa drei Jahre brauchen, bis sie mit links wieder flüssig schreiben, stenografieren, Maschine schreiben können (wenn Ihre rechte Hand lahm geworden ist). Davon benötigen Sie etwa zweieinhalb Jahre, bis die linke Hand wieder glatt läuft, und ein halbes Jahr für Temposteigerungen. Ganz so schnell wie früher werden Sie nicht mehr sein. Dafür haben Sie jetzt Zeit mitzudenken.

Ihr Büro sollte rollstuhlgerecht sein, sodaß Sie alle wesentlichen Räume ohne Schwellen mit Lift und Rampen erreichen können. Ihr eigener Arbeitsraum muß geräumig sein, weil ein Rollstuhl viel Platz braucht. Sitzen Sie nicht im Rollstuhl, weil dessen Reifen an den Wänden schwarze Striche hinterlassen. Wenn Sie im Rollstuhl sitzenbleiben, so benötigen Sie einen unterfahrbaren Schreibtisch. Setzen Sie nicht in einen Drehstuhl, der leicht kippt, sondern in einem Stuhl mit vier Beinen und mit Rücken- und Seitenlehnen. Ins Büro lassen Sie sich einen Teppichbodenrest legen, auf dem Ihr Rollstuhl bei Regen und Schnee steht und abtrocknen kann, ohne wie ein kleiner Hund Pfützen zu hinterlassen. Machen Sie rechtzeitig und viele Pausen. Steigen Sie nicht auf Leitern oder Schemel (Unfallgefahr). Alle wichtigen Bücher und Unterlagen müssen also in erreichbare Höhe gestellt werden. Probleme werden Sie haben mit Büchern und Akten, die für eine Hand zu schwer sind. Auch das Einsortieren von Unterlagen in irgendwelche Stapel ist schwierig, weil Sie nicht mit einer Hand hochheben und mit der anderen dazwischenlegen können. Hier müssen Sie jeweils die Stapel abbauen.

Die üblichen Techniken wie Lochen, Abheften etc. lernen Sie rasch mit einer Hand. Ihre Hauptprobleme im Büro sind rasche Ermüdung (in der ersten Zeit) und Selbstüberforderung mit der Gefahr eines neuen Schlaganfalls. Ein wichtiges Informationsmittel ist das Buch: "Arbeitsplätze für Behinderte, Handbuch technischer Arbeitshilfen zur Arbeitsplatzgestaltung" mit vielen Abbildungen von Hilfsmitteln. Das Buch bekommen sie von der Hauptfürsorgestelle.

Wegwerfgesellschaft

Sie werden es noch erleben, daß wir in einer Wegwerfgesellschaft leben, die Ihre Produkte einmal benützt und dann beiseitestellt, die nicht repariert, sondern wegwirft. ?? Sie sind damit gemeint, Sie, der Behinderte! Sicher, Sie werden ausgezeichnet und kostspielig betreut. Wir haben ausgezeichnete Gesetze zum Schutz von Natur, Tieren und Behinderten und ein sicher tragendes soziales Netz. Aber mit Ihrem Schlaganfall gehören Sie in eine andere Katagorie von Menschen und in der haben Sie zu bleiben. Akzeptieren Sie diesen Kategorienwechsel, indem Sie freiwillig aus dem Arbeitsleben ausscheiden. Werden Sie ein guter Behinderter, der seine Rechte kennt, der in seinem Lebenskreis auch Nächstenliebe und Anerkennung erfährt, aber versuchen Sie nicht, sich unter Gesunde zu mischen. Als Beamter erhalten Sie nach einer auf einige Jahre befristeten Übergangsregelung ihre vollen Bezüge weiter, wenn Sie wenigstens noch 21 Stunden wöchentlich arbeiten können (Teildienstfähigkeit) – und wenn der ängstliche Amtsarzt keinen Rückfall befürchtet. Ihre Bezüge werden reduziert, wenn Sie wenigstens noch einer anderen Tätigkeit gewachsen sind. In der Industrie, die, im Unterschied zum Staat, "Ad-Hoc-Druckposten" schaffen kann, ist die Lage manchmal etwas günstiger.

Also: Versuchen Sie, Ihre Leistungseinbußen realistisch ohne Verdrängung wahrzunehmen. Nehmen Sie Ihren neuen Status ohne Sträuben an und bleiben Sie dort, wo Sie hingehören. Sie können das Denken der Gesellschaft nicht verändern. Wenn Sie sich dagegen sträuben, kostet das nur Kraft, Nerven und Gesundheit. Bei uns wird nichts repariert, schonend behandelt und wiederverwendet, sondern schmerzlos beiseitegestellt. Und wenn Sie das nicht kapieren, dann gehen Sie zu Ihrem Arzt. Der verschreibt Ihnen etwas, das Ihnen das Kapieren erleichtert.

2) Manuelles Geschick

Zitat aus dem bereits behandelten Stichwort „Hand“: Von einigen hochspezialisierten Tätigkeiten, wie etwa Geige spielen oder Tragen schwerer Lasten abgesehen, können Sie mit einer Hand fast das Gleiche tun wie ein gesunder Mensch, es dauert bloß manchmal etwas länger (↗ auch Kochen, Schreiben, Computer). Ich kannte sogar einen einarmigen KFZ-Mechaniker.

a) Bohren: Beim Bohren muß das zu bearbeitende Werkstück entweder feststehen oder festgeklemmt werden, oder Sie müssen sich draufsetzen. Benützen Sie einen Einhandbohrer. Bei einem mit zwei Händen zu bedienenden Bohrer müssen Sie sich bemühen, ihn mit der Stirn festzuklemmen. Oder Sie schnallen einen Gürtel zu einer engen Lederschlaufe, die Sie an Ihrem Hosengürtel befestigen.

b) Nageln: Nägel bekommen Sie in die Wand, wenn Sie an die Wand eine Latte lehnen, und diese mit Ihrem kranken Knie dagegen drücken. Dann stecken Sie einen Nagel durch ein Loch in der Latte, das etwas größer ist als der Nagelkopf. Dann können Sie mit der gesunden Hand drauf klopfen.

Variante: Stecken Sie den Nagel durch eine mehrfach zusammengefaltete Papierserviette und drücken Sie diese mit einem Besenstil an die Wand.

Variante: Drücken Sie Plastilin an die Wand und stecken Sie einen Nagel hinein.

Bilderhaken befestigen Sie, wenn Sie an dem Haken einen Draht oder einen längeren Nagel festzurren, der nach links oder nach rechts absteht. Diesen Draht oder Nagel drücken Sie dann mit Ihrer Latte oder mit einem Besenstil oder etwas Plastilin an die Wand und los kann es gehen.

Bemerkung:

Sie sehen an dieser variantenreichen Beschreibung, wie Ideen langsam wachsen. Zuerst war die Idee mit der Latte, dann die Idee mit der Serviette und zum Schluß der Einfall mit dem

Plastilin. Ich habe den Text so stehen lassen, wie er gewachsen ist, damit Sie sehen, wie Sie gute Ideen hegen und pflegen müssen.

c) Nähen: Ich kenne eine Dame, die von Geburt an nur zwei Armstummel hat und trotzdem näht wie eine Handarbeitslehrerin. Nähere Hinweise zum Nähen finden Sie bei den Stichworten: ↗"Literatur" Buchstabe b) und "Stoffarbeiten".

V) Soziale Rehabilitation
1) Freizeit und Hobbies
Hobbies
Allgemeines

Heute haben Sie einen schlechten Tag. In einem Anfall von Ehrlichkeit haben Sie sich nach der Lektüre des Stichwortes: "Besserung" klar gemacht, daß Sie für den Rest Ihres Lebens auf Ihre eine Hand, vielleicht einen Teil Ihrer bisherigen Spritzigkeit und den größten Teil Ihres Gehvermögens wohl werden verzichten müssen, und der Chefarzt hat bei der Visite Ihren entsprechenden Befürchtungen auch nicht lauthals widersprochen. Er hat nur gesagt, und damit meine Meinung wiedergegeben, Sie müßten sich in einem Monate dauernden Prozeß an diese Einschränkungen gewöhnen und würden sie schließlich nicht mehr als beschwerend empfinden. So liegen Sie da und halten sich für den Unglücklichsten aller Kranken. Wollen wir das ändern? Dann machen Sie jetzt ein paar tiefe Atemzüge, lesen Sie das Stichwort: "Verzicht", und nun versuchen Sie, Ihre Gedanken in geordnete Bahnen zu lenken. Überlegen Sie sich, das, was Ihnen zugestoßen ist, ist nichts anderes als ein vorgezogener Alterungsprozeß. Wieviele Menschen gibt es, die früher leidenschaftlich gerne gegeigt haben oder Schi gefahren sind und dies heute nicht mehr können, etwa weil sie an Gicht oder an den Folgen eines Schiunfalles leiden. Nur, bei Ihnen ist das Unglück nicht schleichend, sondern schlagartig gekommen. Deshalb brauchen Sie natürlich auch einige Zeit, bis Sie es akzeptieren können. Nehmen Sie sich vor, diese Zeit abzuwarten, bis Sie den Prozeß des Umlernens und der Gewöhnung vollzogen und gelernt haben, Ihre verbliebenen Kräfte optimal einzusetzen.

Drei Punkte kommen dazu, die Ihnen die nötige Umstellung erleichtern werden (Wiederholung von oben Krisenbewältigung: Zweite Stufe). Sie gewinnen Kompromißfähigkeit, die Sie befähigt, Eingeschränktes voll Genuß für die ganze Sache zu nehmen, und Sie entdecken die Hilfe der Fantasie. Diese Entdeckung machen Sie plötzlich, von einem Tag auf den anderen. Sie erhellt die Nacht Ihres trauernden Lebens. Sie sehen, daß es für die meisten Ihrer Hobbies Mittel und Wege gibt, sie mit einiger Anpassung doch noch auszuüben. Diese ganze Schrift wimmelt von entsprechenden Stichworten. Dazu kommt als dritter Punkt die Detailsicht. Diese drei Punkte, die Freude am Detailreichtum, der Sie umgibt, die Fähigkeit, mit Kompromissen den Teil für das Ganze zu nehmen, und die Fantasie, mit deren Hilfe Sie Notlösungen finden, dazu vielleicht als vierter Punkt eine Änderung Ihrer Wertvorstellungen, das wird Ihnen langsam helfen, über den derzeitigen Verlust Ihrer Hobbies hinwegzukommen und sich so mit Ihrem Geschick auszusöhnen[32].

Behinderten-Sport

Bei der Barmer Ersatzkasse erhalten Sie ein Heft: "1000 Tips für Behinderte. Mehr Spaß an sportlicher Freizeit". Aus dem Inhalt u. a.: Kleines Gymnastikprogramm für Gehbehinderte, Spiele für Behinderte, Übungen für den Aufenthalt im Wasser, Hinweise zum Behindertensportabzeichen, wobei die DLRG für Behinderte die Möglichkeit geschaffen hat, beim Schwimmen Sonderleistungen zu erbringen. Nähere Informationen erhalten Sie beim jeweiligen Landesversehrtensportverband.

Fotografieren

Mit einer Hand können Sie durchaus eine der herkömmlichen Kleinbildkameras bedienen, wenn diese den Auslöser an Ihrer gelähmten Seite, also bei rechts Gelähmten rechts oben hat. Greifen Sie unter dem Objektiv durch, drehen Sie mit Daumen und Zeigefinger die Schärfeeinstellung und lösen Sie mit dem Mittelfinger aus. Am besten wäre eine weitgehend automatisierte Kamera, bei der Sie also nur noch die Blende einstellen. Sicher, Schnappschüsse dauern mit einer Hand etwas länger. Aber auch die sonstigen Verrichtungen, wie Film- und Objektivwechsel, gelingen mit einer Hand. Bei manchen Motiven müssen Sie die Kamera und damit auch den Kopf ein wenig schräg halten oder auf Queraufnahmen verzichten.

Für das Einkleben der Bilder ins Album gibt es Papierscheren, die sich mit einer Hand bedienen lassen und die auf das herkömmliche schwere Messer verzichten. Sie schieben nur ein kleines Messer mit den Fingern an einer Kante entlang und halten mit dem Handballen die Fotos unter einem durchsichtigen Kunststoffstreifen fest. Sie werden sehen, auch mit einer Hand geht fast alles so wie früher, es dauert bloß etwas länger.

Spiel-Karten

Als Einhänder können Sie nicht mehr Karten spielen. Hier gibt es einige einfache Hilfen. Das einfachste Mittel ist ein aufgeklappter Zollstock, also ein zusammenlegbarer Meterstab aus Holz, den Sie aufklappen. Hier können Sie Ihre Karten festklemmen. Aber bitte die Trümpfe nicht alle in die linke Ecke stecken, sonst wissen die Spezln schon beim Sortieren, was Sie für ein Blatt haben.

Lesen

Der Schlaganfall kann vorübergehend Ihre Sehleistung beeinträchtigen. Lassen Sie also vom Optiker des Krankenhauses, der die Patienten auf Wunsch besucht, die Leistung Ihrer Brille anpassen. Lassen Sie sich aber wirklich eine Lesebrille und keine Fernbrille austesten.

Wenn Sie zu den Armen gehören, die das Lesen verlernt haben, so liegt das meistens daran, daß die für die Buchstabenerkennung zuständige Gehirnregion die Buchstaben in irgendeiner Weise spiegel- oder seitenverkehrt wiedergibt, so daß die ständige Diskrepanz zwischen dem gedruckten Bild des Buchstabens und dem gesehenen Bild jeden Lernvorgang verhindert. Abhilfe ist unter Umständen mit Spiegeln o. ä. denkbar. Für Computerbesitzer gibt es mit Logox 3 ein billiges und gutes Programm, das Text, der auf dem Bildschirm erscheint, gut verständlich vorliest.

Wenn Sie mit einem lahmen Arm lesen wollen, werden Sie bald feststellen, daß Sie Bücher, die das Taschenbuchformat übersteigen, nur kurze Zeit halten können. Dann suchen Sie Abhilfe. Für zu Hause gibt es einen über das Bett schwenkbaren Arm mit einer schräg stehenden Glasplatte, auf der das Buch liegt und von wo es zu jedem Seitenwechsel heruntergenommen werden muß. Für einseitig Gelähmte, die lesen wollen, gibt es außer dem schräg stellbaren Tischchen, das Sie noch vom Krankenhaus her kennen, nur eine einzige bequeme Leseposition. Setzen Sie sich ins Bett, schräg hinter sich ein Licht, lehnen Sie sich sitzend gegen das Kopfende des Bettes, füllen Sie die Hohlräume im Kreuz mit Kissen, stellen Sie das gesunde Bein mit abgewinkeltem Knie auf, legen Sie Ihr krankes Bein drum herum, daß das gesunde Knie nicht in die Streckung rutscht, legen Sie das Buch auf das Knie und nun legen Sie los. Das System "Swiss-Flex" bietet einen Lattenrost an, den Sie hydraulisch mit einer Hand in Leseposition bringen können.

Wenn Sie von einer Zeitungsdoppelseite ein Blatt abreißen wollen, dann legen Sie das offen vor Ihnen liegende Doppelblatt einmal zusammen, sodaß zwei Papierseiten übereinander liegen, beschweren dieses Doppelblatt mit Ihrem kranken Arm, der bis über den Ellenbogen daraufliegt, und nun reißen Sie die beiden Blätter entlang dem Falz mit dem Zeigefinger der gesunden Hand auseinander. Sie sehen, auf diese Weise kann Ihnen der kranke Arm wieder einmal die Funktion der Haltehand ersetzen.

Radfahren

Mit Halbseitenlähmung können Sie nicht Rad fahren. Erst müssen Sie das Gleichgewicht wieder zurückgewonnen haben und Arm und Bein wieder einigermaßen benützen können. Besuchen Sie im Herbst eines jeden Jahres in München die Ausstellung: "Heim und Handwerk" (↗ "Messen und Ausstellungen"), da sehen Sie die neuesten Modelle an Behindertenrädern. Für Sie kommt wohl nur etwa Dreirädriges mit bequemer Sitzschale in Betracht. Achten Sie darauf, daß Ihr lahmes Bein nicht vom Pedal abrutschen kann und daß Ihr lahmer Arm untergebracht ist. Die Modelle sind im allgemeinen teuer und sperrig, also nichts für den Hausflur. In den letzten Jahren werden die wildesten Konstruktionen angeboten, selbst Fahrräder, die einen Rollstuhl huckepack nehmen können. Auf der Ausstellung ISPO in München sehen Sie verführerisch aussehende Fahrräder in Rikschabauweise für zwei Personen. Sie sind aber sehr schwer zu treten und haben keine Befestigung für den kranken Fuß.

Ein sicherer, kräftiger Radfahrer kann einen leichtgängigen Rollstuhl am linken Griff durchaus einen Kilometer weit mitschieben, allerdings nur auf glatter, ebener, leerer Fahrbahn, und ein verkehrssicherer Rollstuhlfahrer kann sich an einem Fahrradgepäckträger festhalten und mitziehen lassen – beides jedoch nicht vor den Augen der Polizei.

Sauna

Vor dem Saunabesuch warnen Therapeuten gerne, weil sie nicht ausschließen möchten, daß sich ein Gehirnschaden bei Hitze wiederholt oder daß der Patient stürzt. Fragen Sie Ihren Arzt, was der zur Sauna meint. Hat er keine Bedenken und sind Sie Sauna von früher her gewohnt, dann können Sie es riskieren. Aber wählen Sie bitte eine Sauna, wo Sie nicht zuviel Treppensteigen müssen und viel Platz haben und nicht umgerempelt werden. Bleiben Sie im Schwitzraum auf der untersten Stufe sitzen, verzichten Sie auf das Kaltwasserbecken, in das Sie ohnehin nicht hineinkommen. Gehen Sie mit Badeschuhen, damit Sie nicht ausrutschen. Nehmen Sie ein Handtuch mit, das Sie mit einer Hand umschlingen können und bitten Sie Ihre Begleitperson, immer neben Ihnen herzugehen.

Für behindertengerecht halte ich eine Sauna, die stufenlos ist, mit rutschfestem Bodenbelag (kein nasses Pflaster), und die auf beiden Seiten Handläufe oder Stangen zum Festhalten hat

Spazieren

Sie werden noch entdecken, wie reizvoll es ist, mit dem Rollstuhl auf einem ebenen Weg mit befestigter Oberfläche unterwegs zu sein, und immer die eigene Anlagenbank bei sich zu haben. Jetzt sehen Sie ein vom Tau benetztes Spinnennetz, hören nun ein Bächlein plätschern, werfen dann einen Blick über die nach Heu duftenden Wiesen, bleiben im Schatten eines Busches stehen und setzen sich ins Gras. Lehnen Sie sich an ein Rollstuhlhinterrad und hindern Sie das aufgestellte gesunde Bein durch das darum gelegte kranke Bein daran, in die Streckung zu rutschen, und nun lesen Sie je nach Geschmack Ihren Eichendorff oder Ihren Krimi bis zur nächsten Whiskyleiche.

Stoffarbeiten

Wenn Sie mit Stoff arbeiten wollen, ↗ Nähen, Stricken. Näh- und Schneiderarbeiten sollten Sie wohl möglichst vermeiden, weil Sie als Einhänder sehr langsam arbeiten werden. Wenn Sie die rechte Hand nicht mehr benützen können, besorgen Sie sich eine Linkshänder-Schere, mit der Sie bequemer arbeiten können.

Weben können Sie höchstens an gut vorbereiteten Webstühlen von nicht über 30 Zentimeter Breite. Denn dabei müssen Sie das Schiffchen mit dem Schußfaden von beiden Seiten durch die Kettfäden stecken und dazu in der Lage sein, mit der Hand sehr weit zur kranken Seite hin auszuholen. Das zwingt Sie dazu, für jeden zweiten Schuß Ihre Position zu wechseln und an die Seite des Webstuhls zu fahren. Das ist sehr zeitraubend.

Für Sie kommen jedoch alle Techniken in Frage, mit deren Hilfe Sie Farbe auf Stoff bringen. Zu nennen sei hier Stoffdruck, ferner Seidenmalerei und Batikarbeiten. Es handelt sich hierbei um Methoden, die Sie grundsätzlich mit einer Hand bewältigen und bei denen Sie Ihre künstlerische Ader schulen können. Wenn Sie etwas geschickt sind, werden sich bei Ihnen die Aufträge für Kissenüberzüge aus der ganzen Verwandtschaft häufen. Die Techniken, die hier nicht näher geschildert werden sollen, verlangen von Ihnen nur, mit dem Pinsel Farbe und heißes Wachs auf stramm gespannten Stoff aufzutragen oder Stoff zu bestempeln.

Tanzen

Mit etwas Geschick können Sie auch wieder tanzen, zumindest eine tanzähnliche Imitation auf's Parkett legen. Suchen Sie sich dazu eine Nische, die von zwei Tischen und einer Wand gebildet wird. Dahinein stellen Sie sich. Ihr Partner faßt Ihren kranken Arm oberhalb des

Ellenbogens oder an der Hand. Sie reichen sich beide die gesunde Hand und nun machen Sie Verrenkungen mit dem Körper und versuchen dabei, sich langsam linksum oder rechtsum zu drehen. Denken Sie daran, daß Ihre Frau schon immer gerne getanzt hat und wahrscheinlich viel Auftrieb bekommt, wenn Sie mit Ihnen wieder einmal einen Powackler auf's Parkett legen kann. Und Sie haben etwas für Ihr Gleichgewichtstraining getan. Mit viel Vergnügen denke ich an eine Polonaise, die ich einmal im Rollstuhl mitgemacht habe.

Das sogenannte Rollstuhltanzen geht folgendermaßen vor sich: Der Rollstuhlfahrer sitzt in seinem Stuhl und wird von einer gesunden Person, die hinter ihm steht, zum Rhythmus der Musik möglichst schnell in Kurven geschoben und gedreht.

Tischtennis

Beginnen Sie möglichst bald wieder Tischtennis zu spielen. Damit schlagen Sie drei Fliegen auf einen Streich. Sie üben, allein zu stehen, Sie regen Ihre lahme Hand an, die beim Spiel mitzuckt, und Sie trainieren Ihr Gleichgewicht. Allerdings brauchen Sie einen Partner, der bereit ist, sich nach jedem Ball zu bücken, weil Sie das nicht können. Stellen Sie sich zwischen die hintere Kante der Platte und den Rollstuhl, soweit von der Platte entfernt, daß Sie sie mit dem Arm bequem erreichen können. Wechseln Sie gelegentlich die Beinhaltung und kontrollieren Sie, ob beide Fersen auf dem Boden stehen. Versuchen Sie, freihändig stehend, etwa eine halbe Stunde lang durchzuhalten. Schwierig ist die Angabe mit einer Hand. Hier ein Vorschlag für eine an sich regelwidrige Technik: Ergreifen Sie den Ball mit zwei Fingerspitzen der Schlägerhand und lassen Sie ihn auf die Tischplatte fallen. Wenn er wieder hochspringt, schlagen Sie mit dem Schläger. Tischtennis wird Ihnen Spaß machen, auch wenn Sie nicht alle Eckbälle erwischen. Aber mit der Zeit wächst Ihre Selbständigkeit.

Wohnmobil

Bevor Sie im Wohnmobil verreisen, müssen Sie das Gefährt, das Sie sich ausgesucht haben, einmal testen. Vielleicht können Sie über ein Wochenende mit geduldigen Bekannten mitfahren, die selbst ein Wohnmobil oder einen Kombibus haben. Es kommt darauf an, ob Sie sich in dem Fahrzeug bewegen können oder ob Sie Platzangst bekommen, ob Sie wenigstens Bett, Toilette und Sitzplatz erreichen und sich umziehen können und ob Ihr Rollstuhl Platz hat.

Musisches

Kulturelle Veranstaltungen

Der Schlaganfall hat möglicherweise Ihr Gefühl für Rhythmus beeinträchtigt und Ihr Interesse an Musik oder Theater reduziert. Treiben Sie in dieser Richtung Gewissenserforschung, und wenn Sie fündig werden, beginnen Sie aus Gründen der Therapie spätestens einige Monate nach Beendigung Ihres Krankenhausaufenthaltes wieder ins Theater oder Konzert zu gehen, gleichgültig, ob Sie das jetzt schon reizt. Sie müssen dazu, abhängig vom Gebäude, nur in der Lage sein, einige Stufen am Handlauf hinauf oder hinab zu steigen und gegebenenfalls eine normale Toilette aufzusuchen. Allerdings braucht Ihr Rollstuhl gute Bremsen, sonst bleibt er auf dem oft abschüssigen Boden eines Theaterparketts nicht stehen. Ich habe deshalb die Vorderräder schon auf Krimis gestellt. Bei den Preisen ist manchmal der Rollstuhlfahrer frei und seine

Begleitperson zahlt die Hälfte. Hier gibt es keine einheitliche Regelung. Fragen Sie jeweils an der Kasse nach den Bedingungen. Vielfach ist es leicht, selbst in letzter Minute noch Karten zu erhalten, da die vorhandenen Rollstuhlfahrerplätze oft nicht vollständig in Anspruch genommen werden.

Und wohin gehen Sie nun? Besorgen Sie sich zB. in München den Stadtführer für Behinderte, den das Sozialreferat herausgebracht hat und der einen Überblick gibt, welche der öffentlichen Gebäude und Einrichtungen im Stadtbereich in welchem Umfang behindertengerecht sind, und der alle für Behinderte wichtigen Adressen enthält, selbst die von Spezialärzten mit und ohne Lift.

Wenn Sie trotz dieser Vorschläge Ihre Wohnung nicht verlassen können, dann besorgen Sie sich ein Videogerät und sehen Sie sich die zahlreichen Videofilme an, die man auf dem Konzert-, Theater- und Opernsektor ausleihen kann. Sie können auch an ein DVD-Gerät denken. Wenn Sie klatschen wollen, dann müssen Sie auf den Handrücken der lahmen Hand patschen.

Musik

a) Rhythmus: Es gehört wohl zum Wesen eines Schlaganfalles, daß er die Freude an der Musik und am Musizieren wenigstens zeitweise trübt und in manchen Fällen auch das Gefühl für Rhythmus beeinträchtigt. Wer das an sich bemerkt, sollte zu Platten mit Musikrhythmen üben. Solche Platten gibt's, eine ganze Seite lang nur daadadldadamm. Im Lauf der Zeit stellt sich aber doch unausweichlich die Frage:

b) Instrumente: Kann ein Einhänder noch seinem Lieblingshobby, der Musik, nachgehen. Das ist problematisch, denn die meisten Musikinstrumente sind auf die Benützung mit zwei Händen angelegt. Sicher, man kann Musikwerke studieren und zu diesem Zweck von allen möglichen technischen Trägern abspielen. Man kann vielleicht auch einfache Rhythmusinstrumente (Orff-Werk) spielen. Aber bei den herkömmlichen Instrumenten sieht die Bilanz düster aus. Die Gruppe der Streichinstrumente entfällt; ebenso die der Holzbläser und über die Blechbläser hört man unterschiedliche Aussagen. Aber abgesehen von Signalhörnern wird man sie kaum mit einer Hand bewältigen. Die Tasteninstrumente verlangen wie die Zupfinstrumente zwei Hände. Ernst zu nehmende Klavierliteratur für Einhänder existiert außer einem unspielbaren Klavierkonzert nicht. Was bleibt, ist vor allem die Gruppe der Harmonikas und der Melodikas mit kleiner Klaviatur. Es soll Juxinstrumente geben, die für den Gebrauch mit einer Hand umgebaut sind. Außerdem werden Blockflöten für Einhänder angeboten. Die deutschen Modelle kosten um 4000.-DM, die japanischen in Plastikausführung 800.- DM. Man kann mit ihnen nicht besonders rasch spielen, weil jeder Finger zwei Funktionen erfüllen muß, ein Loch verschließen und eine Klappe mit langem Weg betätigen. Außerdem schreckt manche der Klang eines Plastikinstruments ab.

Eher kommen Neuentwicklungen auf dem Markt für elektronische Klaviere in Frage. Es gibt welche, wo man ein Chip mit einem Musikstück eingibt und wahlweise eine der beiden Hände abschalten und selbst spielen und das Tempo variieren kann. Es gibt Instrumente, die unter eine

Oberstimme einen gewählten Rhythmus unterlegen. Es gibt Klaviaturen, die den Klang verschiedener Instrumente nachahmen und es erlauben, zu "Spiel-mit"-Platten sozusagen sein eigenes Flötenkonzert zu zelebrieren. Moderne Computerprogramme erlauben es Ihnen, Musikstücke zu vertonen und abzuspielen. Diese Möglichkeit führt nahtlos zu einer weiteren Variante:

c) Klavier: Das ist dreihändiges Klavierspielen. Hierzu braucht man einen begeisterten Musikfreund, der ein zweites Instrument (Cembalo) zu Hause stehen hat oder sich mit dem künstlichen Klang eines tragbaren elektronischen Klaviers anfreunden kann. Was spielt man mit drei Händen? Nun alle Arten von klassischer oder besser vorklassischer Orgelmusik (ausgenommen die modernen Werke etwa von Messiaen, wo das Klavier eine Fülle von Klangfarben nachahmen müßte, die es nicht besitzt). Versuchen Sie einmal, die sechs Orgeltriosonaten von Bach mit Flügel und Cembalo zu spielen, oder noch besser mit Cembalo, Querflöte und Viola, welch letztere aber bei den Baßschlüsselpassagen streiken wird, weil sie die nicht lesen kann – Sie werden begeistert sein.

d) Barockmusik: Ferner eignet sich jede Kammermusik der Barockzeit, die mit Basso continuo arbeitet. Die Oberhand, die nur Füllfunktion hat und oft den musikalischen Ablauf undeutlich macht, kann man in diesen Fällen weglassen, und nun geht es los. Das Cembalo spielt den Bass, der Begleiter die Flöte oder Violine; die Besetzung läßt sich beliebig tauschen, Barockmusik verträgt in dieser Beziehung einiges. Danken Sie dem Himmel, der Sie bei allem Unglück, das Sie hatten, Klavierspielen lernen ließ.

e) Singen: Schließlich gibt es noch eine weitere Variante, an die man immer zuletzt denkt. Das ist das Singen. Aber wer ist schon mit seiner Stimme zufrieden? Denken Sie bitte nicht von sich: Wenn ich das oben hätte, was mir unten fehlt, dann hätte ich eine schöne Mittellage. Machen Sie den Sprung ins Wasser.

f) Panflöte: Abschließend sei auf ein interessantes Instrument hingewiesen, dem ich bisher noch keine Töne entlocken konnte. Es ist die zauberhaft klingende Panflöte.

Reisen

Generell

Über die Möglichkeiten zu verreisen, ist bei den einzelnen Verkehrsmitteln und den dazu gehörigen Tätigkeiten (↗ auch Urlaub, mißglückter) das Erforderliche ausgeführt. Hinweise auf Reiseveranstalter, die Behinderte mitnehmen, und auf behindertengerechte Häuser bekommen Sie von Handicapped Reisen, Markt 33, 53111 Bonn oder durch den Hotel- und Reiseratgeber für Urlauber mit einem Handicap: "Handicapped Reisen, Urlaub, Kuren, Freizeit" im Verlag FMG, Fremdenverkehrsmarketing GmbH, Postfach 1547, (?) Bonn, ferner von der Reiseagentur für Behinderte Brigitte Zellmer, am Oberbach 3, 40668 Meerbusch (Tel. 02150/1861). Informationen über "Urlaub für Behinderte" hat das Landesversorgungsamt Bayern zusammengestellt, und zwar allgemeine Tips und Urlaubsnachweise. Nützen Sie die Möglichkeit aus, zu verreisen. Es gibt Ihnen großen Auftrieb, wenn Sie wieder einmal etwas von der Welt sehen, und doch immer wieder Dinge leisten müssen, die Sie sich vorher nicht zugetraut hätten. Kaufen Sie sich große geräumige Reisetaschen, weil Sie ja nicht mehr so viele Gepäckstücke mitnehmen können wie früher. Wenn Sie keinen Mut haben, beginnen Sie mit einer Flugreise in eine Stadt, die nicht allzugroß ist und die im Flachland liegt.

Wenn Sie alle Möglichkeiten ausnützen und Merkzeichen "B" haben, dann zahlen Sie auf einer Fahrt von einer Münchener U-Bahnstation zur Fraueninsel im Chiemsee für sich und Ihren Begleiter hin und zurück nur ein paar Mark. Und dort können Sie bei geringen Fähigkeiten im Treppensteigen ein behindertengerechtes Strandbad besuchen und noch ofenwarme geräucherte Renken für 7.- DM essen. Aber davon abgesehen habe ich am Chiemsee keinen geeigneten Wassereinstieg gefunden.

Urlaub, mißglückter

Hier möchte ich alle Urlaubsformen nennen, die für einen Halbseitengelähmten nicht mehr oder gerade noch in Frage kommen. Vergleichen Sie zu Beginn die Stichworte: Wintersport, Wassersport, Wasserfahrten, Spazieren und Reisen. Ich setze voraus, daß Sie sich in Begleitung befinden und daß Ihre Unterkunft einigermaßen behindertengerecht ist (Treppensteigen in Anpassung an Ihre Gehfähigkeit oder Lift vorhanden, keine langen Gänge, Toilettenbenützung notfalls auf Ihrem eigenen Toilettenstuhl (↗ Toilette).

a) Gelände: Für Sie entfällt alles, was mit Marschieren, Wandern, Besteigen, Radfahren zu tun hat. Es entfällt steiles Gelände mit viel auf und ab und vielen Stufen (die Hügel Jerusalems, die Brücken in Venedig), es sei denn, Sie sind ein Abenteurer mit einem Dickschädel und einer geduldigen Begleitung. Ihr Wintersportort braucht einen guten Schneeräumdienst und behindertengerechte Bergbahnen mit Sonnenterassen.

b) Badeurlaub: Zum Badeurlaub ↗ Wassersport: Es entfallen breite Sandstrände, weil dort der Rollstuhl nach dem ersten Meter im Sand steckenbleibt). Felsküsten müßten so beschaffen sein, daß Sie ins Wasser krabbeln können. In nördlichen Meeren können Sie wegen der Brandung und der durch kaltes Wasser erhöhten Spastik nicht baden. Stundenlange Strandspaziergänge wie bisher entfallen. Sie benötigen einen mit wenig Umsteigen erreichbaren Ort mit (Wellen-)Bad und langen Strandpromenaden. An südlichen Meeren brauchen Sie einen schmalen, leicht zu überquerenden Sandstrand oder eine Brücke mit Treppe, auf der Sie ins tiefe Wasser gelangen. Oder Sie suchen eine Insel mit ebenen, gut befestigten Spazierwegen und bequemen Hotelschwimmbecken.

c) Anreise: Sie können alle Formen von Busreisen und PKW-Reisen machen, wenn Sie alle zwei Stunden ein paar Schritte laufen können. Anreisen können Sie mit Bahn oder Flugzeug. Eine Ferienwohnung können Sie mieten, wenn die Umgebung Bademöglichkeiten für Sie (!) oder ebene befestigte Spazierwege bietet oder wenn die Wohnung als Stützpunkt für Ausflüge gedacht ist.

d) Empfehlungen: Verlassen Sie sich auf keine Empfehlung Ihrer Bekannten oder Gastgeber, eine bestimmte Urlaubsgegend, ein bestimmtes Ferienquartier sei rollstuhlgerecht. Die wenigsten

Menschen können das beurteilen. Wählen Sie nur Urlaubsquartiere, die Sie selbst getestet oder die Ihnen eine in Behindertenreisen erfahrene Stelle genannt hat. Vergewissern Sie sich, daß es um Ihr Urlaubsdomizil einige Kilometer ebene, geteerte, schattige Wege gibt.

e) Sonne: Planen Sie im Hochsommer keinen Urlaub, der mit ganztägigem Sonnenbaden verbunden ist. Beachten Sie auch, daß Sie die Gefahr von Sonnenbrand mit Ihrer lahmen Seite erst wahrnehmen können, wenn es schon zu spät ist.

f) Rollstuhl: Wenn Sie an die See, gleich wohin, verreisen, so nehmen Sie immer den ältesten Hobel (= Rollstuhl) mit, der Ihnen unter die Finger kommt, denn Flugsand und salzhaltige Luft, setzen sich in den Lagern und Führungen Ihres Rollstuhls ab, machen sie unbrauchbar und erfordern zu Hause einen gründlichen Kundendienst.

Nehmen Sie zur Beruhigung Ihrer Nerven aber keinen Rollstuhl mit, an dessen Zuverlässigkeit Sie Zweifel haben. Besonders für Fahrer eines Leichtrollstuhls empfiehlt es sich, in den Urlaub stets einen stabilen, etwas schwereren Leihrollstuhl mitzunehmen (Problem: erfordert mehr Kraft, ist im Pkw sperriger).

g): Toilette: In manchen warmen Ländern sind Sie auf die Benützung einer „Ritirata" angewiesen. Das ist ein Closett, auf dem Sie stehen müssen, was Sie meist nicht können. Spezialisten empfehlen in solchen Fällen den Genuß bitterer Schokolade, weil die stopft und Ihnen hilft, Zeit zu gewinnen.

Sie können auch in der eigenen Wohnung faulenzen und alle Biergärten und Museen der Umgebung abgrasen (die Biergärten bitte zunächst alkoholfrei). – Aber glauben Sie ja nicht, Sie kämen dazu, im Urlaub ein dickes Buch zu lesen.

Wandern und Wanderwege

Ein Rollstuhlfahrer kann nicht wandern, das liegt auf der Hand. Informieren Sie sich über das örtliche Radwegenetz und machen Sie Ihre Ausflüge auf diesen Wegen. Muten Sie Ihrem Begleiter nicht zu, Sie große Steigungen hinaufzutransportieren und mit Ihrem Rollstuhl, der wie die meisten, keine Felgen- oder Trommelbremsen hat, (gekieste!) Gefällstrecken zu befahren. Das Rollstuhlfahren auf Zeit Pässe abwärts hat noch niemand erfunden.

a) Gelände: Ihre Wanderwege sollten wie folgt beschaffen sein: In Frage kommt ebenes Gelände, also etwa Schwemmland, Flußniederungen, Moore und Seeufer. Der Weg sollte etwa 150 Zentimeter breit sein, damit zwei sich begegnende Rollstühle einander passieren können. Unter diesem Gesichtspunkt würde eine Wegbreite von 80 Zentimetern mit regelmäßigen Ausweichstellen ausreichen. Aber der Weg wird ohnehin so gestaltet sein, daß er auch von Fahrrädern benützt werden kann. Die Oberfläche des Weges sollte links und rechts etwas nach unten hängen (↗ Rollstuhlfahren, Buchstabe f)).

b) Belag: Der Weg sollte zur Schonung der Kräfte des Rollstuhlfahrers stets befestigt sein, an kritischen Stellen eventuell mit Bretterbohlen, wie man sie oft auf Nordseeinseln findet (aber bitte nicht mit herausstehenden Nägeln). Für die Befestigung der Wege empfiehlt sich Rauhasphalt, auf dem Schuh und Stock auch bei Nässe nicht rutschen. In Kies und Sand bleibt der Rollstuhl unweigerlich stecken. Ein solcher Belag muß vermieden werden. Mit dem ebenfalls als Bodenbelag empfohlenen wurzelfreien Waldboden kann ich mich nicht anfreunden, da mir dieser Belag viel zuviel Kraft zu kosten scheint. Auch Beläge aller Art – wie etwa Rasensteine –, auf denen der Rollstuhl dann hoppelt, sollte man vermeiden. Die Befestigung der Wanderwege empfehle ich, obwohl ich mich in gesunden Tagen stets massiv gegen die "Versiegelung" der Landschaft ausgesprochen habe, weil ein Rollstuhlfahrer, der vorwärts kommen will, darauf angewiesen ist. Als Kompromiss käme vielleicht auch glatter, gut gewalzter Makadam-Belag in Frage, der aber bei Nässe kaum befahrbar ist. Vielleicht kann man an beiden Wegseiten einen 20 Zentimeter breiten Streifen aus Rauhasphalt anbringen, wo Sie auch bei Nässe mit dem Stock anschieben können.

c) Steigung: Sind in dem Wanderweg Stufen unvermeidlich, so sollten die Empfehlungen des Stichwortes: Treppensteigen, Buchstabe c) zugrundegelegt werden (Stufenhöhe nicht über 12 Zentimeter, Trittfläche so groß, daß der Rollstuhl mühelos darauf Platz hat). Für Steigungen empfiehlt man im allgemeinen, 6 % nicht zu überschreiten. Gegebenenfalls müßten lange Serpentinen vorgesehen werden. Auf jeden Fall sollte der Weg bei nicht zu langen, etwas über 6 % liegenden Steigungen zu beiden Seiten ein splitterfreies, nicht zu dickes Geländer haben, an dem sich ein Rollstuhlfahrer entlangziehen kann. Entlang eines solchen Wanderweges sollte an Aussichtspunkte mit Ruhezonen und mit Bänken und Tischen gedacht werden (Hierbei ist die DIN-Norm 18025 Teil 1 und Teil 2 zu berücksichtigen).

Wassersport, Schwimmen

a) Bewegungsbad: Bisher ist er leidenschaftlich gerne geschwommen, unser Patient. Wie kann er dieser Liebhaberei mit Halbseitenlähmung nachgehen? Auf diese Frage wird er keine Antwort oder Unterweisung finden, auch wenn manche Rehabilitationskliniken Schwimmunterricht geben. Ich meine, Sie sollten etwa ein Jahr nach der Erkrankung, wenn Sie wieder einigermaßen gehen und hinken können, einige Monate ins Bewegungsbad gehen (zweimal die Woche) und sich wieder an den Aufenthalt im Wasser gewöhnen. Merken Sie sich die Übungen, die Sie dort lernen. Sie können sie im Schwimmbad anwenden. Es gibt Bewegungsbäder mit Kran zum Einsteigen, mit Treppe zum Besteigen, und mit niedrigem Rand und einem Boden, der sich senken läßt.

b) Anschaffungen: Wenn Sie dann nach eineinhalb Jahren wieder etwas Treppensteigen können und baden wollen, gehen Sie ins Hallenbad. Nehmen Sie zwei Dinge mit, Badeschuhe aus Gummi, die außen rauh sind, und ein aufblasbares Schwimmärmchen Ihrer Tochter. Ihre Badehose hat einen Gummizug und kein Bandl, das Sie ja mit einer Hand nicht binden können. In Badehosen mit Bandl nähen Sie in Nabelnähe einen großen Knopf ein, an dem Sie ein Ende des Bandls mit einer Schlaufe festhängen. Dann können Sie es mit dem vom Schuheanziehen her bekannten Einhänderknoten schließen. Ihre Bademütze packen Sie mit den Zähnen, bevor Sie sie über den Kopf ziehen.

c) Programm: Im Wasser nehmen Sie sich folgendes Programm vor: Am Beckenrand stehend wiederholen Sie alle Übungen der Bewegungstherapie. Dann lassen Sie sich nach hinten ins Wasser gleiten in Rückenschwimmposition. Dann üben Sie, die Brustschwimmposition einzunehmen, ohne dabei zu kentern. Ihre lahme Seite wird Sie anfangs immer um Ihre Körperlängsachse drehen und ins Wasser ziehen. Mit der Zeit können Sie das vermeiden. Dann üben Sie, wenn Sie es noch nicht können, unter Wasser die Augen zu öffnen. Dann lassen Sie sich mit dem Schwimmärmchen am lahmen Arm im Wasser treiben, ohne unterzugehen. Behalten Sie eine Hand am Beckenrand, bis Sie sich sicherfühlen. Und dann üben Sie Rückenschwimmen – mit und ohne Schwimmärmchen. Nach einer einschlägigen Veröffentlichung können Sie mit einer lahmen Seite Rückenschwimmen und mit Einschränkungen Brustschwimmen und Kraulen. Sie werden in Rückenlage nicht besonders schnell vorwärtskommen. Machen Sie das gesunde Bein in der Hüfte steif und schlagen Sie es auf und ab. Den gesunden Arm klatschen Sie an Ihren Körper. Wenn Sie nicht vorwärts kommen wollen, bewegen Sie nur leicht Arm und Bein. Brustschwimmen wird Ihnen mehr Spaß machen. Sie können sich mit dem Kopf aber kaum aus dem Wasser heben, weil ein Arm allein keinen Auftrieb erzeugt. Hier hilft Ihnen aber das Schwimmärmchen Ihrer Tochter. Anfangs geht Ihnen rasch der Atem aus, weil Sie noch unregelmäßig nach Luft schnappen. Im Lauf der Zeit wird das besser. Denken Sie ans Treibenlassen, das Sie geübt haben. Schwimmen Sie so, daß der Beckenrand neben Ihrer gesunden Seite bleibt - zum Zugreifen. Hier bewährt sich auch der Badeschuh. Er verhindert an Ihren lahmen, über den Boden schleifenden Zehen Verletzungen. Vorwärts kommen Sie überraschend langsam. Ihr gesunder Arm soll unter Wasser, während Sie nur gelegentlich mit geöffneten Augen Luft schnappen, wie ein Raddampfer senkrecht stehende Kreise beschreiben. Das Bein macht dieselben Bewegungen wie beim Rückenschwimmen. Im Lauf einiger Monate gelingt es Ihnen dann einigermaßen, mit beiden Beinen wieder den Beinschlag des Brustschwimmens zu machen (Wie ging der doch? Gespreizt zurückstoßen und dann zusammenschlagen). Wenn Sie Über- und Unterwasserschwimmen kombinieren, werden Sie zweieinhalb Jahre nach der Erkrankung Ihre erste Fünfzigmeterbahn ziehen oder besser strampeln (soviel zum Stil).

d) Aussteigen: Zum Schluß des Pensums üben Sie, über die Badeleiter auszusteigen. Das geht manchmal gut, manchmal nicht, je nach dem Bau der Leiter. Der Trick ist, Sie steigen rückwärts aus. Mit dem Rücken zum Beckenrand setzen Sie sich auf eine Leitersprosse, fassen mit Ihrer gesunden Hand den nächstliegenden seitlichen Holm, steigen mit dem gesunden Fuß eine Sprosse höher und setzen sich auf die nächsthöhere Leitersprosse, bis Sie am Beckenrand sitzen und, wenn Sie wollen, mit Hilfe der seitlichen Holme oder über den Vierfüßlerstand aufstehen können. Bei dieser Technik müssen aber die Leitersprossen soweit voneinander entfernt sein, daß Sie Ihr Gesäß dazwischenklemmen können. Es genügt auch, wenn die Treppe schräg steht, so daß Sie nicht abrutschen.

Prüfen Sie gelegentlich, ob Ihre Badeschuhe, die Sie auf dem nassen Boden des Bades vor dem Rutschen bewahren, noch fest sitzen. Für das Ankleiden brauchen Sie mit feuchtem Körper etwa doppelt so lange wie zu Hause.

e) Brustschwimmen: Das Brustschwimmen ohne Schwimmhilfe lernen Sie (aa und bb nur übergangsweise), wenn Sie

aa) im Becken durchwegs stehen können (Wassertiefe 1,40 m oder schultertief),

bb) eine Wasseroberfläche vorfinden, die möglichst eben und ohne Wellen ist,

cc) es gelernt haben, sich im Wasser mit dem Gesicht nach unten treiben zu lassen,

dd) nach jedem dritten Schwimmzug Atem holen (ein Abwärtsschlag Ihrer gesunden Hand hebt Ihren Mund aus dem Wasser; statt dessen können Sie Ihren Kopf seitwärts drehen),

ee) vor jedem Luftschnappen ganz ausatmen (lassen Sie die Luft während des Schwimmens langsam durch die Nase herausströmen).

ff) heftige Bewegungen vermeiden,

gg) den raschen Wechsel zwischen Brust- und Rückenlage beherrschen (Ihre Krankengymnastin wird gegen ausschließliches Brustschwimmen sein, damit sich Ihre Spastik nicht erhöht).

Badegelegenheiten

a) Hallenbad: Ein behindertenfreundliches Hallenbad ist ebenerdig und stufenlos. Die Garderobe ist geräumig. Ein Metallrollstuhl, der naß werden darf, ist vorhanden. Ins Wasser kommen Sie über eine Treppe mit zwei Handläufen. Das Becken hat einen umlaufenden Rand zum Stehen.

b) Offene Gewässer: In offenen Gewässern gilt: Rechnen Sie nicht damit, daß Sie im freien Gewässer, vom Dorfweiher bis zum Ozean, stehen oder gehen können. Dazu ist der Boden viel zu uneben oder der Sand zu nachgiebig. Fließendes Gewässer ist für Sie verboten, weil Sie gegen die Strömung doch nicht ankommen. Im stehenden Gewässer achten Sie auf folgende Punkte: Suchen Sie sich eine Treppe, die in das Wasser führt. Sie braucht rechts und links oder in der Mitte einen Handlauf. Die Stufen dürfen nicht schlüpfrig sein. Ist das Gelände steinig, felsig oder bemoost, dann ziehen Sie zwei Badeschuhe an. Oder Sie legen sich am Strand auf eine Luftmatratze und lassen sich ins Wasser hinausziehen. Oder Sie brauchen einen Steg, der ohne Stufen ins Wasser hinausführt, bis es mindestens hüfttief ist. Im niedrigeren Wasser behindert Sie Ihr lahmes Bein beim Brustschwimmen, weil es immer nachschleift. Der Steg sollte dort, wo keine Menschen in der Sonne liegen, auf eineinhalb Rollstuhlbreiten frei sein. Entlang der beiden Außenkanten seiner Bodenplanken sollten Latten verlegt sein, damit Sie mit dem Rollstuhl nicht ins Wasser fahren. Vorne am Steg soll eine Treppe ins Wasser hineinführen, etwa 45 - 60 ° steil, damit Ihre Fußsohlen eine genügend breite Trittfläche haben. Die Stufen müssen mit Gummi oder Metall belegt sein, damit Sie mit Ihren Badeschuhen nicht ausrutschen. Die Treppe braucht links und rechts oder in der Mitte einen Handlauf. Die beiden Handläufe sind praktisch, damit Sie, beim Heraussteigen oben angekommen, sich auch auf einem schmalen Steg leichter umdrehen können. Gibt es nur einen Handlauf, so sollte der Steg auf ein kurzes Stück ein Geländer haben.

c) Freibäder: Freibäder halte ich für behindertengerecht, wenn deren nachstehend unter aa) bezeichnete Bestandteile auf die nachstehend unter bb) bezeichnete Weise verbunden sind und die nachstehend unter cc) bezeichneten Vorrichtungen haben:

aa) Eingang, Kasse, Umkleidekabinen, Toilette, Liegewiese mit schattigen Bäumen, Schwimmbecken.

bb) Stufenlose Verbindung, höchstens flache Rampen, feste Wege, die ein Rollstuhl befahren kann, kein weiches Gras, kein nachgiebiger Boden, keine Rasensteine, auf denen der Rollstuhl holpert.

cc) Das unter aa) Genannte im flachen Gelände gelegen. Toilette rollstuhlgerecht, ebenso einige Umkleidekabinen, diese mit Platz für den Rollstuhl und mit Sitzgelegenheit. Schwimmbecken: unmittelbar zugänglich, eventuell mit Schranke, kein Wassertretbecken. Treppe ins Wasser mit Handläufen zu beiden Seiten und rutschfestem Belag, Möglichkeit, am Beckenrand zu stehen.

d) Urlaubsreisen: Wenn Sie einen Adria- oder Südseeurlaub planen, bedenken Sie, daß Ihr Rollstuhl im Sand einsinkt und stecken bleibt. Vielleicht können Sie ihn mit den Techniken ziehen lassen, die im Stichwort: Rollstuhlfahren, Buchstabe g) beschrieben sind. Auch gehen können Sie auf Sandboden nicht, weil Ihr lahmer Fuß kippen wird. Vielleicht können Sie mit Ihrer Schiene gehen. Eine weite Strecke ins Wasser hinein können Sie auch nicht waten. Am besten legen Sie sich, wie oben empfohlen, auf eine Gummimatratze oder ein Brett und lassen sich ins tiefe Wasser ziehen. Suchen Sie daher einen Strand, der einen Wassereinstieg für Behinderte hat.

Badereisen zu nordischen Meeren verbieten sich, weil dort das kalte Wasser Spastik auslöst.

e) Folgen: Es bleiben also die Hallenbäder und Seen der Heimat, wenn Sie nicht ein Hotel mit Schwimmbad oder etwa an einer Felsküste mit Stufen ins warme Wasser und mit Handlauf entdecken. In einen Weiher kommen Sie oft hinein, wenn Sie sitzend die vorhandenen Stufen hinunterrutschen und sich wie ein lahmer Frosch wieder hinaufarbeiten. Halten Sie sich in der Nähe der meist flachen Kinderplantschzone auf.

f) Ausstieg: Nach jedem Aufenthalt im Wasser prüfen Sie, ob Arm und Bein spastisch geworden sind, ob Sie also noch auf der kranken Ferse stehen können. Gibt es hier Probleme, so haben Sie übertrieben. Machen Sie Lockerungsübungen. Im Wasser selbst können Sie wegen des Auftriebs Ihre kranke Ferse nicht auf den Boden drücken.

Wintersport

↗ Winter, Ankleiden. Für einseitig Gelähmte sind die Möglichkeiten zum Wintersport beschränkt. Es gibt zahlreiche Möglichkeiten für Schweramputierte, irgendwelche Arten von Schibob zu fahren. Aber wenn Sie die trostreichen Fotos genau ansehen, stellen Sie fest, es sind immer Leute abgebildet, die beide Körperseiten einsetzen können. Allerdings ist es vorstellbar, daß Sie sich Schuppenschi unterschnallen, einen Stock in die Hand nehmen und versuchen, eine flache Langlaufspur entlang zu rutschen. Zu empfehlen ist das aber nur, wenn Sie früher gut Schi fahren konnten, wenn Sie auf der lahmen Seite wieder ein Gefühl für Gleichgewicht haben, wenn tiefer Schnee liegt, damit Sie sich bei Stürzen nicht verletzen und wenn Sie einen Helfer in der Nähe haben. Die Versehrtensportverbände haben alle irgendwelche Schihütten in den Bergen, erkundigen Sie sich dort einmal nach einem Aufenthalt.

Im Ergebnis können Sie also Ihren Winterurlaub nur so verbringen, wie es die älteren Herrschaften schon seit langem tun, im Pferdeschlitten, auf der rollstuhlgerechten Bergbahn bei einer schönen Aussicht, am Kamin und im Hallenbad. Wichtig ist, daß der von Ihnen besuchte Ort einen guten Schneeräumdienst hat.

2) Verkehrsmittel

Auto

Auto: Allgemein

Der private PkW wird das erste Verkehrsmittel sein, das Sie wieder benützen. Sie setzen sich auf den vorderen Beifahrersitz. Der Wagen soll 20 Zentimeter vom Randstein entfernt halten, damit Ihr Fuß auf der Straße zwischen Wagen und Randstein Platz hat. Lassen Sie den Sitz zurückschieben. Fahren Sie im Rollstuhl an die geöffnete Wagentür heran. Ziehen Sie sich an dem Handgriff, der sich über jeder Beifahrertür befindet, in den Stand hoch. Drehen Sie sich mit dem Rücken zum Autositz. Setzen Sie sich langsam, ohne sich den Kopf anzuschlagen. Stellen Sie die Beine herein. Wenn Sie auf den erhöhten Sitz eines Kombiwagens steigen, ergreifen Sie mit der Hand den genannten Handgriff und stellen das gesunde Bein auf das Trittbrett, machen das Knie steif, und schon sind Sie oben. Das war jetzt für rechtsseitig Gelähmte beschrieben. Linksseitig Gelähmte müssen dieses Programm abwandeln. Wenn Sie im Wagen sitzen, legen Sie die lahme Hand auf den Schoß, um sie nicht einzuklemmen. Schnallen Sie sich an und legen Sie den Stock neben Ihre rechte Seite. Schließen Sie die Tür und machen Sie dem Fahrer sofort die Benützung von Handbremse, Radio und Lüftung streitig. Der Fahrer - ist es Ihre Frau? - soll froh sein, wenn Sie nicht selbst steuern wollen. Das Aussteigen geht in der umgekehrten Reihenfolge vor sich. Wenn das Auto dabei zu nahe am Randstein steht, müssen Sie sich auch noch um die Randsteinhöhe emporstemmen. Zum Aufstehen legen Sie Ihren Ellenbogen vor den Seitenholm der Windschutzscheibe. Den Stock hängen Sie dabei an die geöffnete Wagentür. Wenn Sie selbst wieder Autofahren wollen, ↗ Führerschein.

Wenn Sie ein Taxi benützt haben, sehen Sie nach, ob an Ihrem Rollstuhl noch beide Fußstützen dran sind; denn diese fallen gelegentlich ab und Sie haben das Nachsehen. Bei der Taxibestellung geben Sie an, daß Sie Rollstuhlfahrer sind. Behindertentransporte haben oft Vorrang und mancher Taxifahrer kann keinen Rollstuhl heben oder kann ihn nicht im Kofferraum verstauen.

Autoanschaffung

Wenn Sie ein Auto anschaffen müssen, überlegen Sie, ob damit Sie fahren oder einer Ihrer Angehörigen. Genaue Überlegungen zur Autoanschaffung durch Behinderte enthält das Buch in

Literatur, Buchstabe p). Wollen Sie selbst fahren, dann tun Sie alles, was Sie unter dem Stichwort "Führerschein" nachlesen können. Lassen Sie also vor allem in den Führerschein etwaige Auflagen eintragen und berücksichtigen Sie diese beim Autokauf. Auflagen für einseitig Gelähmte können sein: automatisches Getriebe, Servolenkung, Halteknopf am Lenkrad, umklappbares Gaspedal, Bedienbarkeit von Licht und Scheibenwischer mit dem gesunden Arm, Armstütze für den kranken Arm. Wegen der Finanzierung für die Anschaffung erkundigen Sie sich bei der Hauptfürsorgestelle nach Zuwendungen. In der Regel werden behinderungsbedingte Aufwendungen ersetzt, wenn Sie die Zuwendung vor dem Kauf oder der Auftragsvergabe beantragen. Ihren eigenen Wagen können Sie nachrüsten, wenn er noch 50 % des Anschaffungswertes und eine Lebenserwartung von noch fünf Jahren hat.

Das Hauptproblem beim Autokauf ist der Rollstuhl. Der gehört in den Kofferraum. Nur im Notfall versuchen Sie, den Rollstuhl über den nach vorne geklappten Beifahrersitz in den Wagen hereinzuziehen oder vor die Rücksitze zu stellen. Kaufen Sie ein Wagenmodell, bei dem Ihr Stuhl mühelos im Kofferraum Platz hat, ohne daß Sie ihn demontieren müssen und wo neben ihm noch etwas Platz für das Gepäck bleibt. Deshalb nehmen Sie am besten einen Kombiwagen. Nehmen Sie ein Wagenmodell, dessen Kofferraumdeckel bis zur Stoßstange heruntergezogen ist. Denken Sie an das schwache Kreuz Ihrer Frau. Es sollte Ihnen möglich sein, den hinter dem Wagen stehenden Rollstuhl ohne Kraftaufwand in den Kofferraum hineinzukippen.

Wenn Sie selbst nicht gehen können, brauchen Sie ein behindertengerechtes Modell. Informationen darüber erhalten Sie jedes Jahr auf der Ausstellung: "Heim und Handwerk" in München oder über den VDK (↗ auch "Messen und Ausstellungen", und "Parkerleichterung"). Besorgen Sie sich eine Winkerkelle mit dem Rollstuhlfahrersymbol.

Führerschein

Nach einem Schlaganfall dürfen Sie nicht mehr Autofahren, es sei denn, Ihr Arzt erklärt Sie ausdrücklich für fahrtauglich. In allen anderen Fällen machen Sie sich strafbar und gefährden Ihren Versicherungsschutz (Gefahrerhöhung). Denn Inhaber einer Fahrerlaubnis, bei denen eine Behinderung eintritt, dürfen am Verkehr nur teilnehmen, wenn in geeigneter Weise Vorsorge getroffen ist, daß dadurch niemand gefährdet wird (§ 2 StVZO). Bedenken Sie, Sie haben Lähmungserscheinungen, vielleicht ist das Blickfeld Ihrer rechten Seite eingeschränkt, vielleicht hat sich Ihre Reaktionszeit verlängert, vielleicht ist Ihre Aufmerksamkeit starkem Straßenverkehr nicht mehr gewachsen. Jeder einzelne dieser Punkte macht Sie fahruntauglich. Warten Sie also, bis sich Ihre geistigen Fähigkeiten wieder stabilisiert haben und dann teilen Sie Ihrer Führerscheinstelle Ihr Mißgeschick mit und fragen, ob und unter welchen Voraussetzungen Sie wieder autofahren dürfen. Dann müssen Sie einige Tests durchlaufen, werden begutachtet, müssen einige hundert Mark bezahlen, und bekommen dann, wenn Sie Glück haben, Auflagen in den Führerschein (↗ Autoanschaffung). Erkundigen Sie sich bei der nächsten Hauptfürsorgestelle, ob Sie für die Umrüstung Ihres Wagens oder für einen neuen Wagen Zuwendungen bekommen. Bevor Sie dann wieder fahren, verständigen Sie Ihre KFZ-

Versicherung, und fragen, wenn Sie es bisher noch nicht getan haben, ob Sie mit Ihrer Behinderung keine Prämienreduzierung erhalten, wozu Sie meist Ihren KFZ-Steuerbescheid vorlegen müssen.

Straßenverkehr

a) Verkehrsteilnahme generell:

Wenn Sie sich im Verkehr aufgrund Ihrer Erkrankung nicht sicher bewegen können, müssen Sie in geeigneter Weise Vorsorge treffen, daß Sie andere nicht gefährden. Wie das zu geschehen hat, richtet sich nach den Umständen des Einzelfalles. Sie können sich von anderen Menschen begleiten lassen oder bei körperlicher Behinderung eine gelbe Armbinde mit drei schwarzen Punkten tragen, die Sie an Ihrem Wohnort beantragen können. Der weiße Stock ist Blinden vorbehalten (§ 2 StVZO).

b) Rollstuhlbenutzung allgemein:

Zum Verkehr auf öffentlichen Straßen sind alle Fahrzeuge zugelassen, die den Vorschriften der Straßenverkehrs-Zulassungs-Ordnung (StVZO) und der Straßenverkehrs-Ordnung (StVO) entsprechen, soweit nicht für die Zulassung einzelner Fahrzeugarten ein Erlaubnisverfahren vorgeschrieben ist (§ 16 Abs. 1 StVZO).

c) Einzelne Rollstuhltypen:

Ein Schiebe- oder Greifreifenrollstuhl (↗ dazu Nr. 2. 1. 1 und Nr. 2. 1. 2. der DIN 13240 Teil 1) gilt nicht als Fahrzeug im Sinn der Straßenverkehrs-(Zulassungs)-Ordnung (§ 24 Abs. 1 StVO, § 16 Abs. 2 StVZO). Für ihn gelten die Vorschriften der StVZO nicht, auch nicht im Hinblick auf Beleuchtungseinrichtung, Rückstrahler oder Katzenaugen. Ein Krankenfahrstuhl oder ein anderer bisher in diesem Stichwort nicht genannter Rollstuhl ist ein Fahrzeug (§ 24 Abs. 2 StVO). Er darf am Verkehr nur teilnehmen, soweit keine besondere Zulassung vorgeschrieben ist (§ 16 StVZO). Diese ist vorgeschrieben, wenn der Rollstuhl ein KFZ ist (maschineller Antrieb, Höchstgeschwindigkeit über 6 km/h). Zulassungsfrei sind aber Krankenfahrstühle (KFZ, nach seiner Bauart zum Gebrauch von körperlich gebrechlichen oder behinderten Personen bestimmt, höchstens zwei Sitze, Leergewicht von höchstens 300 Kilogramm, Höchstgeschwindigkeit über 6 - 30 km/h (25 km/h nach Buchst. d): § 18 Abs. 2 Nr. 5 StVZO). Zulassungsfreie Krankenfahrstühle sind jedoch betriebserlaubnispflichtig (§ 18 Abs. 3 StVZO). Ihr Elektrorollstuhl ist also zulassungsfrei, braucht aber eine Beleuchtung (§ 50 Abs. 2 Satz 2 und § 53 Abs. 2 Satz 2 StVZO: ein Scheinwerfer, Rücklichter, keine Bremslichter), wenn er nach seiner Bauart über 6 km/h fährt.

d) Fahrerlaubnis: Ist Ihr maschinell angetriebener Krankenfahrstuhl ein KFZ und fährt er nicht über 10 km/h, so benötigen Sie dafür keine Fahrerlaubnis. Bei höherer Geschwindigkeit ist die Fahrerlaubnis der Klasse 5 nach § 5 Abs. 1 Satz 1 StVZO erforderlich. Sie gilt bis zu 25 km/h Höchstgeschwindigkeit Ihres Gefährts sowie, hier ohne Bedeutung, für bestimmte KFZ bis zu 50 ccm Hubraum. Übersteigen kranken- und behindertengerecht ausgerüstete Kraftfahrzeuge diese Grenzen, so ist dafür in der Regel die Fahrerlaubnis der Klasse 3 erforderlich. Fraglich ist nur, ob

Sie die Fahrerlaubnis mit Ihrer nicht nur körperlichen, sondern eventuell auch "geistigen" Behinderung durch den Schlaganfall überhaupt bekommen.

Die Fahrerlaubnis der Klasse 5 wird erteilt, wenn der Antragsteller das 16. Lebensjahr vollendet hat (§ 7 Abs. 1 Nr. 4 StVZO) und keine die Fahreignung ausschließenden körperlichen und geistigen Mängel vorliegen ($ 9 StVZO).

e) Verkehrsteilnahme: Im Verkehr sind Sie mit Ihrem Schieberollstuhl ein Fußgänger. Sie dürfen dort fahren, wo Fußgängerverkehr zulässig ist, jedoch nur in Schrittgeschwindigkeit (§ 24 Abs. 2 StVO). Wenn Fußgänger Fahrzeuge oder sperrige Gegenstände mitführen, so müssen sie die Fahrbahn benützen, wenn sie die anderen Fußgänger ansonsten auf dem Gehweg erheblich behindern würden. Rollstuhlfahren oder - schieben gilt aber nicht als "mitführen". Benützen Sie die Fahrbahn, so müssen Sie am rechten Fahrbahnrand fahren, dürfen sich beim Linksabbiegen nicht links einordnen (§ 25 Abs. 2 StVO). Sinnvollerweise müssen sich Rollstühle außerorts, soweit zumutbar (§ 25 Abs. 2 StVO), auf der linken Fahrbahnseite bewegen, wenn ein Gehweg fehlt. Für Krankenfahrstühle ist das frühere Wahlrecht zwischen Gehweg- und Fahrbahnbenützung entfallen. Hoffen wir, daß der Gehweg eine Randsteinabsenkung hat.

e) Haftpflichtversicherung:

Kraftfahrzeuge (↗ oben Buchstabe c)) unterliegen der Versicherungspflicht nach § 1 Pflichtversicherungsgesetz. Der Rollstuhl benötigt dann ein Versicherungskennzeichen (§ 29 e Abs. 1 Nr. 3 StVG).

f) KFZ-Steuer:

Zulassungsfreie Fahrzeuge sind von der Kraftfahrzeugsteuer befreit, ebenso weitgehend auch Elektrofahrzeuge.

Sie sehen, mit dem Kauf eines motorisierten Rollstuhls geraten Sie rasch auf juristisches Glatteis. Lassen Sie sich also gründlich beraten (↗ Haftpflichtversicherung).

Zur Erläuterung: Die in diesem Stichwort angegebenen Höchstgeschwindigkeiten sind, wenn ein anderer Hinweis fehlt, stets solche, die sich "aus der Bauart" des Fahrzeugs ergeben.

Parkerleichterung

Ist in Ihrem Schwerbehindertenausweis das Merkzeichen "a G" eingetragen (oder sind Sie blind), so können Sie oder Ihr Fahrer bei der zuständigen Straßenverkehrsbehörde eine Ausnahmegenehmigung von bestimmten Park- und Halteverboten beantragen. Die wichtigsten Ausnahmen geben Ihnen die Freiheit, bei bestimmten Park- und Halteverboten die geltenden Zeiten zu überschreiten, Behindertenparkplätze zu benutzen und Parkuhren und Parkscheinautomaten gebührenfrei zu benutzen. Die Ausnahmegenehmigung gilt auch in manchen Ländern des Auslandes. Den Ausweis müssen Sie stets sichtbar ins vordere Wagenfenster legen.

Verkehrsmittel, Öffentliche

Bus, Straßenbahn

Es gibt neuerlich Buskonstruktionen, die man allein mit dem Rollstuhl benützen kann. Steigen Sie dort rückwärts ein und vorwärts aus. Im übrigen gilt:

Wenn Sie bei Busreisen in den Bus einsteigen können, können Sie auch mit ihm fahren und verreisen. Sichern Sie sich, vielleicht mit Hilfe Ihres Ausweises (bei Gesellschaftsreisen durch vorherigen Hinweis) einen Sitzplatz in Türnähe, immer neben dem Mittelgang. Der Rollstuhl wird im Gepäckraum untergebracht. Wenn Sie aus dem Linienbus aussteigen, achten Sie darauf, daß der Fahrer Sie bemerkt und solange wartet, bis Sie wieder im Rollstuhl sitzen. Steigen Sie ohne jede Hektik aus, sonst zittert Ihr spastisches Bein (↗ Spastik) und alles dauert viel länger. Mußten sie zum Einsteigen Ihren Rollstuihl verlassen, so steigen Sie gerade umgekehrt (spiegelbildlich) aus wie sie eingestiegen sind. Für die Benützung der Straßenbahn gilt das Gleiche.

Eisenbahn

Wenn in Ihrem Schwerbehindertenausweis u. a. die Merkzeichen "G." und "a. G." eingetragen sind, dürfen Sie mit Wertmarke im Nahverkehrsbereich (etwa 50 Kilometer um Ihren Heimatbahnhof) unentgeltlich Eisenbahn fahren. Das gilt nicht bei Benützung von IC(E)-Zügen. Sie dürfen sich einen Seniorenpaß oder eine ermäßigte Bahn-Card ausstellen lassen, bei Merkzeichen "B." unentgeltlich eine Begleitperson mitnehmen und können unentgeltliche Platzreservierung beanspruchen.

An den Bahnhöfen muß man viel Treppen steigen. Im übrigen sind die Zeiten vorbei, wo Rollstuhlfahrer im Gepäckwagen reisen mußten, seit vor allem jeder IC, ICE, Interregio Rollstuhlfahrerplätze nahe der rollstuhlgerechten Toilette hat. Für Details besorgen Sie sich bei der Bahn die Informationen für behinderte Reisende. Mit Vergnügen werden Sie die ICE-Züge benützen (vorherige Platzreservierung nötig). Benützen Sie die für Rollstuhlfahrer gekennzeichneten Waggons. Zum Ein- und Aussteigen fordern Sie eine fahrbare Hebebühne an. Fehlt diese, so drehen Sie sich zum Aussteigen rückwärts, wenn der Rollstuhl schon draußen steht, in den Sie Ihr Begleiter dann hineinzieht. Insgesamt ist die Bahn auf Fernstrecken und auf schwach befahrenen Strecken für einigermaßen mobile Patienten durchaus in Erwägung zu ziehen.

Wenn Sie ins Ausland fahren, buchen Sie den Sitzplatz für die Heimreise immer schon zu Hause.

U-Bahn

Sie können mit dem Rollstuhl auch U-Bahn fahren (die folgenden Ausführungen beziehen sich auf die Situation in München). Vor allem können Sie auch als einseitig Gelähmter (mit Begleitung) jede Rolltreppe im U-Bahnbereich benützen. Wie man das macht? Betätigen Sie auf einem U-Bahnsteig die Notruftaste und vereinbaren Sie mit der Stimme, die sich meldet, Ort und

Zeit für ein Rolltreppentraining mit dem Rollstuhl, zu dem Sie Ihren ständigen Begleiter mitbringen, der Sie später auf der Rolltreppe begleiten wird.

Die wichtigsten Punkte sind: Der Helfer steht – aufwärts und abwärts – zwei Stufen hinter dem Stuhl und drückt ihn an den Handgriffen nach vorne. Sie fahren – aufwärts oder abwärts – immer mit der Nase nach oben. Fahren Sie niemals mit dem Gesicht nach unten. Warum der Rollstuhl auf der Rolltreppe stehen bleibt und nicht abrollt, ist ein Punkt, den viele ungelernte Physiker nicht verstehen – auch ich nicht. Rolltreppen befahren Sie mit einem gelähmten Arm nie ohne Begleiter, weil die Gefahr groß ist, daß Sie als Einarmiger auf den unterschiedlich steilen Treppen nach hinten kippen. Da auch die Lifte gelegentlich unvorhersehbar außer Betrieb sind, sollten Sie also stets einen Begleiter für die Rolltreppe bei sich oder am Bahnsteig warten haben, wenn Sie nicht darauf angewiesen sein wollen, fremde Leute um Hilfe zu bitten, was aber für gehfähige Rollstuhlfahrer im hilfsbereiten München kein Problem ist.

Auf der Rolltreppe lassen Sie stets beide Beine auf den Fußrasten stehen oder Sie achten darauf, daß die Rasten nach vorne geschwenkt und eingerastet sind. Denn wenn eine Raste abfällt, weil sie von einer Rolltreppenstufe aus ihrer Halterung gehoben wird, und wenn sie dann quer vor Ihren Rollstuhl fällt, so bleiben Sie am oberen Ende der Rolltreppe hängen. Das macht dem Rollstuhl an sich nichts aus. Aber es gibt einen Massenauffahrunfall von Fußgängern mit vielen Stürzen.

Steigen Sie in der U-Bahn möglichst in einer der ersten Türen hinter dem Fahrer zu. Dann sieht er Sie und Sie können sich im Notfall bemerkbar machen. Die U-Bahn können Sie ohne Risiko benutzen. Verloren sind Sie allerdings im Katastrophenfall, etwa bei Feuer im Tunnel. Aber wie groß ist die Wahrscheinlichkeit, daß Sie das trifft?

Steigen Sie in die U-Bahn ein, wie man auf einen Randstein hinauffährt (↗ Rollstuhlfahren Buchstabe e)), also rückwärts. Bleiben Sie nicht an den Haltestangen hängen, die oft mitten im Eingangsbereich stehen. Schwerhörigen Zeitgenossen fahren Sie ganz vorsichtig über die Zehen. Das verschafft Ihnen Respekt. Fahren Sie vorwärts heraus. Bei Ungeübten werden die kleinen Räder regelmäßig in die "Gletscherspalte" zwischen Waggon und Bahnsteigkante plumpsen und darin hängen bleiben. Sie fahren aber trotzdem vorwärts aus der U-Bahn heraus. Achten Sie darauf, daß die kleinen Räder ungefähr senkrecht, also in Fahrtrichtung stehen, ziehen Sie sich mit dem gesunden Bein heraus, stemmen Sie sich damit kräftig in die Höhe, drehen Sie mit der gesunden Hand das Greifrad des Rollstuhls kräftig nach vorne und Sie kommen über die Randkluft hinweg. Rückwärts, also mit den großen Rädern voran, herauszufahren, würde ich Ihnen nicht empfehlen, auch wenn es viele Rollstuhlfahrer so machen. Die Gefahr, an einer Kante oder einem Kabel hängen zu bleiben, und dann rückwärts zu kippen, ist zu groß.

Wenn Sie das Rückwärtsaussteigen aber trotzdem versuchen wollen, gehen Sie folgendermaßen vor. Fahren Sie mit den Rädern gerade an die Ausstiegskante heran – wenn sie schräg stehen, können Sie kippen –, überzeugen Sie sich, daß Sie seitlich nicht hängen bleiben können, und daß kein Kinderwagen hinter Ihnen auf dem Bahnsteig steht, beugen Sie sich im

Rollstuhl weit nach vorne und lassen Sie sich herausrollen. Wenn möglich, bitten Sie einen Mitfahrer, Sie von hinten festzuhalten. Zum Aus- und Einsteigen öffnen Sie immer beide Türen. Auf dem Bahnsteig fahren Sie stets parallel zur Bahnsteigkante, dann können Sie nicht ins Gleis hinunterrollen.

Bergbahn

Es gibt Bergbahnen, die rollstuhlgerecht eingerichtet sind, wo Sie also nicht treppensteigen müssen, wo Sie bequem und ohne Hast ein- und aussteigen können, und wo Sie am Ziel ein großes, relativ flaches Wegenetz zur Verfügung haben. Muten Sie Ihrem Begleiter aber nicht zu, ohne gute Bremsen mit Ihnen Gefällstrecken zu fahren. Wo es solche Bahnen gibt, müssen Sie selbst erfragen.

Flugzeug

Wenn Sie fliegen wollen, geben Sie bei der Buchung an, daß Sie Rollstuhlfahrer sind. Bei manchen Flügen, außer bei Charterflügen, erhalten Sie oder Ihr Begleiter Preisermäßigung. Sie werden beim Einchecken mit Ihrem Gefährt herausgefischt. Lassen Sie sich jetzt nicht dazu bewegen, Ihren Rollstuhl abzugeben. Sie trennen sich von ihm erst am Fuß der Gangway, sonst kann es passieren, daß Sie in New-York landen und er, der Rollstuhl, in Bombay. Nun werden Sie von den übrigen Passagieren abgesondert wie ein Seuchenkranker und in einen eigenen Warteraum geleitet. Erst wenn Sie glauben, man hätte Sie vergessen, werden Sie von einem Ambulanzwagen abgeholt und zum Flugzeug gebracht. An der Gangway wird Ihr Rollstuhl als letztes Gepäckstück verladen, damit er nach der Landung sofort griffbereit ist. Und Sie steigen, wenn Sie Treppensteigen können, die Gangway hinauf. Können Sie nicht steigen, so werden Sie von den Sanitätern der Ambulanz transportiert und notfalls mit dem Gabelstapler eingeladen. Ins Flugzeug hinein kommen Sie auf jeden Fall. Dort erhalten Sie stets einen Platz in der Nähe der Einstiegstür, manchmal vielleicht in einer höheren Klasse. Nehmen Sie den Sitz am Mittelgang. Während des Fluges trinken Sie weniger, damit Sie nicht wie Ihre Mitreisenden eine Stunde nach dem Kaffee die Toilette benötigen. Eine halbe Stunde vor der Landung bitten Sie, man möge am Ziel durchgeben, daß Sie Rollstuhlfahrer sind. Dann werden Sie wieder von der Ambulanz abgeholt. Bis Sie die Gangway hinuntergehatscht sind, steht unten Ihr Rollstuhl und freut sich auf den Urlaub. Kontrollieren Sie gleich, ob auch alle zwei Fußstützen dran sind.

Verkehrsmittel, Wasser

Motorschiffe, Segeln

Die Motorschiffe auf unseren Seen können Sie mit dem Rollstuhl durchwegs stufenlos befahren. Im Eingangsbereich finden Sie stets (Ausnahme: Bodensee) eine Toilette vor. Das Handbuch für Behinderte der Stadt München nennt unter Sport Segelkurse und Hochseetörns für behinderte Menschen. An einer Kreuzfahrt würde ich nur teilnahmen, wenn ich nicht mit Seegang rechnen müßte und alle wesentlichen Decks und Räume (Kabine, Toilette, Dusche, Speiseraum) über ausreichend breite Gänge und Aufzüge erreichen könnte. Über Fahrten auf Flüssen und Kanälen mit behindertengerecht ausgebauten Schiffen fragen Sie bei Handicapped Reisen.

Boot besteigen

Wenn Sie wieder einmal in einem Boot gleich welcher Art fahren wollen, dann steigen Sie mit Hilfe eines Begleiters über Bug oder Heck des am Ufer liegenden Bootes ein, das anschließend ins Wasser geschoben wird. Ist das nicht möglich, so setzen Sie sich auf den Bootssteg, schwingen die Beine über das Heck oder – weniger gut – über die Seite in den Kahn hinein, und lassen sich hineinrutschen. Heraus kommen Sie auf dem umgekehrten Weg. Lassen Sie sich heraushelfen oder stehen Sie auf, setzen Sie sich auf den Bootssteg, der hoffentlich ein Geländer hat, drehen Sie sich um in den Vierfüßlerstand und stehen Sie auf. Denken Sie bei dem Ausflug an eine Schwimmweste (↗ Bootstypen).

Bootstypen

Beim Wassersport mit Booten sollten Sie warten, bis Sie geübte Helfer für das Ein- und Aussteigen finden und bis Sie wieder über den Steg und ein schwankendes Deck laufen können. Aber Sie können nicht mit einer Hand rudern und ein Wasservelo treten, weil der lahme Fuß immer von seiner Klappe herunterrutscht. In Frage käme höchstens ein Elektroboot (↗ Boot besteigen). Ein Schwimmgürtel ist bei Bootsausflügen wohl immer ratsam.

3) Wohnen

(↗ generell: Stürzen, Toilettenbenützung)

Aufzug

Moderne Aufzugtüren schließen sich oft schnell und überraschend. Halten Sie daher Ihren Stock vor das Auge der elektronischen Zelle oder bitten Sie Ihren Begleiter, seine Fußspitze auf die Laufschiene vor die offene Aufzugstüre zu stellen. Und vor allem: konzentrieren Sie sich im Aufzug. Lassen Sie sich nicht ablenken. Ich habe einmal im Aufzug geratscht und die sich automatisch schließende Lifttür übersehen, wurde von ihr umgeworfen und landete für mehrere Monate im Krankenhaus. Am sichersten ist es, wenn Sie im Aufzug stets den Rollstuhl benützen oder einen Begleiter haben.

Wenn Sie im Rollstuhl sitzen, fahren Sie in den Aufzug, nach einem vorsichtigen Blick, ob er auch leer ist, stets rückwärts hinein und infolgedessen vorwärts wieder heraus. Dann bekommen Sie keine Probleme mit vollen Putzkübeln, wartenden Kinderwägen und exponierten Stiegenhäusern.

Eine Liftkabine, die Sie zu Fuß benützen, sollte im Inneren einige Querstangen oder Handgriffe haben, weil Sie gelegentlich sehr unsicher hineinstolpern und dann froh sein werden, wenn Sie sich irgendwo einhalten können. Der Aufzug sollte stets zwei Türen haben, wovon sich die innere erst schließt, wenn die äußere geschlossen ist. An der äußeren Türe außen sollte sich ein bequemer Handgriff befinden.

Haushalt

Wenn Sie mit Lähmungserscheinungen den eigenen Haushalt führen müssen, dann organisieren Sie Ihre Wohnung so um, wie es in den Stichworten: Selbständigkeit und Wohnung beschrieben ist (↗ bei schwer Gelähmten auch die Kapitel: "Hilfsmittelausrüstung", und

"...Hausfrau" in Literatur Buchst. n)). Ein Punkt dürfte noch hinzukommen: Verlegen Sie gegebenenfalls Ihren Eßplatz, sodaß Sie mit einem Handgriff Küche, Geschirrschrank und Eßplatz erreichen können. Notfalls brauchen Sie dafür ein Teewägelchen. Achten Sie darauf, daß Sie alle wichtigen Utensilien jederzeit erlangen können. Und wenn Sie im Rollstuhl sitzen müssen, besorgen Sie sich unterfahrbare Küchenmöbel und zum Saubermachen eine langstielige Klappkehrschaufel bzw. einen Schwammschrubber mit Mechanik zum Auswringen, ferner eine Greifzange zum Aufheben von Gegenständen. Versuchen Sie die Hilfe einer Zugehfrau und Essen auf Rädern zu erhalten. Insgesamt erscheint es nicht als unmöglich, bei bescheidenen Ansprüchen mit einem kleinem Haushalt fertig zu werden.

Rampen

Rampen zur Überwindung von Steigungen an und in Gebäuden sollen nicht mehr als 6 % Steigung haben und breit genug für einen Rollstuhl sein (65-90 cm). Seitlich sollten sie durch Leisten begrenzt seit, die man mit den Rollstuhlrädern nicht versehentlich überfahren kann. Zu beiden Seiten empfiehlt sich je ein Handlauf, schmal (so daß er mit einer Hand umklammert werden kann), splitterfrei (wenn aus Holz); der Bodenbelag soll rutschfest sein (wenn der Witterung ausgesetzt).

Selbständigkeit

Allmählich wollen Sie wissen, wann Sie Ihre Frau in den längst verdienten Urlaub schicken und selbst wieder ein paar Tage allein bleiben können.

Selbständig zu werden lernen Sie, wenn Sie die kleinen Gänge in der Wohnung selbst erledigen und nicht andauernd die Familie kommandieren. Leidlich selbständig sind Sie, wenn Sie das folgende allein verrichten können, ohne in Gefahr zu sein, schwer zu stürzen (↗ Pflegefall): Sie stehen auf, benützen die Toilette, waschen sich, ziehen sich an, können sich Ihr Frühstück und Ihre Mahlzeiten zubereiten, können essen, räumen die Wohnung (notdürftig) auf, verlassen das Haus mit dem Rollstuhl oder zu Fuß, können folgende Geschäfte erreichen: Supermarkt, Apotheke, Bank, Briefkasten, können Dinge, die zu Boden gefallen sind, aufheben und können Ihre Freizeit totschlagen, ohne vor Langeweile zu sterben (die Definition des Gesetzgebers ↗ Pflegeversicherung). Wenn Sie für einige dieser Dinge, besonders im Winter, die Hilfe von Nachbarn bekommen und erhalten, sind Sie trotzdem selbständig.

Einkaufen sollten Sie nur kleine Mengen, die Sie allein in Ihre Wohnung tragen können (in einer großen Umhängetasche). Sie kaufen also im Zweifel mehrmals kleine Mengen. Klopfen Sie dazu vom Rollstuhl aus mit Ihrem Stock an die Scheibe eines "Tante-Emma"-Ladens oder bitten Sie Passanten um Hilfestellung, dann werden Sie auf dem Gehsteig exzellent bedient. Zum Essen verwenden Sie vor allem Fertiggerichte, für die Sie keinen Büchsenöffner brauchen und die Sie in der Mikrowelle aufwärmen können. Wenn Sie jetzt noch fürchten, vielleicht doch in eine Lage zu kommen, wo Sie hilflos sind, so erkundigen Sie sich bei Ihrer Sozialstation nach den Möglichkeiten eines Telefonnotrufes oder lassen Sie sich bei der Polizei über technische Notrufmöglichkeiten beraten, die Sie in jeder Lage auslösen können. Zu denken ist hier an den

Hausnotrufdienst des Roten Kreuzes. Oder versuchen Sie es mit einem schnurlosen Telefon bzw. Handy, das Sie daheim mit sich herumtragen und jederzeit benützen können. Und zuguterletzt geben Sie Ihren Hausschlüssel einem vertrauenswürdigen Nachbarn. Und nun – schicken Sie Ihre Frau in den Urlaub.

Und wenn Sie bei deren Rückkehr glauben, Sie seien selbständig gewesen, so wird Ihre Frau ganz anders darüber denken und Ihnen eine Menge verdorrter Blumen aus diversen Vasen unter die Nase halten. Aber das ist halt so.

Abschließend noch ein paar Sätze aus einer Schrift von W. Bläsig (In der Behinderung lebendig, Hannover 1987): „Viele Behinderte versuchen, zu unabhängig zu sein, und rufen dann um Hilfe, weil sie die natürlichen Grenzen überschritten haben, die ihre Behinderung ihnen setzt. Bevor Behinderte versuchen, unabhängig zu werden, sollten sie ihre eigenen, äußeren Grenzen erkennen. Und dann sollten die Behinderten alle Freiheiten genießen, die ihnen innerhalb ihrer Grenzen irgend offen stehen." Hier ist ein wichtiger Punkt angesprochen. Behinderte neigen dazu, ihre Einschränkungen zu verdrängen (↗ Verdrängung), sie nicht wahrhaben und sehen zu wollen. Dadurch übernehmen sie sich oft und werden damit all ihren lieben Helfern (etwa ihrer Frau) vermeidbarer Weise zur Plage.

Stürzen

Wenn Sie einmal einen Purzelbaum schlagen wollen, dann setzen Sie Ihren Stock schräg auf Teppiche oder feuchte Gehsteigplatten, ziehen sie beim Verlassen des Rollstuhls die Bremse nicht an und gehen Sie mit Schnee unter den Schuhen auf glattem Pflasterboden. Es gibt noch eine probatere Methode: Hängen Sie sich einige volle Bierflaschen in einer Tasche um den Hals, stellen Sie sich dicht vor eine Wand und heben Sie rasch ein Blatt Papier vom Boden auf. Warum stürzen Sie dann? Ganz einfach ....

Die Fachleute streiten darüber, ob Schlaganfallpatienten eher auf ihre kranke oder ihre gesunde Seite fallen, jedoch wohl eher auf die kranke Seite und nach rückwärts. Dies ist aber eine Frage des Einzelfalles. Stürzen kann man aus verschiedenen Gründen, so, wenn man die eigenen Kräfte überfordert, wenn man schwierige Gleichgewichtsübungen am Bücherschrank macht, wenn man mit der Schuhspitze, meist des gesunden Fußes – weil man den infolge falscher Belastung meist zu schnell nach vorne reißt – an einem Hindernis, einer Türschwelle, einem hervorstehenden Pflasterstein hängen bleibt, wenn Stock und Fuß bei Glatteis und Nässe (vor allem am Gehsteigrand unter feuchten Büschen) rutschen oder wenn man unkonzentriert ist. Besonders fürchten sollten Sie alle Türen, die sich automatisch schließen. Hier brauchen Sie immer volle Konzentration. Als weitere Ursache von Stürzen werden in der Literatur gelegentlich wegrutschende oder kippende Kleinmöbel genannt.

Bei Stürzen verletzt man sich i.d. Regel nur dann, wenn man den Sturz nicht abrollen kann. Sind Sie sich darüber im klaren, jeder Sturz dauert sekundenlang. Sie haben also immer Zeit zu einer Abwehrreaktion. Sie können versuchen, sich mit einer Hand einzuhalten oder am besten, in die Knie zu gehen. Trainieren Sie gelegentlich in Gedanken, wie Sie jetzt bei einem Sturz handeln würden. Aber passen Sie auf, es gibt kein Mitleid mit der Wohnungseinrichtung, greifen Sie in die Vorhänge, in volle Schrankfächer, reißen Sie an der frischen Tapete, aber reagieren Sie und vor allem, fallen Sie nicht auf Ihren gesunden Arm und die Hüfte. Denn wenn Sie stürzen, fallen Sie entweder rückwärts mit der Gefahr von Brüchen in der Hüfte, oder Sie reißen Ihren gestreckten Arm nach vorn und holen sich einen Bruch im Bereich des Handgelenks. Dann sind Sie sechs Wochen lang Ohnhänder. Deshalb empfehlen Sportärzte und Skatebordfahrer, immer auf den Unterarm zu fallen, nie auf die Hand.

Wenn Sie im Rollstuhl nach hinten kippen, reißen Sie immer den Kopf nach vorne. Denn die nach hinten abstehenden Rollstuhl-Schiebegriffe verhindern, daß Ihr Kopf auf's Pflaster schlägt. Und wenn Sie gestürzt sind, lassen Sie sich im Krankenhaus immer in voller Länge durchleuchten. Sonst geht es Ihnen wie mir, bei dem die Ärzte erst drei Wochen nach einem Sturz eine Schenkelhalsfraktur entdeckten.

Telefon

Ihr Telefon lassen Sie von der Post so umrüsten, daß Sie von Ihrem Bett aus telefonieren können (Zusätzlicher Telefonstecker in der Wand, 6 bis x-meter-Kabel oder schnurloses Telefon oder das im Betrieb relativ teure Handy). Sie können nicht mit einer Hand Notizen machen und zugleich telefonieren, es sei denn, Sie beherrschen die schwierige Kunst, den Hörer zwischen Schulter und Ohr einzuklemmen. Wenn Sie also am Telefon viel schreiben müssen, lassen Sie es auf Lautsprecherbetrieb (Freisprechen) umrüsten. Das gilt auch für Ihr Telefon am Arbeitsplatz. Stellen Sie das Telefon stets so niedrig, daß Sie es nach einem Sturz vom Boden aus erreichen können und schreiben Sie an den Apparat die Nummer des Notarztes. Das hat mir einmal das Leben gerettet. Wenn Sie keinen Anrufbeantworter haben, bringen Sie all Ihren Bekannten bei, sie sollen das Telefon zehnmal läuten lassen, weil Sie solange brauchen, um den Hörer zu erreichen (↗ auch Büro).

Wohnung

Keine Angst, Sie müssen nach dem Schlaganfall nicht umziehen, auch wenn Sie das vielleicht zunächst befürchten. Das einzige Problem ist, ob Sie viel Treppen steigen müssen und ob Sie dazu in der Lage sind. Auch enge Altstädte in hügeligem Gelände werden Sie nur schwer bewältigen. Im Stichwort: ↗ Teppensteigen,Buchstabe c) finden Sie die Möglichkeiten aufgezählt, mit dem Rollstuhl Treppen zu bewältigen. Haben Sie nur einige Stufen zu steigen, so reden Sie mit dem Hauswirt, daß er auf jeder Seite der Stiege einen Handlauf anbringen und vielleicht für die Eingangsstufe eine Rampe anlegen läßt. Hat Ihre Wohnung einen Hochparterrebalkon oder eine Terrasse, so können Sie dort nach dem Vorbild anderer Behinderter eine Rampe für Ihren Rollstuhl oder einen Rollstuhllift anbringen und Ihre Wohnung regelmäßig etwa durch die Schlafzimmertür betreten. Ist dieses Problem geregelt, dann suchen Sie einen Platz neben den Hauseingang, wo Ihr zusammengeklappter Rollstuhl stehen bleiben kann. Keine Angst, er kommt nicht weg, und Hausmeister haben für solche Fälle viel Verständnis.

Für Ihre Wohnung selbst gelten folgende Regeln, bei deren Anwendung Sie sich von einer Ergotherapeutin beraten lassen sollten (welcher Griff an welche Wand?). Meine eigenen Empfehlungen sind hier um die Tips des Ratgeber „Zu Hause Pflegen – Zu Hause gepflegt werden" des Bayerischen Staatsministeriums für Arbeit und Sozialordnung ergänzt.

a) Der Rollstuhl bleibt vor der Tür stehen, wenn Sie einigermaßen notdürftig gehen können. Falls Sie auf ihn in der Wohnung nicht verzichten, kommen Sie nie auf die Beine. Außerdem würde Ihr Gefährt die Wände verschmutzen (schwarze Reifenspuren!) und verkratzen.

b) Teppiche pp.werden unterlegt, damit sie nicht verrutschen, wenn Sie den Stock etwas schräg aufsetzen. Beim Gehen setzen Sie den Stock nur auf einen Teppich, auf dem bereits Ihr Fuß steht. Die Beleuchtung in der Wohnung muß ausreichend sein, ebenso nachts der Weg zur Toilette.

c) In der Wohnung bleibt alles, wie es ist. Sie müssen sich auch an den Umgang mit schwierigen Bodenverhältnissen gewöhnen, hat meine Frau mit Recht gemeint. Nur ausgesprochene Gefahrenstellen können und sollen Sie entschärfen; so sollen Schwellen und Stufen gegebenenfalls markiert werden (?). Die Bezüge von Sitzmöbeln sollen waschbar oder zu reinigen sein. In der Wohnung, vor allem auf dem Weg zur Toilette, soll es genügend Möglichkeiten geben, sich festzuhalten. Toilette, Bad und Küche sollen ohne Hindernisse erreichbar sein. Überlegen Sie, was aus dem Weg geräumt werden kann, wo es spitze Ecken und scharfe Kanten gibt.

d) In jeden Raum kommt eine Sitzgelegenheit (auch ins Bad, in die Küche, in die Diele).

e) Neben Ihr Bett kommt ein Hocker. Sie brauchen kein Krankenbett, nur ein paar zusätzliche Kissen, und vielleicht ein Licht seitlich über Ihrem Kopf, weil Sie im Bett viel lesen werden und Ihr Kopf keinen Schatten auf das Buch werfen soll. Das Bett sollte mindestens Sitzhöhe haben, das erleichtert Pflegenden das Heben und Wenden. Es wäre günstig, wenn das Bett notfalls auch von zwei Seiten zugänglich ist. Für eine bequeme Lagerung ist eine Matratzenbreite von mindestens 1 m nötig; noch besser ist 1,20 m. Matratzen aus Latex lassen sich leicht wenden. Vermeiden Sie jedenfalls zu weiche Matratzen, oder legen Sie ein Brett unter. Neben dem Bett sollte ausreichend Abstellfläche vorhanden sein. Dorthin gehören eine gute, abblendbare Beleuchtung (vor allem bei Doppelbetten, um den Partner nachts nicht zu stören), ein (schnurloses) Telefon und Lektüre. Es ist auch günstig, eine Abstellfläche für Medikamente und Pflegemittel einzuplanen. Achten Sie gegebenenfalls auf ausreichenden Platz für einen Nachtstuhl.

f) Badezimmer und Toilette: Suchen Sie möglichst einen festen Platz zur Aufbewahrung der Wäsche, der Pflegehilfsmittel und der Mittel für die Körperpflege. Haltemöglichkeiten an Toilette, Dusche oder Badewanne, ein Duschstuhl oder ein Badewannensitz(brett), eine rutschfeste Badeunterlage und ein ebensolcher Läufer lassen sich mit wenig Aufwand installieren. Gibt es Ablageflächen an Badewanne und Waschbecken? Über die Badewanne kommen auf Vorschlag der Ergotherapeutin die nötigen Handgriffe. Ist eine Sitzerhöhung der Toilette notwendig?

g) Technische Hilfsmittel Technische Hilfsmittel wie z. B. Rückenstützen, Krücken, Hebekissen, Toilettenstuhl, Rollstuhl, Pflegebett bieten Erleichterungen für Sie und die gepflegte Person. Viele Kranken- und Pflegekassen verleihen diese, so daß Sie nicht alles kaufen müssen. Pflegedienste haben oft kleine Depots; wenden Sie sich jedoch zunächst an Ihre Kranken- oder Pflegekasse. Ein großes Angebot finden Sie in Sanitätshäusern, die sich auf Verkauf und Verleih von technischen Hilfsmitteln spezialisiert haben. Kaufen Sie nicht ohne Rücksprache mit der Kranken- oder Pflegekasse, die vielleicht die Kosten übernimmt; oft ist Leihen billiger. Über finanzielle Zuschüsse bei notwendigen Käufen sprechen Sie vorher mit Ihrer Pflege- oder Krankenkasse.

h) Zum raschen Kochen kaufen Sie eine Mikrowelle.

i) Alle Gegenstände, die Sie benötigen (Wäsche, Bücher), die für Sie aber zu hoch stehen, kommen in erreichbare Höhe.

j) Auf den Balkon kommt ein bequemer Sitz.

k) Lesen Sie die Stichworte: "Telefon" und "Haushalt".

Das ist alles.

Wenn Sie in einem Haus mehreren Etagen bewohnen, dann ziehen Sie innerhalb des Hauses so um, daß Sie nicht mehr alle Zimmer benützen müssen. Weiter könnten für Sie die einschlägigen DIN-Normen von Interesse sein: DIN 18025 Wohnungen für Schwerbehinderte, Planungsgrundlagen, Blatt 1 für Rollstuhlbenutzer, Blatt 2 für sensorisch und anderweitig Behinderte, zu beziehen durch Beuth Verlags-GmbH, 12623 - 10787 Berlin 30, Burggrafenstr. 30 und durch den Buchhandel. Dazu käme noch die "Wohnfibel für Behinderte – Finanzhilfen" des Bayerischen Staatsministeriums für Arbeit und Sozialordnung, Familie, Frauen und Gesundheit und die Dokumentation "Wohnungsbau für Behinderte" der Obersten Baubehörde in München.

Die öffentliche Hand legt in den letzten Jahren, auch durch Änderung der einschlägigen DIN-Normen, großen Wert auf "barrierefreies Wohnen". Welche behindertengerechten Hilfen und Geräte im Einzelfall für Sie noch in Frage kommen, entnehmen Sie der Broschüre: "Älter werden - Unabhängig bleiben", herausgegeben vom Bundesminister für Raumordnung, Bauwesen und Städtebau, und von der Arbeitsgemeinschaft Wohnberatung eV (AGW) Bonn-Duisdorf.

Bei der Errichtung von Wohnungen für Schwerbehinderte wird allgemein auf folgende Gesichtspunkte Wert gelegt: Türschwellenhöhe höchstens 2 cm, stufenloser Zugang zur Wohnung, Rampen-Gefälle höchstens 6 %; Bewegungsfläche vor Aufzügen 150 x150 cm, Aufzugkabine 125 cm breit, 140 cm tief, Tür 90 cm breit, für Gehbehinderte genügen 80 cm; große Gangbreiten und in allen Räumen/Nebenräumen Flächen zum Rangieren und Wenden mit dem Rollstuhl, den Sie ja doch an der Haustür stehen lassen sollten; ausreichende Türenbreiten (lichte Weite 80 cm); Zugänglichkeit der sanitären Räume (evtl. mit Schiebetüren); keine Türschwellen; unterfahrbare Küchenmöbel; praktisch angeordnete und leicht erreichbare

Bedienungseinrichtungen (Fenstergriffe nicht über 130 cm hoch, Schalter, Knöpfe, Steckdosen ca. 90 - 100 cm); Zentralheizung mit verschalten Heizkörpern, Badezimmerumrüstung ↗ oben); in der Garage Platz zum Umsteigen in den Rollstuhl. Vorschriften über die Benutzbarkeit öffentlicher Anlagen durch Behinderte, Senioren und Personen mit Kinderwagen enthalten die Bauordnungen in den Artikeln 51 in Bayern, 51 in Rheinland-Pfalz, 52 in Mecklenburg-Vorpommern, 54 im Saarland, 54 in Hessen, 56 in Brandenburg.

Bitte an die Architekten

Alle Architekten, die Gebäude errichten, die vielleicht einmal von Behinderten aufgesucht werden, bitte ich, die folgenden Ausführungen zu bedenken.:

1) Gaststätten (und vergleichbare öffentliche Einrichtungen):

a) Toiletten im Keller:

Ein frischgebackener Rollstuhlfahrer (oder Querschnittgelähmter) hat aufgrund seiner Erkrankung manchmal Probleme mit der Blase. Die erste Schwierigkeit, die ihm nach dem Krankenhausaufenthalt begegnet, ist der Umstand, daß in vielen Gaststätten die Toiletten im Keller liegen, und oft nicht mit einem Aufzug, sondern nur über eine Treppe zu erreichen sind.

b) Beidseitige Handläufe:

Entschließt man sich notgedrungen dazu, jetzt doch Treppen zu steigen, so gibt es Probleme mit den Handläufen. Ich selbst kann mit der rechten Hand nicht zugreifen, brauche also aufwärts und abwärts je einen Handlauf neben meiner linken Hand. Ist kein Aufzug vorhanden und fehlt einer der beiden Handläufe, so muß ich rückwärts auf- oder absteigen. Denken Sie in diesem Zusammenhang auch an alte Menschen oder an schwerbepackte – schwangere – Frauen.

2) Wohnblocks (und alle Häuser mit mehreren Wohnungen):

a) Abstellfläche im Eingangsbereich:

Jedes für die Benutzung durch mehrere Parteien gedachte Haus braucht hinter der Haustür eine Abstellfläche, auf der mindestens ein Rollstuhl, ein Gehwagen und zusätzlich ein Kinderwagen Platz haben, es sei denn, man kann mit einem Aufzug jede Wohnung stufenlos erreichen. An solchen Abstellflächen fehlt es bei vielen Neubauten. Die Interessen an einem auch bei Regen, Glatteis und Schnee trockenen und ohne Rutschgefahr erreichbaren Kinderwagen und Rollstuhl werden hier oft verkannt.

b) Handläufe:

Für Handläufe im Wohnbereich gilt das zu Gaststätten Ausgeführte. Es ist sehr mühsam, einen Bekannten zu besuchen, der im 2. Stockwerk eines Hauses ohne Aufzug mit nur einseitigem Handlauf wohnt, wenn man 24 Stufen rückwärts hinaufsteigen muß. Beidseitige Handläufe sollten wenigstens vom Hauseingang bis zur etwaigen Aufzugstür vorhanden sein.

c) Aufzüge nicht ebenerdig und nicht im Zwischengeschoß.

Es scheint eine Übung moderner Architekten zu sein, daß sie es darauf anlegen, den Behinderte auf jeden Fall einige Stufen steigen zu lassen, bevor er den Aufzug erreicht.

Besonders unangenehm wird es dann, wenn der Aufzug auch noch im Zwischengeschoß anhält, und man eine Treppe – vielleicht auch noch ohne beidseitige Handläufe – benützen muß.

3) Kleinigkeiten

a) Klingel in Verbindung mit Türöffnern:

Oft ist eine Klingel am Hauseingang mit einem Türöffner verbunden. Das kann unangenehm sein, wenn die Klingel weiter als eine Armlänge von der Tür entfernt ist. Hat man die Klingel losgelassen und ist zur Tür „zurückgehatscht", so hat der Türöffner seine Wirkung verloren und die Tür ist wieder versperrt. Gut helfen würden hier Türöffner, die die Tür offen halten, bis man einmal dagegen drückt. Sie ersparten manche lästigen Verrenkungen.

b) Handläufe am Hauseingang:

Mutproben fordern manche Eingänge ab, zu denen man über mehrere Stufen emporsteigen muß, ohne daß ein Handlauf oder Handgriff in Reichweite wäre. An solchen Stellen sollten Handläufe beidseitig angebracht werden, bzw. man müßte an einem einzelnen, mittigen Handlauf beidseitig entlang gehen können. Das Gestaltungsbemühen der Architekten sollte solche Handläufe nicht kurz vor dem Erreichen der obersten Stufe oder des Erdbodens abschneiden.

c) Gefährliche Rampen:

Es muß damit gerechnet werden, daß Rollstuhlfahrer ohne Helfer Rampen rückwärts emporfahren müssen. Diese Rampe darf nicht ohne weiteres in eine abwärts führende Treppe übergehen. Der Rollstuhlfahrer muß rechtzeitig eine bremsende Stange „ins Kreuz kriegen".

Zusammenfassung

Nachdem wir uns nun in Riesenschritten dem Ende nähern, wollen Sie unbedingt eine Quintessenz lesen, worin ich meine wesentlichen Gedanken zusammenfasse. Aber wie kann ich etwas gekürzt wiedergeben, was seinem Wesen nach bereits eine Zusammenfassung darstellt. Nein, nein, werden Sie sagen, so etwas gehört zu jedem guten Buch, damit man nicht soviel lesen muß. Eine "Moral" hat sogar Wilhelm Busch in jeder seiner Geschichten fertig gebracht. Gut, ich gebe nach, versuchen wir eine kurze Zusammenfassung:

Ich erlitt einen Schlaganfall, wohl weil ich mich über Jahre hinweg vermeidbarem Streß aussetzte, ohne jemals richtig zu explodieren. Das, was ich wieder gelernt habe, verdanke ich jahrelangem, energischem, konsequentem Üben, das überraschenderweise immer wieder zu unerwarteten Erfolgen führt. Meinen Lebensmut habe ich wiedergefunden durch gläubiges Vertrauen, durch Fantasie und Kompromißfähigkeit, deren Wege und Ergebnisse auf diesen Seiten festgehalten sind. Meine Lebensfreude verdanke ich der liebenden Zuwendung meiner Frau und meiner Tochter.

Anmerkungen:

---

[1] Die nachstehenden Fußnoten verdankt der Verfasser Herrn Chefarzt Dr. Garbe, München, Nymphenburger Krankenhaus. Es wäre mir ein Leichtes gewesen, seine Notizen in meine Arbeit einzuarbeiten. Ich gebe Sie aber bewußt als gesondert lesbare Fußnoten wieder, um Ihnen die denkbare Meinungsvielfalt zu demonstrieren.

Zu Fußnote 1:

Beim Skifahren z.B. muß sich ein Anfänger auch überwinden, sich weit über den Talski zu beugen, wenn er eine Kurve fahren will. Zunächst hat er immer Angst, über den Talski hangabwärts zu stürzen.

[2] Überlegung: die Antagonisten der gesunden Seite üben, wenn "Anstrengung am gesamten Arm Spastik hervorruft". Oder fallen alle Muskeln in Spastik?

[3] Genau diese "Verschiebung" findet sich auch beim Gesunden: Die Coxarthrose macht oft Schmerzen nur im Kniegelenk und umgekehrt.

[4] Solche Nackenschmerzen kennen Gesunde ebenso. Sie entstehen, weil die Nackenmuskulatur den nach vorne geneigten Kopf halten muß. Dadurch wird die HWS nicht nur durch das Kopfgewicht - auch noch exzentrisch belastet, sondern zusätzlich durch den Zug dieser Muskulatur, die sich dann verspannt. Abhilfe: Senkrecht sitzen, den Kopf an den höchsten Punkt bringen. WS nicht durchstrecken: dies fördert möglicherweise die Spastik und bewirkt Hohlkreuz. Körper in die Senkrechte bringen (siehe Anm. S. 20 Stehen 2).

[5] Empfehlung: Kopf bequem legen und sich vorstellen - nicht machen -, daß man lang und länger wird, Allein dadurch schon läßt Muskelspannung nach.

[6] Auch hier: Immer wieder die Senkrechte suchen, da die Gravitation, gegen die sich der Körper abstützt, immer senkrecht wirkt. Die geringste Muskelkraft (außer beim Liegen) wird gebraucht, wenn sich alle seine Teile um eine Senkrechte gruppieren.

[7] Blutdruck: 1. Die Manschette liegt oberhalb des Ellenbogens, 2. Man hört mit dem Stethoskop in der Ellenbeuge oder knapp oberhalb davon.

[8] Schwitzen: Kalter oder warmer Schweiß?

[9] Wenn man heißes - kaltes Wasser unterscheiden kann, dann gibt es doch Sensibilität. Eis niemals auf die blanke Haut geben. Immer ein trockenes Tuch zwischen Haut und Eispackung legen. Zeitlich limitieren, da die Sensibilität fehlt.

[10] Wenn die M - Schiene das Kniegelenk stützt und dadurch das kranke Bein voll belastet werden kann, müßte das Gehen ebenso gut möglich sein, wie bei einem versteiften Kniegelenk.

[11] Wieso soll eine elektrische Quarzuhr, die eigene Energie hat, dem Körper Kraft nehmen können? Diskutiert wird etwas anderes: Als elektrisches Gerät baut die Uhr ein elektrisches Feld auf, welches das Hömoglobin -ein Dipol- beeinflußt, möglicherweise depolarisiert oder gleichrichtet, und damit den Gaswechsel (CO^2 - O^2) stören könnte. Bewiesen ist das meines

Wissens nicht. Grundsätzlich muß man solchen Überlegungen mit Vorsicht begegnen, da jede Lampe, jedes Telefon, der gesamte Funkverkehr (Radio, TV, Mobilfunk etc.), jedes andere elektrische Gerät (Zahnbürste, Rasierer u.a.) elektrische Felder aufbauen, welche in den Körpern, auf die sie wirken, immer senkrecht zu ihnen stehende magnetische Felder induzieren.

[12] Trotz allen Nachdenkens und Erlebens ist das Wesen von Erkrankung immer noch rätselhaft und wahrscheinlich nur in einem wahrhaften Erkenntnisprozess zu erfahren, der uns das Wesen unseres Daseins ausgerechnet auf unserer Erde verstehen ließe. Was das Körperliche angeht, so könnten sich aus der Biomechanik, die für unsere Körperlichkeit hier gilt, vielleicht Möglichkeiten ergeben, welche das Gleichgewicht leichter und sicherer finden und halten lassen. Das seelische Gleichgewicht mag sich dann einstellen, und die Erkrankung selbst würde bedeutungslos werden können,

[13] Es gibt aber die das Kniegelenk stabilisierende Schlußrotation des gestreckten Kniegelenks, die genutzt wird, um sicher zu stehen. Es ist allerdings richtig, das Kniegelenk dazu nicht haltlos bis in die endgradige Streckung durchlaufen und ungebremst anschlagen zu lassen. Dies kann eine Donjoy-Schiene verhindern.

[14] Wieso schmerzt das kranke, gefühllose Kniegelenk? Schmerz bedeutet, daß Sensibilität vorhanden ist. Sie müßte dann trainierbar sein.

[15] 1. Unter Osteoporose versteht man den stoffwechselbedingten Knochenabbau. Hier handelt es sich genauer um die sog. Inaktivitätsatrophie des Knochens, die durch Belastungstraining reversibel ist, 2. Stehen mit Hohlkreuz führt zu Schmerzen in der unteren LWS und zu Bandscheibenschäden. Im Sitzen wie im Stehen kommt es darauf an, daß sich alle Körperteile um die gravitationsbedingte Senkrechte gruppieren, deren oberes Ende durch den Kopf als den höchsten Körperteil markiert ist. Das heißt nicht: Nase hoch, sondern: Kopf zurück. Vom obersten Kopfpunkt aus denkt man sich ein Senkblei durch den Körper, welches zwischen den Fersen auspendelt, Wenn dabei die Bauchmuskulatur etwas tonisiert ist, dann steht der Körper in einem Gleichgewicht auf zwei Beinen, von dem aus alle Bewegungen ohne Kraftaufwand und übergangslos eingeleitet werden können, das deshalb zwar ein labiles genannt wird, aber den Vorteil des aufrechten Standes unter den Lebewesen ausmachen soll.

[16] Zehen: Bitte grundsätzlich auf der Ferse stehen (s.o.) und beim Gehen mit der Ferse aufsetzen, weil nur so der Fuß normal abgerollt und Gewicht physiologisch verlagert werden kann.

[17] Männliche "Querschnittpatienten" mit Blasenlähmung behelfen sich mit "Kondomurinalen".
Für Frauen bleibt allerdings oft nur der suprapubische Blasenkatheder.

[18] Stephen Hawkin ("Eine kurze Geschichte der Zeit" Rowohlt Verlag) kommuniziert mit Hilfe eines kleinen PC's und Sprachsynthesizers der Fa. Combridge Adoptive

Communikations mit 15 Wörtern/min.. Der Sprachsynthesizer stammt von der Fa. Speech Plus und sei der beste, weil er die Intonation variiert (Stand 1993), er spricht allerdings englisch.

[19] s.o. Kondomurinal. Wenn die Papierrolle auf der lahmen Seite relativ nah angebracht wäre, könnte sie der gelähmte Arm beschweren, und mit der anderen Hand das Papier abgerissen werden, ohne daß die halbe Rolle abläuft.

[20] Wasserstrahl der Spülung: Vielleicht noch erklären, daß es sich bei uns hierbei um dasselbe reine Trinkwasser handelt, das auch die Wasserleitung der Küche und des Bades speist. Nur in ganz wenigen, neu erbauten Haushalten wird für die Toilettenspülung gebrauchtes Wasser aus z.B. Dusche, Badewanne, Waschmaschine verwendet.

[21] Beine hochlegen: Das Keilpolster allein streckt die Kniegelenke durch, Eine Rolle knapp oberhalb des Kniegelenks (N. fibularis!) beugt das Kniegelenk etwa 5 -10°. Die volle Streckung wird zur stabilisierenden Schlußrotation des Kniegelenks benötigt. Sie würde -längere Zeit, wie im Schlaf, andauernd durch den Zug der Kreuzbänder die Gelenkknorpel dauerhaft komprimieren, die sich dann nicht mehr erholen können. Bleibt ein gesundes Knie gestreckt liegen, dann wird es nach einiger Zeit unweigerlich gebeugt. Beim kranken Knie müßte dies Spasmen auslösen, die durch entspannte Muskulatur in 5° Beugung vermeidbar wären.

[22] Schamgefühl: Hierzu eine kleine Geschichte, die ich in den 60/70er Jahren auf dem Dorf erlebt habe, in dem meine Mutter lebt: Auf dem Schusterhof lag die Toilette damals noch ganz hinten im Hof als "Donnerbalken" bei Misthaufen und Odelgrube mit der Türe zur Dorfstraße. Wenn der alte Schusterbauer, der immer über alles Bescheid wußte, zur Sitzung kam, hatte er stets eine Zeitung dabei, die er noch lesen mußte. Ungeniert nahm er seinen Platz ein, wie es der Ort erforderte, ließ aber die Türe weit offen, damit ihm nichts, aber auch gar nichts auskam, was im Dorf geschah und las seine Zeitung dabei. War auch sein Wissensdrang gestillt, verwandte er das Blatt für seine rückwärtigen Angelegenheiten. Wahrscheinlich opferte er die Stellenanzeigen vor dem Feuilleton: Er war ein bairischer Bauer mit Kultur.

[23] Eine befreundete Krankengymnastin übte mit alten und behinderten Patienten das Krabbeln, damit sie nach einem Sturz zum Telefon gelangen und Hilfe herbeiholen können. Nun müßte man auch das Fallen üben, da man sich i.d. Regel nur dann verletzt, wenn man den Sturz nicht abrollen kann.

[24] Akzeptieren: Es geht darum, die eigenen Möglichkeiten als die gültigen anzunehmen, innerhalb derer man sich bewegen kann. Ein Beispiel: ein Lehrer hatte einen Sprachfehler: ein "S" konnte er nicht sprechen, wohnte aber in der Residenzstraße 7. Die "ungebärdigen Knaben" natürlich fragten ihn danach, und er antwortete: "Dem König gerade gegenüber". - Es hat keinen Sinn, den Möglichkeiten nachzutrauern, die nicht genutzt werden können. So, wie wir manchmal gerne fliegen wollten, aber halt leider, leider keine Flügel dazu haben. Dies

belastet uns auch nicht, und ist auch kein Luftschloß, Denn: real brauchen wir nicht zu fliegen, unsere Gedanken können es.

[25] Mein chirurgischer Lehrer gab mir mit auf den Weg: "Nimm einem Menschen niemals die Hoffnung" Ich möchte ergänzen: ",..und lüge ihn dennoch nicht an". Ganz anders die Amerikaner: Sie rauben die Hoffnung schonungslos und nennen dies "realistisch". Damit treiben sie viele Menschen in völlige Hilflosigkeit und Verzweiflung und nehmen ihnen die Chance, ihre Möglichkeiten zu erkennen und damit umgehen zu lernen. Wenn es solche Menschen trotzdem lernen, dann liegt es wahrscheinlich an der kaum faßbaren Durchsetzungsfähigkeit des Lebens.

[26] Feldenkraistherapie: RVO-Kassen bezahlen diese Therapie leider nicht. Feldenkrais war Atomphysiker, der nach einer eigenen, schweren Kniegelenkverletzung mit wissenschaftlicher Akribie die Funktionen des Bewegungsopparates analysierte. Er entwickelte seine Therapie daraus und gab seinen Beruf beim israelischen Militär auf. Seine Geschäftstüchtigkeit machte seine Therapie aber teurer als andere, nicht ganz so gute Therapien. Allerdings ist sie auch auf Jahre hin angelegt, wie es der Lernfähigkeit des Körpers entspricht.

[27] Warten: Bitte nicht um die Genesung "kämpfen": Die Erkrankung ist kein Gegner, sondern eine schicksalsbedingte Möglichkeit. Feldenkrais _arbeitet_ an der Genesung. Dieser Unterschied ist das Geheimnis zu "e) Annahme und Zustimmung (Kübler-Ross)",

[28] Gebet: Vielleicht liegt die Schwierigkeit vieler Menschen, ihr Verhältnis zu Gott zu finden oder es zu klären, darin, daß sie ihn für jemand außerhalb ihrer selbst halten, für ein Gegenüber, jemanden, der gibt oder nimmt, duldet, straft oder belohnt; als eine eigentlich fremde Autorität, an die man sich mit Bitten, Dank, aber auch mit Vorwurf und Verbitterung wendet. Im ersten Buch Mose jedoch teilt die Schöpfungsgeschichte mit: "Und Gott sprach: lasset uns Menschen machen, ein Bild, das uns gleich sei,,... Und die Mitteilung, daß das Vorhaben ausgeführt ist: "Und Gott schuf den Menschen ihm zum Bilde," und damit nur ja kein Mißverständnis aufkommt: "zum Bilde Gottes schuf er ihn,"
Einen Behinderten, der mit seinen körperlichen Mängeln kämpft, mag diese Vorstellung befremden. Es kann ihm durchaus taktlos oder gar zynisch vorkommen, ihm solches vorzutragen. Ich erinnere mich aber an Berichte, die Frau Kübler-Ross von Menschen mitteilt, die klinisch tot waren, dann aber doch wieder hier weiterlebten. Sie berichteten übereinstimmend, daß sie in jener anderen Welt keine ihrer Behinderungen vorfanden: Das amputierte Bein war vollständig, Blinde sahen, etc. Daraus meine ich ableiten zu dürfen, daß die Schicksalshärten dieser Erde sich nur auf unser irdisches Dasein beziehen und unser tatsächliches, darüber hinausgehende Leben nicht zu zerstören vermögen.
Angelus Silesius - ein Arzt aus Breslau - transzendiert in seinem "Cherubinischer Wandersmann" die Vorstellung vom Bilde Gottes: "Ich bin so groß als Gott, er ist als ich so klein. Er kann nicht über mir, ich unter ihm nicht sein."

So tragen wir denn unser göttlich-menschliches Geschick in uns und es wartet darauf - vielleicht durch das Gebet - erkannt und geweckt zu werden. Warum sonst hätte Gott Mensch werden müssen als darum, dies endlich zu begreifen.

[29] "Geduld können Sie üben, wenn sie in der Küche mit einer Hand Gemüse klein schneiden." Das erinnert mich an den Japaner, der mit der Sehnsucht nach Erleuchtung in ein Zen-Kloster eintrat, von seinem Meister aber in den Hof geschickt wurde, ihn zu fegen, in die Küche, das Essen für alle zu bereiten und zur Latrine, sie zu reinigen.

[30] Behinderung: Dieser Begriff ist sehr relativ. Generell ist es eine Eigenschaft, oder sind es Eigenschaften, die uns hindern, etwas zu tun, was uns als Verlust bewußt sein muß. Unser Körper ist z.B. nicht so beschaffen, daß er schwimmen kann, wie ein Fisch. Nur als Verlust ist uns dies nicht bewußt. Eigentlich ist schon die Brille auf der Nase eine Behinderung, die wir aber so vollständig integrieren, daß wir nicht mehr an sie denken. Was als Behinderung empfunden, oder dafür gehalten wird, liegt oft genug an der "Demokratie" der körperlichen oder geistigen Eigenschaften, an der sich der Grad der Behinderung immer nur subjektiv - gesellschaftlich und individuell – bemißt, d.h. weil jemand nicht mehr tun kann, was den meisten anderen möglich ist, fühlt er sich behindert, oder wird dafür gehalten. Ein zweidimensionales Wesen kommt nicht auf die Idee, die Dritte Dimension zu vermissen. Umgekehrt kann sich ein dreidimensionales Wesen, wie z.B. wir, kaum vorstellen, wie ein Leben in nur zwei Dimensionen möglich sein soll. Über unsere weitere, die zeitliche Dimension und ihre qualitative Veränderung haben Sie schon eindrucksvoll geschrieben. (Eine andere Erinnerung: "Dem König gerade gegenüber"). Das heißt nicht, zu verdrängen, was man nicht mehr kann, sondern lernen, sich mit dem, was man kann, zu arrangieren und es zu nutzen. Dann empfindet man seinen Mangel nicht mehr als Verlust, ebensowenig wie ein Brillenträger seine nachlassende Sehkraft als wesentliche Behinderung empfindet. Oder: Ich kann nicht reiten, ich kann nicht skifliegen, ich kann nicht eistanzen - na und?: Ich kann mich daran freuen daß es dies alles in Vollendung gibt und vielleicht gelingt es mir, im Rahmen meiner Möglichkeiten, die mir mögliche Vollendung anzugehen. Dies ist viele Versuche wert und gehört zu den Forderungen, die jeder - auch der sog. Gesunde - an sich selbst stellen sollte. Jeder hat nur relativ bescheidene Möglichkeiten.

[31] Wenn die gelähmte Seite selbst nicht fühlt: vielleicht wäre es möglich, die Sensibilität an der Nahtstelle von rechts und links zu beobachten und zu schulen. Immerhin - könnte ich mir denken - müßte dort das Gewicht der lahmen Seite zu spüren sein und diese Linie würde bei Halbseitenlähmung der gravitationsbedingten Senkrechten entsprechen. Wenn dort kein Zug zu spüren ist, würde dies Gleichgewicht im Zweibeinstand signalisieren. Zum Üben könnte man ein Senkblei vor diese Linie halten und mit ihr zur Deckung bringen.

[32] Allgemeines: "Den Teil für das Ganze nehmen" ist kein Kompromiß. Es ist vielmehr in jedem Teil das Ganze enthalten. Ich könnte mir denken, daß die immer besser geschulte

ailsicht genau dies erkennen läßt. Das würde bedeuten, daß es den Aufwand der Vielfalt zu Einsicht und enntnis nicht braucht. So teilen es uns die großen Kulturen der Welt mit.

Stichwortregister

Die im Glossar genannten Fremdwörter wurden nicht unter die Stichworte des Registers aufgenommen.

Das Zeichen (↗) im Text bedeutet: "Siehe unter dem nachstehend genannten Stichwort, dessen Seitenzahl sich aus dem Register ergibt."

—L—

—M—

—N—